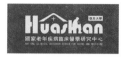

神经科
临床护理案例精选

主　　审　毛　颖　董　强　胡　锦
顾　　问　马　昕　徐筱萍
主　　编　蒋　红　任学芳　黄　莺
副 主 编　许方蕾　林蓉金　周依群
主编助理　张　铮　金煜峰　许雅芳　叶　婷
秘　　书　卫　慧　黄胜燕

復旦大學 出版社

编委会

(按姓氏笔画排序)

丁红辉	卫 慧	王 励	王晓静	石卫琳	叶 婷
冯 卉	朱玉蓉	任学芳	任 琳	邬雯景	刘治平
汤黎琼	安庆祝	许方蕾	许雅芳	阮文啸	严胜男
杨 育	李婧婕	李瑞燕	邱天明	邱燕美	谷 佳
汪慧娟	沈劲松	张茗洁	张艳蓉	张海石	张 铮
张微平	张 璐	陆晓艳	陆 琳	陈 红	陈 宗
陈美美	陈 娟	陈超丽	陈裕春	陈蓓妮	林守虹
林志萍	林春红	林蓉金	周依群	金 莺	金煜峰
郑红云	宗 莹	赵 琦	胡 杰	胡斌斌	胡 锦
侯春华	俞 海	姜莉丽	姚雪华	柴敏茵	殷志雯
蒋 红	蒋 超	黄 妍	黄胜燕	黄 莺	第荣静
程 超	曾明珠	廖 坚			

前言 contents

复旦大学附属华山医院神经内科和神经外科均是国家重点学科,在神经科疑难病诊治领域享有盛誉。因神经科疾病具有病情变化快等特点,患者多伴有意识障碍、精神异常、失语、瘫痪等症状,需要临床护士熟练掌握相应评估、观察方法和护理知识及技能,具备理论联系实际的临床思维能力。

作为国家卫生健康委员会重点项目专科护理建设单位和优质护理服务考核优秀医院、上海市卫生健康委员会重要薄弱学科建设(护理学)组长单位,复旦大学附属华山医院护理部协同同济大学附属同济医院、福建医科大学附属第一医院、复旦大学附属静安区中心医院护理部,组织在神经科护理中具有特色、勇于探索的护理团队编写本书。为了使神经科护理人员更加全面地掌握疾病的相关知识和病情观察要点,努力实现专科护理与快速发展的医疗同步提升,本书编者将长期以来收集的临床护理经典病例,结合疾病相关护理理论和技能,汇总神经科疾病护理案例,与大家分享。

本书分神经内科篇和神经外科篇,附录包含了神经科的一些常用量表。案例包括常见案例和疑难案例,常见案例主要介绍神经科常见疾病的典型案例,了解其相关知识和护理常规,疑难案例则通过案例认识神经科急危重症的护理,如脑疝、癫痫、尿崩症等的护理措施与策略。每个小节由基础知识、案例、知识问答三部分组成。基础知识主要介绍疾病的定义、发病率、发病机制;知识问答采用一问一答的形式,通过病例描述,提出相对应的护理问题,基于循证理念,阐述护理措施,全面体现知识的完整性,并提供辅助检查方法、治疗方案等内容。疑难案例最后的小结主要是对该案例的护理难点、要点进行归纳和总结。

本书在编写过程中充分考虑不同层次临床护士的需求,常见案例浅显易懂,适合刚刚从事神经科护理的临床护士和神经科护理的初学者;疑难案例主要阐述神经科重症患者的护理,更适合神经科专科护士和为进一步提高神经科护理知识和技能的中级护理人员。本书图文并茂,内容新颖丰富,案例理论与实践充分结合,贴近临床,具有较强的临床指导意义。

本书在案例的筛选过程中,得到了组编单位神经内科和神经外科医疗团队的精心指导,案例中与医疗相关的知识均经过专家审核。

本书在编写过程中难免存在疏漏,不足之处欢迎读者批评指正。

编 者
2018年12月

目 录 contents

神经内科篇

第一章　脑血管疾病　003
- 第一节　短暂性脑缺血发作　003
- 第二节　脑梗死　005
- 第三节　以脑梗死起病的系统性红斑狼疮　008
- 第四节　脑出血　011
- 第五节　脑梗死取栓后出血　015
- 第六节　蛛网膜下腔出血　018
- 第七节　脑静脉窦血栓形成　023
- 第八节　脑静脉窦血栓伴顽固性血管炎性病变　025

第二章　癫痫　029
- 第一节　癫痫　029
- 第二节　以癫痫起病的小细胞肺癌　034

第三章　脑白质病变　037
- 第一节　脑白质病变　037
- 第二节　以脑白质病变发病的淋巴瘤　040

第四章　颅内压异常　044
- 第一节　颅内压异常　044
- 第二节　筛窦脑脊液漏引起的低颅压　046

第五章　神经退行性病变　050
- 第一节　肌萎缩侧索硬化　050
- 第二节　肌萎缩侧索硬化累及延髓　053

第六章　运动障碍性疾病　　058
　　第一节　帕金森病　　058
　　第二节　帕金森病伴认知障碍及药源性异动症　　061

第七章　神经系统自身免疫性疾病　　066
　　第一节　视神经脊髓炎及其谱系疾病　　066
　　第二节　视神经脊髓炎、双目失明伴抑郁症状　　070
　　第三节　重症肌无力　　074
　　第四节　重症肌无力免疫治疗后出现骨髓抑制　　078

第八章　中枢神经系统感染性疾病　　083
　　第一节　病毒性脑炎　　083
　　第二节　抗 NMDA 受体脑炎伴多器官功能衰竭　　087

第九章　血管炎　　092
　　第一节　中枢神经系统血管炎　　092
　　第二节　以右侧肢体无力起病的血管炎　　094

第十章　痴呆　　098
　　第一节　痴呆　　098
　　第二节　阿尔茨海默病　　100

第十一章　周围神经病　　104
　　第一节　格林-巴利综合征　　104
　　第二节　多发性周围神经病　　107

神经外科篇

第十二章　中枢神经系统损伤　　113
　　第一节　头皮损伤　　113
　　第二节　颅底骨折并发脑脊液漏　　117
　　第三节　脑挫裂伤　　120
　　第四节　原发性脑干伤伴弥漫性轴索损伤　　123
　　第五节　急性硬膜外血肿　　129
　　第六节　慢性硬膜下血肿　　133
　　第七节　开放性颅脑损伤、复合伤并发肺栓塞　　136
　　第八节　颅骨缺损　　144

第九节　脊髓损伤　　　　　　　　　　　　　148

第十三章　中枢神经系统感染　　　　　　154
第一节　脑脓肿　　　　　　　　　　　　　154
第二节　脑曼氏裂头蚴病　　　　　　　　　157

第十四章　中枢神经系统肿瘤　　　　　　162
第一节　脑胶质瘤　　　　　　　　　　　　162
第二节　语言区胶质瘤唤醒麻醉下手术后并发癫痫　　168
第三节　髓母细胞瘤术后并发小脑性缄默　　173
第四节　脑膜瘤　　　　　　　　　　　　　179
第五节　血管母细胞瘤　　　　　　　　　　184
第六节　生殖细胞肿瘤　　　　　　　　　　187
第七节　垂体腺瘤　　　　　　　　　　　　190
第八节　垂体腺瘤术后并发尿崩症　　　　　195
第九节　颅咽管瘤　　　　　　　　　　　　199
第十节　前庭神经瘤　　　　　　　　　　　203
第十一节　双侧听神经瘤术后并发枕骨大孔疝　207
第十二节　侧脑室肿瘤　　　　　　　　　　211
第十三节　脊索瘤　　　　　　　　　　　　215
第十四节　颅内转移瘤　　　　　　　　　　219
第十五节　脊髓肿瘤　　　　　　　　　　　224
第十六节　髓内肿瘤术后并发脊髓休克　　　229

第十五章　脑脊髓血管病　　　　　　　　232
第一节　脑动脉瘤　　　　　　　　　　　　232
第二节　脑动脉瘤破裂出血术后继发股动脉假性动脉瘤　238
第三节　脑动静脉畸形　　　　　　　　　　243
第四节　脑动静脉畸形介入术后脑出血　　　247
第五节　脑动静脉畸形伽玛刀治疗　　　　　251
第六节　颈内动脉海绵窦瘘　　　　　　　　254
第七节　脑海绵状血管瘤　　　　　　　　　259
第八节　烟雾病　　　　　　　　　　　　　263
第九节　高血压脑出血　　　　　　　　　　267
第十节　颈动脉狭窄　　　　　　　　　　　272
第十一节　硬脊膜动静脉瘘　　　　　　　　278

第十六章　先天性和后天性异常病变　283

　　第一节　脑积水　283

　　第二节　小脑扁桃体下疝畸形及脊髓空洞症　287

　　第三节　脊髓栓系综合征　290

　　第四节　脊髓脊膜膨出　294

第十七章　功能神经外科　297

　　第一节　三叉神经痛　297

　　第二节　面肌痉挛　300

　　第三节　癫痫　302

　　第四节　帕金森病　306

　　第五节　痉挛性瘫痪　309

附录　313

　　附录一　简易精神状态检查量表(MMSE)　315

　　附录二　社会支持评定量表(SSRS)　318

　　附录三　洼田饮水试验　320

　　附录四　抑郁自评量表　321

　　附录五　饮食能力分类系统评估表　323

　　附录六　营养不良通用筛查工具(MUST)　325

　　附录七　疼痛评估　326

　　附录八　压疮的预防和护理　329

　　附录九　格拉斯哥昏迷评分(GCS)　334

主要参考文献　337

神经内科篇

第一章 脑血管疾病

第二章 癫痫

第三章 脑白质病变

第四章 颅内压异常

第五章 神经退行性病变

第六章 运动障碍性疾病

第七章 神经系统自身免疫性疾病

第八章 中枢神经系统感染性疾病

第九章 血管炎

第十章 痴呆

第十一章 周围神经病

第一章 脑血管疾病

第一节 短暂性脑缺血发作

短暂性脑缺血发作(transient ischemic attack,TIA),根据 2009 年美国标准协会(American Standards Association,ASA)发表在 Stroke 杂志上的定义,为脑、脊髓或视网膜局灶性缺血所致,或伴发急性梗死的短暂性神经功能障碍。临床症状一般持续 10~20 分钟,多在 1 小时内缓解。《2011 年中国专家共识》中认为 TIA 最长不超过 24 小时,不遗留神经功能缺损症状。

> **现病史:** 罗先生,61 岁,退休。以"突发言语不清、右侧肢体活动不灵 2 次"为主诉入院。患者 1 天前晨无明显诱因突发言语不清、右侧肢体活动不灵,伴头晕,无肢体麻木、视物旋转、头痛、意识障碍、抽搐、耳鸣、听力下降;无口角歪斜、饮水呛咳;心悸、胸闷、恶心、呕吐等不适,症状持续约 10 分钟,缓解后一切活动如常。次日 04:00 患者上述症状再次发作,持续 4~5 分钟,遂就诊。头颅 MRI 检查提示少许缺血灶,为进一步诊治拟"短暂性脑缺血发作"收住院。
> **既往史:** 高血压病病史 3 年余,测血压最高为 190/100 mmHg,服用美托洛尔(倍他乐克)、尼群地平治疗,血压控制不平稳。吸烟 30 余年,否认饮酒史。

问题 1 **何谓 TIA?**
答 TIA 是指颈动脉或椎-基底动脉系统的短暂性供血不足,导致供血区局限性神经功能缺失症状。

问题 2 **TIA 的临床特点有哪些?**
答 ①中老年发病多见;②发病突然;③症状持续时间短暂,最长不超过 24 小时;④恢复后不留后遗症;⑤反复发作。

问题 3 **颈内动脉系统 TIA 的主要表现有哪些?**
答 眼动脉交叉瘫、一过性单眼黑蒙、失语,以及偏瘫、偏身感觉障碍、偏盲(称为"三偏")。

问题 4 **椎-基底动脉系统 TIA 的主要表现有哪些?**
答 眩晕、平衡障碍、跌倒发作、短暂性全面遗忘症、双眼视力损害、吞咽困难、构音不清、共济失调、复视、交叉性瘫痪和交叉性感觉障碍。

> 罗先生入院后完善各项检查,予抗血小板聚集(阿司匹林和氯吡格雷)、控制高血压、改善脑循环、保护脑细胞等药物治疗。

问题5 **TIA 的药物治疗有哪些?**

答 目前对 TIA 的治疗主要是抗血小板聚集和抗凝药物两大类。抗血小板聚集可减少微栓子的发生,预防复发,常用的药物有阿司匹林和氯吡格雷;而抗凝治疗适用于栓塞的情况,发作次数多,症状较重,持续时间长,且每次发作症状逐渐加重,又无明显禁忌证,常用药物有低分子肝素钠和华法林及新型口服抗凝药(达比加群、利伐沙班等);还可给予脑保护剂、他汀类和中医中药等治疗。

问题6 **常用的抗凝药物有哪些? 用药的观察和护理要点有哪些?**

答 常用的抗凝药物有低分子肝素钠和华法林。

用药的观察和护理:①出血性脑血管病、活动性消化道溃疡、血小板计数减少和有出血倾向、活动性出血史者禁用;严重肝、肾衰竭和严重的动脉性高血压、近期手术史者应慎用或不用。②注射过量可导致自发性出血倾向,应注意观察皮肤黏膜有无出血点或紫癜,牙龈有无出血,有无腹痛、黑便等出血倾向。告知患者注意安全,防止发生跌倒、碰伤等情况。③注射部位应左右交替,注射后局部按压时间应大于 5 分钟。④遵医嘱严密监测血小板计数和凝血功能,定期复查肝、肾功能。⑤偶有全身性变态反应,包括血管性神经性水肿,注射前后应加强观察,出现异常应及时报告医生处理。

问题7 **TIA 的观察要点有哪些?**

答 患者发作时的症状、发作时间、持续时间、缓解时间、伴随症状、主诉、诱因、用药情况、血糖数值、生命体征和瞳孔变化、安全措施、是否有跌倒发作、复发的次数和频率及发作后有无受伤等。

> 罗先生住院期间经控制血压、抗血小板聚集、营养脑细胞等治疗,未再出现 TIA 症状,1周后予以出院。

问题8 **TIA 患者出院后健康教育要点有哪些?**

答 ①避免情绪紧张和过度劳累;合理清淡饮食,戒烟酒;生活起居规律,适度运动和锻炼,注意劳逸结合,对反复发作的患者应避免重体力劳动,尽量不要单独外出。②按医嘱正确服药,使用抗凝或抗血小板聚集药物时应注意观察有无出血倾向(如皮肤、牙龈等)。③积极治疗高血压、动脉粥样硬化、心脏病、糖尿病、高血脂和肥胖症。④定期门诊复查,尤其出现肢体麻木无力、眩晕、复视或突然跌倒时应立即就医。

问题 9 何谓 ABCD2 评分法?

答 ABCD2 评分用于评估 TIA 后早期(TIA 后 2 天至 1 个月)的卒中风险,采用如下评分标准(表 1-1)。

表 1-1 ABCD2 评分

项目	描述	ABCD2
年龄(Age)	年龄≥60 岁	1
血压(Blood pressure)	收缩压≥140 mmHg 和(或)舒张压≥90 mmHg	1
临床特征(Clinic features)	一侧肢体无力	2
	不伴无力的言语障碍	1
症状持续时间(Duration)	≥60 分钟	2
	10~59 分钟	1
糖尿病(Diabetes)	有	1

ABCD2 不同分值对应的危险分级:分值 6~7 分,为高危;分值 4~5 分,为中危;分值 0~3 分,为低危

(王 励 俞 海)

第二节 脑 梗 死

脑梗死又称缺血性卒中,是由于脑组织局部供血动脉血流的突然减少或停止,造成该血管供血区的脑组织缺血、缺氧导致脑组织坏死软化,并伴有相应部位的临床症状和体征,如偏瘫、失语等神经功能缺失的病症。脑梗死包括脑血栓形成、腔隙性梗死和脑栓塞等。

> **现病史:** 王先生,67 岁,汉族。05:00 起床,06:00 家属发现患者讲话含糊,言语不清,站立不稳,跌倒在地,对答不切题。5 分钟后好转,对答有所恢复,由"120"救护车急诊送入我院。07:33 到达急诊神经内科,当时 NIHSS 评分 4 分,GCS 12(E4M5V3)。体检血压(BP)177/85 mmHg,心率(HR)84 次/分,呼吸(R)20 次/分。头颅 CT 检查显示:未见出血灶。初步诊断脑梗死,定位丘脑或脑干。患者眼球垂直运动不能,四肢肌力均为 4 级,右侧巴宾斯基(Babinski)征阳性。患者身高 170 cm,体重 85 kg,体质指数(body mass index, BMI)29.4(肥胖)。
> **既往史:** 患高血压病 10 年、糖尿病 5 年。
> **烟酒史:** 吸烟 30 年,1 包/天;饮酒 30 年,白酒 2 两/天。

问题 1 脑干及丘脑的主要功能是什么?

答 脑干的功能主要是维持个体生命,包括心跳、呼吸、消化、体温、睡眠等重要生理功能。丘脑是感觉传导的中转站,除视觉、嗅觉外,各种感觉的传导通路均在丘脑内更换神经

元,而后投射到大脑皮质。

问题2 什么是脑梗死?

答 脑梗死又称缺血性卒中,中医称之为卒中或中风,是由各种原因所致的局部脑组织区域血液供应障碍,导致脑组织缺血缺氧性病变及坏死,进而产生临床上对应的神经功能缺失表现(图1-1,图1-2)。

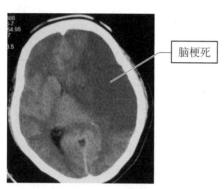

图1-1 CT片示大面积脑梗死

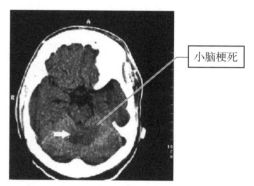

图1-2 CT片示小脑梗死

问题3 脑梗死如何分类?

答 按急性卒中Org10172治疗试验(The trial of Org10172 in acute stroke treatment, TOAST)分类标准,分为大动脉粥样硬化性卒中、心源性脑栓塞、小动脉闭塞性卒中,以及其他原因引发的和原因不明的缺血性卒中。

问题4 如何早期发现脑梗死症状?

答 遵循FAST原则:

F—Face:患者出现面部麻木、不对称和嘴巴歪斜,尤其是单侧。

A—Arms:患者上肢麻木,双手无法平举持续10秒,尤其是单侧。

S—Speech:患者言语含糊或言语困难或不能被理解。

T—Time:如果出现上述症状或伴随视野缺损、眩晕、平衡失调应立即就医。

问题5 Babinski征阳性的临床意义是什么?

答 Babinski征是当刺激足底外侧缘时,出现踇趾背屈其余4趾呈扇形张开的现象,被认为是锥体束征之一。脑卒中患者在卒中发作后,要经过几天,甚至更长一段时间才可能出现腱反射亢进,但Babinski征却是发病后即可出现,休克期可不出现。偏瘫肢体出现肌张力增强时,易见到腱反射亢进和Babinski征阳性。

问题6 美国卫生研究院卒中量表(NIHSS)(神经功能评分)评估内容包含哪些?

答 NIHSS评分包含每个主要脑动脉病变可能出现的神经系统检查项目,按表评分,记录结果(见附录一)。NIHSS评分过程简洁、结果可靠,是神经内科医生使用的经典评分表。

> 09:00 患者在急诊室启动静脉溶栓药物阿替普酶(r-tPA) 51.3 mg(患者体重 57 kg)治疗。言语含糊,四肢肌力 5 级,启动静脉溶栓后 2 小时后 NIHSS 评分 2 分。

问题 7 哪些脑梗死患者适用溶栓治疗?溶栓药物阿替普酶的中文全称及常用剂量?

答 脑梗死溶栓时间窗在发病 4.5 小时内,时间窗越短越好。阿替普酶的中文全称为:重组组织型纤溶酶原激活剂。常用剂量按 0.9 mg/kg 体重应用,最多不超过 90 mg。

问题 8 溶栓药物阿替普酶如何使用?使用时应如何观察?

答 药物分为粉剂和溶剂,使用前将粉剂溶于溶剂后,首先将药物总量的 10% 静脉注射,再将剩余 90% 维持 1 小时静脉滴注。使用该药物在使用开始 2 小时内,每 15 分钟观察一次,共 8 次。然后每小时观察一次,共 22 次。观察患者意识、瞳孔、生命体征,专科体征(肌力、吞咽、言语等)及出血倾向。原则上使用药物后 24 小时内不做有创操作(插胃管、静脉反复穿刺、留置导尿管等)。医生和护士在使用该药物前应充分评估,完成有创操作后再应用该药物。

> 09:30 患者转入神经外科重症监护室(NICU)监护,当时左、右瞳孔等大(4 mm),对光反射灵敏,GCS 13(E4M6V3),BP 138/69 mmHg,HR 88 次/分,R 20 次/分,鼻导管吸氧 2 升/分。次日复查 CT 示左侧丘脑梗死。患者病情稳定,神志清楚,口齿含糊,四肢肌力 5 级,予以转入普通病房继续治疗。患者住院期间给予营养脑细胞、抗血小板聚集、稳定斑块治疗。1 周后患者言语清晰,四肢肌力 5 级。1 周后予以出院。

问题 9 脑梗死患者出院后健康指导要点有哪些?

答 ①规律、按时服药;②使用抗凝或抗血小板聚集药物时应观察有无出血倾向(如皮肤、牙龈、尿液);③控制血压(低于 140/90 mmHg)、血糖(糖化血红蛋白<7%);④戒烟、限酒(酒精摄入男性<25 g/d);⑤减重:使目标 BMI 维持在 18.5~24.9 kg/m^2,男性腰围<102 cm(40 英寸);⑥饮食中每日钠≤6 g,钾≥4.7 g,推荐地中海饮食,包括蔬菜、水果、全谷物、低脂乳制品、禽类、鱼类、豆类、橄榄油和坚果,限制糖类和红肉;⑦锻炼 3~4 次/周,每次 40 min,可慢跑、打太极拳;⑧2 周后定期门诊随访,如出现口角歪斜、言语含糊、一侧手脚无力应立即到医院就诊。

问题 10 脑梗死复发的危害有哪些?

答 我国脑梗死患者出院后第 1 年的复发率是 30%,第 5 年的复发率高达 59%,严重影响患者的日常生活。绝大多数患者发作次数越多危害越严重。

(叶 婷 俞 海)

第三节 以脑梗死起病的系统性红斑狼疮

系统性红斑狼疮(systemic lupus erythematosus，SLE)是一种自身免疫性结缔组织病，以患者体内存在多种致病性自身抗体(特别是抗核抗体)和病变累及全身多系统器官为特征，病程迁延且反复发作。SLE患者早发动脉粥样硬化的现象已被公认，部分患者会以神经系统症状起病后确诊。

> **现病史：** 韩女士，65岁，2天前03:00出现左上肢活动不灵，当时未重视，至晨起起床发现左上肢无力进一步加重，能勉强上抬但握物费劲，左侧下肢行走略拖步，尚能独立行走，右侧肢体正常，无言语笨拙，无头痛及恶心、呕吐，无意识障碍，无口齿不清。上述症状持续存在，休息后未见缓解。CT检查示：右侧丘脑区、双侧基底节区腔隙性脑梗死(部分软化灶形成)。拟诊"脑梗死"收入院。
> **既往史：** 2007年曾因甲状腺癌行甲状腺切除术。
> **入院查体：** 左上肢肌力3级，其余均为5级。

问题1 不同部位脑梗死常见的临床表现有哪些？

答 见表1-2。

表1-2 不同部位脑梗死常见临床表现

部位	临床表现
大脑前动脉区域梗死	病灶对侧偏瘫(以下肢为重)，判断障碍，尿失禁，吸吮反射，强握反射，淡漠，意志力缺失，攻击状态
大脑中动脉区域梗死	病灶对侧偏瘫，偏侧麻木，同向偏盲(或下1/4盲)，失语
大脑后动脉区域梗死	同向偏盲，双侧受累时发生皮质盲
基底动脉区域梗死	偏瘫或四肢瘫痪，意识障碍，瞳孔异常，缩瞳，眼球震颤

问题2 脑梗死出现肢体移动障碍的护理要点有哪些？

答 ①根据偏瘫部位制订个性化护理计划；②瘫痪肢体保持功能位，预防关节挛缩变形；③早期进行康复锻炼；④协助满足患者生活需要；⑤注意患者安全，使用床栏，防止跌倒及坠床。

> 患者入院后第2日晨出现左侧肢体无力加重伴言语不利，诉头痛。复查头颅CT检查示：右侧脑梗面积较前有扩大。遵医嘱予波立维抗血小板聚集、低分子肝素抗凝、立普妥降脂稳定斑块、低分子右旋糖酐氨基酸注射液扩容、依达拉奉抗氧自由基治疗。
> **实验室检查：** 血红蛋白(Hb)77 g/L(正常值：130～175 g/L)。长期存在中度贫血。

第一章　脑血管疾病

问题 3　抗凝药物使用期间的注意事项有哪些?

答　①有无出血倾向:皮下淤点、牙龈出血、血尿、黑便等;②定期监测凝血功能[注意国际标准化比值(INR)]。

问题 4　贫血的定义是什么?

答　贫血是指单位容积循环血液内的 Hb 量、红细胞计数和血细胞比容低于正常的病理状态。贫血的 Hb 范围为,成年男性<120 g/L,成年女性(非妊娠)<110 g/L。

问题 5　贫血的临床表现有哪些?

答　头昏、耳鸣、头痛、失眠、多梦、记忆减退、注意力不集中、面色苍白、呼吸困难、消化不良等。

问题 6　贫血的护理要点是什么?

答　(1) 依据贫血患者的具体状况给予休息和活动。①贫血症状明显、重度贫血或贫血发生迅速者应绝对卧床休息;②中度贫血或慢性贫血应限制活动,多卧床休息;③轻度贫血应限制剧烈活动,适当休息,活动量以不感到疲劳为原则。

(2) 饮食按照贫血患者饮食原则,结合贫血的原因补充缺乏物质和调整饮食结构。如对于营养不良性贫血,给予富含铁、叶酸或维生素 B_{12} 的饮食;口腔炎、舌炎患者进温热软食。

(3) 遵医嘱给予治疗贫血药物,及时评价药物疗效和不良反应。

(4) 对于有出血倾向患者,应尽量减少有创治疗,避免咳嗽和便秘,预防出血。

(5) 做好口腔和皮肤护理,预防感染。

(6) 做好心理护理。对于病情重、进展迅速及预后不良者,多给予支持、安慰和鼓励,增强患者战胜疾病的信心。

问题 7　使用铁剂的注意事项是什么?

答　口服铁剂时,应饭后服用,以减少对胃肠道的不良反应;禁与茶同服,以免影响吸收;口服铁剂为溶液时,应用吸管服,以免牙齿染色;肌肉注射铁剂时,应深部肌肉注射并更换注射部位,对硬块行局部湿热敷。

> 入院 1 周后患者体温 39℃。下肢血管超声检查示:左下肢静脉血栓形成。予以加用华法林抗凝治疗。患者长期存在中度贫血,SLE 相关实验室检查:抗核抗体阳性(滴度为 1∶10 000),双链 DNA 定性阳性。风湿科会诊考虑 SLE。加用静脉注射人免疫球蛋白、甲泼尼龙 40 mg,抗感染治疗应用莫西沙星氯化钠注射液。

问题 8　下肢深静脉血栓患者的病情观察要点是什么?

答　①观察患肢皮肤的温度、颜色、肿胀程度、腿围和足背动脉搏动情况。②观察患者的呼吸节律和频率,有无剧烈胸痛、咳嗽、咳痰情况,警惕肺栓塞形成。③观察患者体温和患者疼痛主诉。

问题 9 下肢深静脉血栓患者如何护理?

答 ①心理护理:要向患者讲清下肢深静脉血栓的发生原因、主要表现、护理方法和预后判断,减轻患者的思想负担。②抬高患肢。③血栓形成后 10~14 天应绝对卧床休息。④体位疗法为上半身抬高 15°,下肢抬高 25°,膝关节屈曲 15°,这种体位能使髂股静脉成松弛不受压状态。⑤使用抗凝药物时应注意观察有无出血倾向。⑥做好皮肤护理。⑦禁止按摩或做剧烈运动,避免造成栓子脱落。

问题 10 SLE 的临床表现有哪些?

答 (1) 皮肤和黏膜表现多种多样:①特异性皮损有蝶形红斑、亚急性皮肤红斑狼疮、盘状红斑。②非特异性皮损有光过敏、脱发、口腔溃疡、皮肤血管炎(紫癜)、色素改变(沉着或脱失)、网状青斑、雷诺现象、荨麻疹样皮疹。

(2) 骨骼肌肉表现:可有关节痛、关节炎、关节畸形(X 线检查 10% 的患者有破坏)及肌痛、肌无力、无血管性骨坏死、骨质疏松。

(3) 心脏受累:可有心包炎(4% 的患者有心包压塞征象),心肌炎主要表现为充血性心力衰竭。冠状动脉炎少见,主要表现为胸痛、心电图异常和心肌酶升高。

(4) 呼吸系统受累:表现为胸膜炎、胸腔积液。肺减缩综合征主要表现为憋气感和膈肌功能障碍;肺间质病变、肺栓塞、肺出血和肺动脉高压均可发生。

(5) 肾脏受累:表现为肾炎或肾病综合征,如尿内出现红细胞、白细胞、管型和蛋白尿。

(6) 神经系统受累:可有抽搐、精神异常、器质性脑综合征包括器质性遗忘、认知功能不良、痴呆和意识改变,其他可有无菌性脑膜炎、脑血管意外、横贯性脊髓炎以及外周神经病变。

(7) 血液系统受累:可有贫血、白细胞计数减少、血小板计数减少、淋巴结肿大和脾大。

(8) 消化系统受累:可有食欲减退、恶心、呕吐、腹泻、腹水、肝大、肝功异常及胰腺炎。

(9) 其他:可以合并甲状腺功能亢进或低下、干燥综合征等疾病。

问题 11 华法林注射及治疗期间应注意哪些方面?

答 ①当出现牙龈出血、痰中带血、皮肤紫癜等轻微出血症状应及时就医。②维生素 K 能够拮抗华法林的抗凝药效,从而降低抗凝作用。为了维持华法林稳定的抗凝强度,患者有必要保持饮食的相对平衡,尤其是富含维生素 K 的绿色蔬菜的摄入量保持相对平衡。③服药期间不可擅自服用其他药物,包括阿司匹林和感冒药。这些药物会干扰华法林的作用,影响抗凝效果。

> 入院 3 周后患者肢体肌力恢复,可进行简单言语交流,转至康复医院进一步康复治疗等。

问题 12 如何对患者进行出院健康指导?

答 ①定期随访,遵医嘱服用药物,勿自行减量或停药。②饮食上选择优质蛋白低盐低脂饮食。③口服降压药,指导患者自我血压监测;口服抗凝药物,严重掌握剂量,按医嘱服药,定期复查凝血功能。④生活规律,避免情绪激动及劳累,养成良好的排便习惯,保持大便通畅。⑤指导患者进行偏瘫肢体的功能锻炼,适当锻炼。⑥减少日光照晒,避免暴晒和紫外线照射。夏日在户外活动时须戴帽,穿长衣物;最好用温水洗脸,避免使用化妆用品、肥皂。

> **小结**
>
> 绝大多数SLE患者发病时即有多系统损害表现,部分患者同时伴有其他的结缔组织病,如硬皮病、皮肌炎、干燥综合征等,形成各种综合征。SLE由于狼疮肾炎、狼疮脑病及长期大量使用药物的不良反应可危及患者生命。护士应着重药物不良反应的指导,同时做好患者的心理安抚,使患者树立早日战胜疾病的信心。

(宗 莹 俞 海)

第四节 脑出血

脑出血(intracerebral hemorrhage,ICH)是指原发性非外伤性脑实质内血管破裂所引起的出血,发病机制主要与脑血管的病变有很大的相关性,其中高血压是脑出血最常见的病因。脑出血的发病率占所有脑卒中发病率的20%~30%,年发病率为(60~80)/10万,病死率可高达30%~50%,且多发于疾病早期。约50%的患者死于发病48 h内,在脑出血中大脑半球出血占80%,脑干和小脑出血占20%。

> **现病史:** 刘女士,65岁。患者于入院前1天无明显诱因下出现头晕,伴恶心、呕吐,非喷射性,呕吐物为胃内容物,跌倒在地,不能站起,伴记忆力减退。外院查头颅CT显示:左侧基底节区、左侧颞叶脑出血,血肿破入双侧侧脑室、第三脑室和第四脑室。为进一步诊治收入院。
> **既往史:** 高血压病史、血糖增高史、冠心病史。

问题1 脑出血常见的病因有哪些?

答 (1)高血压:是最常见、最主要的原因和危险因素。
(2)颅内动脉瘤:主要为先天性动脉瘤,少数是动脉硬化性动脉瘤和外伤性动脉瘤。
(3)脑动静脉畸形:因动脉与静脉之间有畸形血管闭通,较易出血。
(4)颅内静脉窦血栓形成。
(5)其他:脑动脉炎、烟雾病(moyamoya disease)、血液病(白血病、再生障碍性贫血、血小板减少性紫癜、血友病等)、抗凝及溶栓治疗、淀粉样血管病、脑肿瘤细胞侵袭血管或肿瘤组织内的新生血管破裂出血。

问题2 脑出血的发病机制是什么?

答 ①血管壁病变在血流冲击下会导致脑小动脉形成微动脉瘤,后者可在血压剧烈波动时破裂,引起出血。②脑动脉的外膜及中层在结构上远较其他器官的动脉薄弱,血压升高时血管容易破裂,可能是脑出血比其他内脏出血多见的原因之一。③高血压性脑出血的发病部位以基底节区最多见,主要是因为供应此区的豆纹动脉从大脑中动脉呈直角发出,在原有病变的基础上,受到压力较高的血流冲击后容易导致血管破裂(图1-3)。

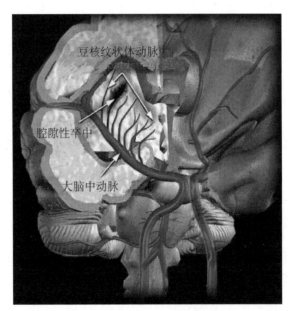

图1-3 最常见出血的脑动脉

问题3 脑出血的临床表现有哪些?

答 脑出血后表现有不同程度的头痛、呕吐、偏瘫、血压升高,部分患者出现意识障碍,大、小便失禁等症状。由于出血部位及出血量不同,患者的临床表现也不同。

(1) 基底节区(壳核)出血:是最常见的脑出血部位,占脑出血的50%~60%。壳核出血最常累及内囊,其典型临床表现为对侧"三偏"症状,出现偏瘫(92%)、偏身感觉障碍(42%)及偏盲,优势半球出血可有失语。

(2) 丘脑出血:占脑出血的20%。出现丘脑性感觉障碍(对侧偏身深、浅感觉减退,感觉过敏或自发性疼痛),丘脑性失语(言语缓慢而不清、重复语言、发音困难等),丘脑性痴呆(记忆力和计算力减退、情感障碍等)和眼球运动障碍(眼球向上注视麻痹等)。

(3) 脑桥出血(图1-4):是脑干出血的好发部位。早期表现病灶侧面瘫、对侧肢体瘫,称为交叉性瘫,如果出血量大(>5 ml)则出现四肢瘫、瞳孔呈针尖样、中枢性高热、昏迷等症状;如果血液破入脑室则出现抽搐、去皮质强直、呼吸不规则等严重症状,预后多数较差。

(4) 小脑出血(图1-5):约占脑出血的10%,多见于一侧半球,常开始为一侧枕部的疼痛、眩晕、呕吐,患侧共济失调、眼球震颤,可无肢体瘫痪。

(5) 脑叶出血:占脑出血的5%~10%,多由血管畸形、烟雾病、淀粉样血管病等引起。根据累及脑叶的不同,出现局灶性定位征象,如额叶的偏瘫、运动性失语、遗尿便等,顶叶的偏身感觉障碍,颞叶的感觉性失语、精神症状等,枕叶的视野缺损等。

(6) 脑室出血(图1-6):占脑出血的3%~5%。表现为剧烈头痛、频繁呕吐、颈强直、Kernig征阳性。出血量大时,很快进入昏迷或昏迷逐渐加深,双侧瞳孔缩小呈针尖样,早期呈现去大脑强直发作,常出现上消化道出血、中枢性高热、大汗、血糖升高等。若出血量小,表现酷似蛛网膜下腔出血,患者意识清楚或仅有轻度障碍,预后良好。

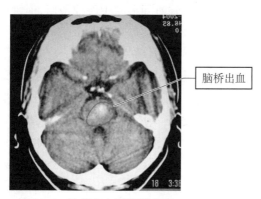

图1-4 脑桥出血影像学表现

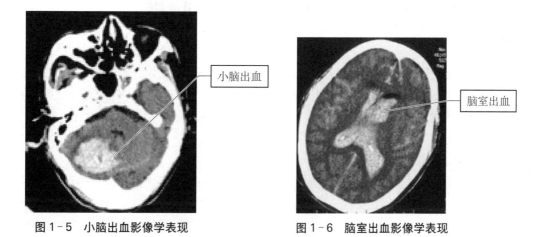

图1-5 小脑出血影像学表现　　　　图1-6 脑室出血影像学表现

问题4 脑出血的诊断要点是什么?

答 多见于50岁以上有高血压病史者,在情绪激动或体力活动时突然发病,迅速出现不同程度的意识障碍及颅内压增高症状,伴偏瘫、失语等体征,应考虑本病。头颅CT检查出现高密度影可明确诊断。

问题5 **脑出血的治疗原则是什么?**

答 急性期的治疗主要是防止再出血、控制脑水肿、维持生命功能和防治并发症。

(1) 一般治疗:卧床休息,无禁忌证时床头可摇高30°,保持呼吸道通畅。

(2) 调控血压:当收缩压超过180 mmHg且对急性降压治疗无禁忌证的脑出血患者,应将血压降至140 mmHg。

(3) 控制脑水肿:降低颅内压是脑出血急性期处理的一个重要环节,可选用脱水药,如20%甘露醇、甘油果糖、呋塞米。

(4) 止血药和凝血药:常用药物有氨基己酸、氨甲环酸等。

(5) 早期康复治疗:脑出血病情稳定后宜尽早进行康复治疗,为脑卒中患者提供药物治疗、肢体康复、语言训练、心理康复和健康指导,使患者得到及时、规范的治疗,有效降低病死率和致残率,改善患者的预后,缩短住院时间和减少医疗费用,促进康复。

问题6 **脑出血的护理要点是什么?**

答 ①严密观察意识、瞳孔、肌力、生命体征的变化并做记录。②保持呼吸道的通畅,给予鼻导管吸氧。备好气管插管、吸痰的准备。③监测出入液量,维持水及电解质平衡。④绝对卧床休息,床头抬高15°～30°,避免不必要的搬动,一般应卧床2～4周。⑤保持肢体的功能位,利于瘫痪肢体关节功能康复,待生命体征平稳,尽早开始康复锻炼。⑥预防下肢深静脉血栓的形成。⑦做好皮肤护理、基础护理、心理护理。⑧备好各类抢救用物。

问题7 **患者使用甘露醇脱水时,应注意什么?应怎样计算补液量?**

答 颅高压患者使用20%甘露醇静脉滴注脱水时,要保证绝对快速输入,20%的甘露醇100～250 ml要在15～30 min内滴完,注意防止药液外漏,并注意尿量与血电解质的变化,尤其注意有无低钾血症发生。冬天甘露醇会有晶体析出,要尤为仔细检查药液。患者每日补液量可按尿量加500 ml计算,在1 500～2 000 ml以内,如有高热、多汗、呕吐或腹泻者,可适当增加补液量。

问题8 **如何给予患者饮食指导?**

答 患者为脑出血急性期,入院后应给予吞咽评估,评估有无呛咳、误吸的风险。吞咽功能正常患者在急性期可给予高蛋白、高维生素饮食,限制钠盐的摄入(<3 g/d),因为钠潴留会加重脑水肿。待患者进入恢复期,应给予清淡、低盐、低脂、适量蛋白质、高维生素饮食,戒烟酒患者合并糖尿病时应给予低盐、低脂、糖尿病饮食,限制糖类的摄入。

问题9 **脑出血的预后如何?**

答 脑出血是中老年人常见的急性脑血管病,占全部脑卒中的20%,且病死率和致残率高。其中30天病死率为30%～50%,疾病的预后与年龄、出血部位、出血病灶大小、发病至入院时间、入院时意识状态、感染、血压和血糖控制情况等因素有关。

> 入院 2 周后,查体:BP 135/80 mmHg,双侧瞳孔等大等圆,直径 2.5 mm,对光反射灵敏。四肢肌张力正常,右下肢肌力 4 级,其余肢体肌力 5 级,能自行进食无呛咳。CT 片示血肿吸收。患者一般情况稳定,予以出院。

问题 10 针对该患者的出院健康教育有哪些?

答 ①患者应保持良好的心态,避免情绪激动。②给予低盐低脂低糖饮食,适量蛋白质、富含维生素与纤维素的清淡饮食,少食辛辣刺激性食物,戒烟酒。③保持良好的生活习惯,保持大便通畅。④坚持适度锻炼,如散步、打太极拳等。⑤尽量做到日常生活自理,康复训练时克服急于求成的心理,应循序渐进、持之以恒。⑥遵医嘱服药,定期复查,严控血压、血糖。⑦如出现头痛、呕吐、肢体无力、进食困难、饮水呛咳等症状时应及时就医。⑧注意保暖,观察体温的变化,防止感冒。

问题 11 高血压病患者应怎样合理应用降压药?

答 严格遵医嘱服用降压药,不可骤停和自行更换,也不宜同时服用多种降压药,避免血压骤降或过低致脑供血不足。应根据患者的年龄、基础血压、患病后血压等情况来判定最适合血压水平,缓慢降压,不宜使用强降压药(如利舍平)。

(廖 坚 张微平 俞 海)

第五节 脑梗死取栓后出血

脑卒中是一种急性脑血管疾病,是由于脑部血管突然破裂或因血管阻塞导致血液不能流入大脑而引起脑组织损伤的一组疾病,包括缺血性和出血性卒中。缺血性卒中的发病率高于出血性卒中。颈内动脉和椎动脉闭塞和狭窄可引起缺血性脑卒中,患者年龄多在 40 岁以上,男性较女性多见,严重者可引起死亡。缺血性卒中动脉取栓术是通过介入方式,使用特殊器械(Solitaire 支架),将堵塞血管的栓子取出的一种手术方式,从而达到血管再通的目的。

> **现病史:** 林女士,71 岁。07:30 家属发现患者突发右侧肢体无力伴不能言语,至外院查 CT 未见明显出血,予依诺肝素、醒脑静、双抗、他汀治疗。10:32 到达医院急诊神经内科,10:33 神经内科医师接诊,NIHSS 评分 17 分,GCS 8(E3M3V2),右侧肢体肌力 0 级。因患者已于外院给予依诺肝素治疗,属溶栓禁忌,不予溶栓。

问题 1 意识障碍如何分类?

答 (1) 嗜睡:是最轻的意识障碍,患者陷入一种持续的睡眠状态,可以被唤醒,醒后也能回答问题和配合检查,但是刺激消失后很快又入睡。

（2）昏睡：比嗜睡更严重，患者处于熟睡状态，不易被唤醒，虽在强刺激下可以被唤醒，但醒时回答问题含糊不清或答非所问，停止刺激很快又入睡。

（3）浅昏迷：无自主运动，对周围事物及声、光等刺激全无反应，对疼痛刺激尚可以引起痛苦表情或肢体的退缩等防御反应。角膜反射、瞳孔对光反射、眼球运动、吞咽反射仍存在。

（4）中度昏迷：对周围事物及各种刺激均无反应，对强烈的疼痛刺激可出现防御反应。角膜反射减弱，瞳孔对光反射迟钝，眼球运动消失。

（5）深昏迷：全身肌肉松弛，意识完全丧失，对各种刺激均无反应。眼球固定，各种深、浅反射消失，瞳孔散大，血压异常，二便多失禁。

问题2 肌力分级标准是什么？

答 0级：肌肉完全麻痹，触诊肌肉完全无收缩力。

1级：肌肉有主动收缩力，但不能带动关节活动（可见肌肉轻微收缩）。

2级：可以带动关节水平活动，但不能对抗地心引力（肢体能在床上平行移动）。

3级：能对抗地心引力做主动关节活动，但不能对抗外界阻力。肢体可以克服地心引力（能抬离床面）。

4级：能对抗较大的阻力，但比正常者弱（肢体能做对抗外界阻力的运动）。

5级：正常肌力（肌力正常，运动自如）。

> 13:00 急诊室启动动脉取栓治疗，在 DSA 下示：左侧大脑前动脉通畅，左侧大脑中动脉 M1 段狭窄、中干近端狭窄，远端闭塞，右侧大脑前动脉 A3 段闭塞。动脉取栓后，患者右侧肢体无力无明显改善，NIHSS 评分 17 分。于 15:30 收治入病房。

问题3 何谓动脉取栓术？

答 动脉取栓术是通过介入方式，使用特殊器械（Solitaire 支架），将堵塞血管的栓子取出的一种手术方式，从而达到血管再通的治疗目的。

问题4 急性脑梗死血管内机械取栓的适应证是什么？

答 发病时间窗在6小时内的急性脑梗死患者，应尽可能给予机械取栓，以实现血管再通。

问题5 机械取栓治疗急性脑梗死的优点是什么？

答 ①可减少甚至不用溶栓药物，从而降低颅内出血的风险；②治疗时间窗可能延长；③使血栓破裂，增加溶栓药物接触面积，加速溶栓；④直接清除血栓，加速血管再通。

问题6 急性脑梗死患者取栓前应做哪些准备？

答 ①立即采血，查血常规、凝血功能、血糖、肝及肾功能等；②快速完成 CT、MRI 等检查，完善血管评估；③备药（盐酸替罗非班氯化钠注射液）；④心理护理，缓解患者及家属的焦虑心理。

第一章 脑血管疾病

> 患者 15:30 入病房时意识为嗜睡，大声呼叫时可唤醒，左侧肢体肌力 5 级，右侧肢体肌力 0 级，双侧瞳孔等大等圆，直径 3 mm，对光反射灵敏。17:00 出现瞳孔不等大，左侧瞳孔直径 6 mm，右侧瞳孔直径 4 mm，GCS 下降至 3(E1M1V1)，呼之不应，对疼痛刺激无反应，生命体征平稳。

问题 7 考虑患者可能出现了什么情况？应该做哪些紧急处理？

答 患者可能发生了脑出血，立即通知医生，遵医嘱给予甘露醇快速静脉滴注；携带好简易呼吸器、氧饱和度仪、氧气枕，在医生、家属陪同下行急诊 CT 检查；根据检查结果请脑外科会诊，必要时做好术前准备。

> 立即予 20% 甘露醇 250 ml 快速静脉滴注降颅压治疗，告病危。急症 CT 检查示：左侧大脑半球大量出血。请神经外科会诊，评估手术指征。神经外科会诊示患者病情严重，且使用抗血小板聚集药物，存在手术禁忌证，建议保守治疗。

问题 8 动脉取栓术的并发症有哪些？

答 颅内出血（脑、实质、梗死灶继发性出血）、身体其他部位出血（消化道出血、皮肤黏膜出血）、致命性再灌注损伤和脑水肿、再闭塞、药物过敏。

问题 9 急性脑梗死动脉取栓后颅内出血的观察要点有哪些？

答 ①心电监护，严密监测意识、瞳孔及心率、呼吸、血压、体温等生命体征的变化，尤其是血压的监测（每小时 1 次，共 12 次），后遵医嘱改为观察。②床头抬高 30°，按时应用脱水降颅压的药物，观察患者有无头痛、恶心、喷射性呕吐、视神经乳头水肿等颅内压升高症状，肢体功能障碍或意识障碍有无加重。③严密观察溶栓、降颅压、抗凝药物的疗效及不良反应，定期监测凝血功能。④保持情绪平稳，大、小便通畅。若患者出现颅高压症状、意识障碍加重、血压升高、呼吸深而慢、心率减慢，且言语不清、肢体活动障碍加重等，则需警惕脑出血可能，应立即通知医生，及时予以处理，防止出血加重。

问题 10 急性脑梗死动脉取栓后其他部位出血的观察要点有哪些？

答 ①观察尿液颜色，若尿色变深怀疑为尿道出血时，应立即通知医生。②观察大便的量、颜色，定期查大便隐血试验，观察是否有呕吐及呕吐物的量、颜色等。③若大便隐血试验阳性，肉眼血便或呕吐物呈咖啡色或鲜红色等，提示消化道出血，应立即通知医生，遵医嘱使用抑制胃酸分泌的药物，或口服局部止血药。④密切观察有无皮下淤点、淤斑，有无肉眼血尿及牙龈出血。

问题 11 再灌注损伤的观察要点有哪些？

答 ①严密监测生命体征、意识、瞳孔的变化，发现异常及时汇报。②注意血压的控制，根据医嘱控制血压（数值）在波动范围内，防止血压波动过大。③注意肢体肌力变化，发现异常及时通知医生。④根据医嘱使用抑制血小板聚集的药物（盐酸替罗非班氯化钠注射液）。

患者在病程中出现血氧饱和度下降至 85%，麻醉科予行气管插管，接呼吸机辅助通气，SIMV 模式。患者病情快速进展，血压、心率及氧饱和度均波动明显，双侧瞳孔逐渐散大，入院第 3 天 17:30 双瞳散大(直径 8 mm)，对光反射消失，多次出现血压测不出，予多巴胺、去甲肾上腺素泵注维持血压。第 4 天主治医生与患者家属沟通病情，告知病情极危重，预后较差，随时可能危及生命，患者家属表示放弃抢救，12:40 患者心跳停止，心电图呈一直线，宣告临床死亡。

问题 12 患者临终阶段，护士应做好哪些临终护理？

答 ①满足家属照顾患者的需要；②向家属介绍患者的情况；③倾听患者家属的感受；④指导家属对患者的生活照料。

小结

急性脑梗死血管内治疗有时间窗要求，分为血管内取栓术、静脉溶栓桥接动脉取栓术。患者就诊后需立即启动绿色通道，争分夺秒抓紧时间完成相关检查。取栓术后出血倾向以及再灌注损伤为最常见的并发症，护士应严密观察意识、瞳孔、肢体肌力、血压的改变，及早发现并积极干预减少并发症的发生，使患者早日回归社会。

（朱玉蓉　俞　海）

第六节　蛛网膜下腔出血

蛛网膜下腔出血(subarachnoid hemorrhage，SAH)是脑出血的一种，是指脑底部或脑表面血管破裂之后血液扩散于蛛网膜下腔。脑动脉瘤破裂是导致自发性蛛网膜下腔出血的常见因素，脑动脉瘤破裂出血如不能尽早、规范治疗，很可能再次引起原发病灶出血，严重危及患者的生命。

现病史： 楚先生，88 岁，洗澡时突发晕厥 1 次并跌倒在地，有头部外伤出血。后患者神志自行恢复，予头皮清创包扎。头颅 CT 检查示：右侧额部硬膜外血肿，提示蛛网膜下腔出血。心电图：Ⅰ度房室传导阻滞(PR 间期 0.38 s)。病程中患者有阵发性头痛伴恶心、呕吐胃内容物。予甘露醇、泮托拉唑及止血治疗后头痛及呕吐缓解。为进一步治疗诊断为"创伤性蛛网膜下腔出血"收治入院。

既往史： 既往有高血压病史 30 余年，收缩压最高大于 180 mmHg，长期服厄贝沙坦治疗，血压控制可。先后有 4～5 次晕厥发作史，2 周前再次发作晕厥 1 次。8 年前有冠脉支架植入手术史，有冠脉支架 6 个，需抗凝治疗。

问题 1 **SAH 的病因有哪些?**

答 ①颅内动脉瘤,最常见,占 50%～85%;②颅内动静脉畸形,青少年多见,约占 2%;③血管病变,约占 1%;④动脉夹层;⑤外伤;⑥脑肿瘤、感染性动脉瘤;⑦其他促发因素,如吸烟和酗酒。

问题 2 **蛛网膜下腔的解剖位置如何?**

答 蛛网膜为位于软脑膜与硬脑膜之间的一层透明膜,蛛网膜与软脑膜之间有一腔隙,称为蛛网膜下腔。

问题 3 **SAH 为什么极易发生再出血?**

答 ①颅内动脉瘤反复破裂出血的诱因有颅内压增高、情绪激动、剧烈咳嗽、过早下床活动、便秘用力排便时会诱发动脉瘤破裂出血,应注意观察心率、血压变化及神经系统症状改变,包括头痛、肢体抽搐、意识变化。②动脉瘤栓塞治疗过程需要全身肝素化,术后应继续应用抗凝治疗。因此,术后须严密监测血压,每小时 1 次。有出血倾向时,观察凝血机制及生化指标,有无皮肤、黏膜、牙龈出血,皮下出血,尿血等,患者的意识、视力等,警惕脑出血。

问题 4 **SAH 的并发症有哪些?**

答 (1)再出血:是一种严重的并发症。再出血的病死率约为 50%。发病后 12 小时内再出血的风险最大,以后 4 周内再出血的风险均较高。

(2)脑血管痉挛:20%～30%的患者出现脑血管痉挛,引起迟发性缺血性损伤,可继发脑梗死。血管痉挛一般于蛛网膜下腔出血后 3～5 天开始,5～14 天为高峰期。2～4 周后逐渐减少。

(3)脑积水:15%～87%的患者可出现急性梗阻性脑积水,多发生于出血后 1 周内。

(4)其他:SAH 后,5%～10%的患者出现癫痫发作,其中 2/3 发生于 1 个月内,其余发生于 1 年内。5%～30%出现低钠血症。

问题 5 **SAH 与其他脑卒中如何鉴别?**

答 见表 1-3。

表 1-3 蛛网膜下腔出血与其他脑卒中的鉴别

项目	脑血栓形成	脑栓塞	脑出血	蛛网膜下腔出血
发病年龄	老年人多见	青壮年多见	中老年	各年龄组均见,以青壮年多见
常见病因	动脉粥样硬化	各种心脏病	高血压及动脉硬化	动脉瘤(先天性、动脉硬化性)、血管畸形
短暂性脑缺血发作(TIA)史	较多见	少见	少见	无
起病时状态	多在静态时	不定,多由静态到动态时	多在动态(激动、活动)时	多在动态(激动、活动)时

续 表

项目	脑血栓形成	脑栓塞	脑出血	蛛网膜下腔出血
起病缓急	较缓	最急	急	急骤
意识障碍	无或轻度	少见、短暂	多见、持续	少见、短暂
头痛	多无	少有	多有	剧烈
呕吐	少见	少见	多见	最多见
血压	正常或增高	多正常	明显增高	正常或增高
眼底	动脉硬化	可见动脉栓塞	动脉硬化,可见视网膜出血	可见玻璃体膜下出血
偏瘫	多见	多见	多见	无
脑膜刺激征	无	无	可有	明显
脑脊液	多正常	多正常	压力增高	压力增高,血性
CT 检查	脑内低密度灶	脑内低密度灶	脑内高密度灶	蛛网膜下腔高密度影

问题 6 SAH 的临床分级?

答 临床常用 Hunt 和 Hess 分级法,对动脉瘤性 SAH 进行分级,以选择手术时机和判断预后(表 1-4)。

表 1-4 Hunt 和 Hess 分级法

分类	标 准
0 级	未破裂动脉瘤
Ⅰ 级	无症状,或轻度头痛和轻微颈项强直
Ⅱ 级	中度至重度头痛,脑膜刺激征,颅神经麻痹
Ⅲ 级	嗜睡,精神错乱,或轻度局灶神经
Ⅳ 级	昏迷,中度至重度偏瘫,有早期去大脑强直或自主神经功能紊乱
Ⅴ 级	深昏迷,去大脑强直,濒死状态

问题 7 SAH 的辅助检查有哪些?

答（1）颅脑 CT 检查:是确诊 SAH 的首选诊断方法(图 1-7)。

（2）脑脊液(CSF)检查:腰椎穿刺 CSF 检查是诊断 SAH 的重要依据。

（3）数字减影血管造影(DSA)检查:是最有意义的辅助检查,宜在发病 3 天内或 3 周后进行。DSA 可确定动脉瘤位置,发现多发性动脉瘤,显示血管解剖形成、侧支循环和血管痉挛情况;还可发现引起 SAH 的其他病因,如动静脉畸形、烟雾病、血管性肿瘤等(图 1-8),为 SAH 的病因诊断提供可靠的证据,对确定手术方案有重要价值。

（4）经颅多普勒(TCD)检查:可动态检测颅内主要动脉流速,发现脑血管痉挛倾向和痉挛程度。

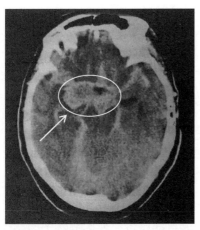
图1-7 蛛网膜下腔出血的CT表现

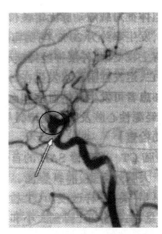
图1-8 DSA检查示交通动脉瘤

患者入院后收治于ICU予止血、脱水降颅压、预防血管痉挛、控制血压等支持对症治疗。入院第3天患者主诉便秘，予乳果糖通便治疗。后患者经治疗后四肢肌张力正常，双侧上肢肌力5级，双侧下肢肌力4级。入院1周后患者转入神经内科，予以止血、降压、降脂、护胃等治疗。因患者有冠脉支架6个，需要抗凝治疗，与患者蛛网膜下腔出血治疗相矛盾，将上述告知家属，家属表示理解。

问题8 SAH有哪些典型的临床表现？

答 ①起病急骤，典型的突发剧烈头痛，难以忍受，呈爆裂性疼痛，持续不能缓解或进行性加重。②多伴有恶心、呕吐。③明显的脑膜刺激征阳性。④可有意识障碍，或烦躁、谵妄、幻觉等精神症状以及出现头晕，眩晕，颈、背及下肢疼痛等症状。⑤各个年龄组均可发病，青壮年更常见，女性多于男性。

问题9 确诊为SAH后，治疗要点有哪些？

答 SAH的治疗原则是防止继续出血，防治血管痉挛及脑积水等并发症，防止复发，降低病死率和致残率。

(1) 一般治疗：对急性SAH的一般处理与高血压性脑出血相同。如维持生命体征稳定、降低颅内压、纠正水及电解质平衡紊乱、预防感染、保持呼吸道的通畅等。应强调绝对卧床休息4～6周，避免用力和情绪波动，一切可能使患者的血压和颅内压增高的因素均应避免。

(2) 防止再出血。

(3) 早期手术或介入治疗。

(4) 防治脑积水。

(5) 放脑脊液疗法：腰椎穿刺放出少量脑脊液（5～10 ml），对缓解头痛、减少出血引起的脑膜刺激症状有一定效果。但有引起脑脊液动力学改变、诱发脑疝或再出血的危险，故应用本疗法时应小心操作，谨防脑疝发生。

问题10 在护理上如何预防患者的再出血？

答 (1) 活动与休息：SAH患者应绝对卧床休息4～6周，为患者提供安静、安全、舒适的休养环境。

(2) 避免诱因：告诉患者及家属容易诱发再出血的各种因素，避免精神紧张、情绪波动、用力排便、屏气、剧烈咳嗽及血压过高等。

(3) 病情监测：SAH再发率较高，以5～11天为高峰，81%发生在首次出血后1个月内，颅内动脉瘤初次出血后24小时内再出血率最高。再出血的临床特点为：首次出血后病情稳定好转的情况下，突然再次出现剧烈头痛、恶心、呕吐，意识障碍加重，原有局灶性症状和体征重新出现等。应密切观察病情变化，发现异常及时报告医生处理。

问题 11 SAH的预后如何？

答 SAH具有极高的病死率和致残率，其总病死率在50%左右，其中10%～15%的患者死于家中或转院的途中，1/3的存活者生活不能自理。再出血使病死率明显增加，其第一次出血的病死率约为12%，首次出血后的生存者中69%发生再出血，再出血病死率为72%。故积极预防和治疗症状性脑血管痉挛和再出血对降低SAH的病死率和致残率具有极重要的意义。

入院3周后患者神志清楚，无头痛、头晕、恶心、呕吐，双下肢无力较前好转，肢体感觉检查正常。头颅MRI检查示：右侧慢性硬膜下血肿，蛛网膜下腔出血较前片略有吸收，中线轻度左移，予出院，嘱短期随访。

问题 12 如何给SAH患者进行出院指导？

答 ①保持良好的生活习惯，合理饮食；保持大便通畅，养成定时排便的习惯，排便时不要太用力；保证充足的睡眠时间和较高的睡眠质量。②保持良好的心态，避免情绪波动、剧烈活动及重体力劳动。③患者若服用抗凝药物，应定期监测凝血功能的情况。④告知患者门诊随访，1个月后复查头颅CT，心内科门诊随访。

小结

SAH的预后取决于病因、病情、出血情况及神经系统体征。护理是至关重要的一部分，在护理上要特别注意以下几项：①对于此类患者要绝对卧床休息4～6周，避免声、光刺激；避免诱因，保持大便通畅。②做好患者的心理护理，保持病室的清洁，维持适当的温度和相对湿度等，给患者提供良好的就医环境。③滴注甘露醇时，选择粗、直且易固定的血管，密切观察患者皮肤有无渗漏、红肿，注意静脉滴注的速度，告知患者家属不要随意调整静脉滴注的速度。④注意观察患者用药后的反应，严密观察病情，防止再出血。若在病情好转后再次出现剧烈头痛、恶心、呕吐、意识障碍加重，应立即报告医生处理。

(廖 坚 张微平 俞 海)

第七节 脑静脉窦血栓形成

脑静脉窦血栓形成(cerebral venous sinus thrombosis,CVST)是一种特殊类型的脑血管疾病,常以儿童和青壮年多见。

> **现病史:** 李女士,49岁。2周前18:00出现剧烈头痛,头顶部胀痛,持续数小时,伴呕吐,呕吐物为胃内容物。外院就诊后行腰椎穿刺示脑脊液压力300 mmH$_2$O。头颅MRV动态增强示:上矢状窦全程、左侧横窦全程、右侧横窦窦汇的起始端静脉窦血栓。诊断为脑静脉窦血栓形成,予以低分子肝素抗凝、甘露醇脱水治疗,头痛未缓解,至我院进一步诊治。
> **既往史:** 无。
> **入院查体:** 神清,双瞳孔等大等圆,直径3 mm,对光反射均灵敏。P 72次/分,R 18次/分,BP 138/80 mmHg。
> **辅助检查:** 外院MRV检查示静脉窦血栓形成。

问题1 何谓静脉窦?

答 静脉窦(图1-9)是指在硬脑膜发育过程中,向颅腔及脑裂内伸入和折叠所形成的中空的具有静脉功能的结构。正常人颅内具有5个大的静脉窦,除上矢状窦、下矢状窦和直窦外,横窦和海绵窦为成对分布,且这些窦之间还借助某些结构相通。

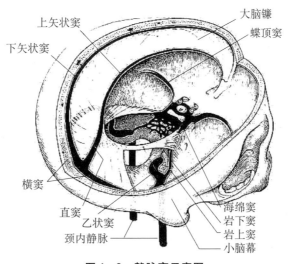

图1-9 静脉窦示意图

问题2 脑脊液循环的途径如何?

答 脑脊液系脉络丛分泌,从侧脑室经室间孔流入第三脑室,通过中脑导水管进入第四脑室,再经居中的中间孔和两侧的外侧孔流至蛛网膜下腔,最后经矢状窦内的蛛网膜粒吸收而进入静脉系统(图1-10)。

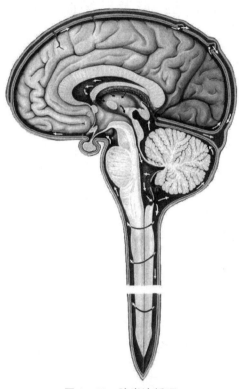

图1-10 脑脊液循环

侧脑室脉络膜丛──→室间孔──→第三脑室──→中脑
导水管──→第四脑室──→蛛网膜下腔──→硬脑膜窦
(主要是上矢状窦)──→回流入大脑静脉

问题3 **正常颅内压是多少？**

答 正常颅内压是指正常人在水平卧位时经腰椎穿刺所测得的压力，成人为70～180 mmH$_2$O。

问题4 **颅高压的表现有哪些？**

答 头痛、喷射性呕吐、视神经乳头水肿。

> 患者入院后频繁头痛，给予甘露醇脱水降颅压治疗。次日行腰椎穿刺，测得颅内压240 mmH$_2$O。行头颅MRV检查示：上矢状窦及左侧横窦血栓；两侧额顶叶、侧脑室旁缺血灶。患者无感染证据，予以完善凝血相关基因检查，并给予低分子肝素抗凝治疗，后联合华法林口服治疗，根据INR调整用量。

问题 5 CVST 的临床表现如何？

答 急性起病，均有头痛、呕吐、展神经麻痹、视神经乳头水肿等进行性颅高压的症状和体征。感染者还有发热、疲乏无力等感染中毒症状，病情较重者甚至可有不同程度意识障碍和癫痫发作等症状。

问题 6 CVST 的病因是什么？

答 炎性颅内静脉窦血栓形成均继发于感染病灶，最常发生在海绵窦和乙状窦常见病灶；在非炎性颅内静脉窦血栓形成病因及危险因素中，有各种导致血液呈高凝状态的疾病或综合征，多见于上矢状窦。

问题 7 为什么颅内静脉窦容易发生血栓？

答 大脑静脉因为无肌纤维、缺乏弹性、无收缩力、无瓣膜，血流方向可逆流，故容易形成血栓。

问题 8 CVST 如何治疗？

答 针对颅高压可使用甘露醇脱水；针对炎性血栓，可使用抗生素控制感染；对非感染血栓患者，可采用抗凝、改善循环等治疗，寻找可能的病因，如红细胞增多症等。

> 患者头痛缓解，神清，言语流利，四肢肌力 4 级。INR 已达标，于入院 10 天后出院。出院后要求患者复查 INR 3 次/周，待 INR 稍稳定后改为复查 1 次/周，稳定后 1 次/月。

问题 9 抗凝药物使用的注意事项有哪些？

答 观察出血倾向，如有无牙龈、皮肤、尿液、粪便等颜色的改变；口服华法林者应定期监测凝血功能，使 INR 维持在 2.0~3.0。

问题 10 患者出院后需长期口服华法林，如何完成出院后的用药指导？

答 华法林是香豆素类抗凝剂的一种，在体内有拮抗维生素 K 的作用，可以抑制维生素 K 参与凝血因子 Ⅱ、Ⅶ、Ⅸ、Ⅹ 在肝脏的合成。为了维持华法林稳定的抗凝效果，需要保持富含维生素 K 的绿色蔬菜摄入量的相对平衡，不要随意调换蔬菜的种类和数量。服用华法林期间，限制饮酒，因为酒精可以加速华法林的代谢。用药期间需要定期监测 INR 指标，不可以擅自调整用药，当出现明显高于或低于正常范围时应立即去门诊复诊。

（黄胜燕　俞　海）

第八节　脑静脉窦血栓伴顽固性血管炎性病变

脑静脉窦血栓形成（CVST）是一种特殊类型的脑血管疾病。通常以儿童和青壮年多见。

化脓性中耳炎和乳突炎患者易并发横窦（transverse portion of lateral sinus）和乙状窦（sigmoid portion of lateral sinus）的血栓形成，统称为侧窦血栓形成（lateral sinus thrombosis）。上矢状窦血栓形成（superior sagittal sinus thrombosis）多为非炎性血栓，与妊娠、消耗性疾病和恶病质等因素有关。

> **主诉**：常先生，27岁，头痛伴发热70余天。经外院行头颅MRV检查可见上矢状窦及左、右横窦显影欠佳（图1-11，图1-12）。外院查腰椎穿刺示压力350 mmH$_2$O，两侧压颈试验示左侧通畅欠佳，右侧通畅。考虑脑静脉窦血栓形成及颅内感染，收入我院治疗。

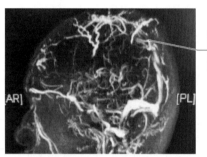

图1-11 头颅MRV表现（一）

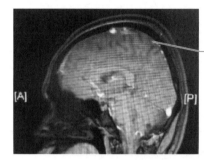

图1-12 头颅MRV表现（二）

（静脉窦显影欠佳）

问题1 **CVST是如何分类的？**

答 根据病变性质，CVST可分为炎症型和非炎症型两类。炎症型中海绵窦和横窦是最常受累的部位；而非炎症型中上矢状窦最容易受累。横窦乙状窦血栓形成多继发于化脓性乳突炎或中耳炎。

问题2 **CVST的诊断依据是什么？**

答 脑脊液检查示压力增高、白细胞计数增高，提示合并感染，多见于海绵窦、侧窦；MRV为首选检查方法，可看到条索征、三角征；DSA为检查"金标准"，可看见静脉或静脉窦部分/完全充盈缺损。

> 入院后，复查头颅MRV结果示：上矢状窦及右侧横窦、乙状窦显影不连续，左侧横窦及乙状窦纤细，静脉窦血栓可能；复查腰椎穿刺，压力大于360 mmH$_2$O，予低分子肝素，静脉滴注甘露醇、左氧氟沙星及头孢类抗生素、更昔洛韦及地塞米松治疗。入院1周后患者左上肢留置经外周静脉穿刺中心静脉置管（PICC）导管。

问题3 **PICC的适应证是什么？**

答 ①需要长期静脉输液，但外周浅静脉条件差，不易穿刺成功者；②需反复输入刺激性药物，如化疗药物；③长期输入高渗透性或黏稠度较高的药物，如高糖、脂肪乳、氨基酸等；④需要使用压力或加压泵快速输液者；⑤需要反复输入血液制品，如全血、血浆、血小板等；⑥需要每日多次静脉抽血检查者。

问题 4 **留置 PICC 导管患者的护理要点是什么?**

答 ①第 1 个 24 小时必须换药。后伤口愈合良好，无感染、渗血时，每 7 天更换敷料一次。②如伤口敷料松开、潮湿时，随时更换。如穿刺部位有红肿、皮疹、渗出、过敏等异常情况，可缩短更换敷料时间，并要连续观察局部变化情况。每次更换敷料时应严格执行无菌操作，贴膜要自下向上撕取，并注意固定导管，防止脱管。更换后记录日期。③在使用 PICC 输液前应用含氯己定（洗必泰）的消毒液棉签擦拭肝素帽 30 秒，静脉治疗前后要用不小于 10 ml 的注射器抽取生理盐水冲洗管腔。在输血制品、营养液等高浓度液体后，用 20 ml 生理盐水进行脉冲式冲管。如输液速度较慢或较长时，应在使用中用生理盐水冲管，以防止堵管。

问题 5 **留置 PICC 导管的患者常见的并发症有哪些?**

答 留置 PICC 导管的患者常见并发症有静脉炎、导管堵塞或脱出、感染、渗血、静脉血栓、心律失常等。

> 患者入院后反复发热伴头痛，经充分抗感染治疗后发热仍无好转，同时患者全身多处静脉血栓形成，出现口腔溃疡。行 PET/CT 检测，排除肿瘤可能，考虑疑似贝赫切特综合征（白塞病）。

问题 6 **PET/CT 是什么?**

答 正电子发射计算机断层显像（positron emission tomography/computed tomography, PET/CT）的独特作用是以代谢显像和定量分析为基础，从分子水平动态观察到代谢物或药物在人体内的生理生化变化，用以研究人体生理、生化、化学递质及受体改变。其在诊断和指导治疗肿瘤、脑部疾病等方面均已显示出其独特的优越性。

问题 7 **何为白塞病?**

答 白塞病又称贝赫切特综合征，是一种全身性免疫系统疾病，属于血管炎的一种。累及动、静脉，可侵害人体多个器官，包括口腔、皮肤、关节、肌肉、眼睛、血管、心脏、肺和神经系统等。

问题 8 **白塞病的临床表现有哪些?**

答 ①口腔溃疡：患者主要表现为反复口腔溃疡、疼痛。②生殖器溃疡。③眼部病变：眼睛红肿、疼痛、畏光或视力下降、视物不清，可以一只或两只眼睛受累。④皮肤表现：表现为面部、胸背部或其他部位"青春痘"样皮疹，或类似于"疖子"的表现，可自行好转，但易反复发作。⑤其他：关节、血管、神经系统病变，伴全身乏力。⑥针刺部位有严重皮肤反应。

问题 9 **白塞病的护理要点是什么?**

答 主要是对症护理，尤其是溃疡皮肤的护理。保持患者口腔卫生，进食后及时漱口。

保护溃疡皮肤,生殖器溃疡处避免污物沾染,注意皮肤清洁。

> 患者于入院1个月后转至风湿科治疗,确诊为白塞病。

问题10 如何诊断白塞病?

 白塞病的国际诊断标准是1条必要条件加4条次要条件中的2条。

(1) 必要条件:复发性口腔溃疡。

(2) 次要条件:①复发性生殖器溃疡,目前或病史中观察到溃疡或瘢痕。②眼损伤,前、后葡萄膜炎,或眼科医生用裂隙灯查到玻璃体有细胞,或视网膜血管炎。③皮肤损伤,目前或以往有过结节红斑或假毛囊炎,或脓性丘疹,或痤疮样结节(见于青春发育期后,未服激素者)。④针刺试验阳性,由医生在24~48小时判断。

小结

CVST 由于起病无特异性,较容易被误诊、漏诊。患者反复受头痛困扰,情绪、精神往往较差,护士专业的疼痛评估与心理护理就显得尤为重要。白塞病诊断需经精细评估后才能确诊,患者起病为 CVST 症状,治疗往往偏向神经内科方向,须增进医护合作。

(阮文啸 俞 海)

第二章 癫痫

第一节 癫痫

癫痫是慢性反复发作性短暂脑功能失调综合征,以颅神经元异常放电引起反复痫性发作为特征。癫痫是神经系统常见疾病之一。病因极其复杂,存在多种影响发病的因素,可分为三大类:特发性癫痫、症状性癫痫和隐源性癫痫。

> **现病史**:林女士,25岁,公司职员。患者11年前(14岁时)无明显诱因出现一过性眼花、害怕,继而出现发作性四肢抽搐伴神志不清,双眼上翻,口吐白沫,每次发作1分钟,1年内发作3次后于医院就诊,行头颅MRI检查未见明显异常。动态脑电图检查示:右半球痫样放电,右枕区最显著。给予服用丙戊酸钠0.2 g 3次/天治疗,未再出现上述发作,但时有突发害怕、眼花症状,1~2秒,神志清楚。7年前又加用卡马西平(得理多)治疗,该症状消失。1个月前随访丙戊酸钠减量,过程中患者睡眠中常出现左侧肢体抖动症状,每次约1秒,为进一步诊治拟"癫痫"收入院。
> **专科检查**:患者神清;四肢肌力、肌张力、共济功能正常;腱反射对称、活跃,双下肢病理征未引出;深、浅感觉无障碍;脑膜刺激征阴性。动态脑电示:右大脑半球痫样放电,右枕区最显著。

问题1 癫痫的基本概念是什么?

答 (1)定义:癫痫是一种反复发作的大脑神经元异常放电所致的暂时性中枢神经系统功能失常的慢性疾病。

(2)表现:根据大脑受累的部位和异常放电扩散的范围,发作可表现为不同程度的运动、感觉、意识、行为、自主神经障碍等。

(3)特征:具有反复发作性、短暂性、刻板性、症状复杂性、病因多样性等特征。

问题2 癫痫如何分类?

答 按病因可分为3类。①特发性癫痫:又称原发性癫痫,病因不明,可能与遗传相关,多数患者在儿童或青年期首次发病。②症状性癫痫:又称继发性癫痫,由脑部器质性病变和代谢疾病所引起(如颅脑外伤、占位性病变、脑血管疾病等),占癫痫的大多数,各个年龄组均可发病。③隐源性癫痫:是指临床上表现为症状性癫痫,但查不出病因。患者多为儿童,在特定年龄起病,无特殊临床和脑电图特征。

问题3 何谓癫痫持续状态?

答 癫痫持续状态(status epilepticus)指一次发作没有停止,持续时间超过了具有该型癫痫的大多数患者的发作时间；或反复发作，在发作间期患者的意识状态不能恢复到清醒水平。可见于任何类型的癫痫，但通常是指大发作持续状态。可因不适当地停用抗癫痫药物或治疗不规范、感染、精神刺激、过度劳累、饮酒等诱发。

问题4 什么是国际抗癫痫联盟癫痫发作分类？

答 见表2-1。

表2-1 国际抗癫痫联盟（ILAE，2017）癫痫发作分类

局灶性起源 （意识清楚　意识障碍）	全面性起源	未知起源
运动性 自动症 失张力发作 阵挛发作 癫痫样痉挛发作 过度运动发作 肌阵挛发作 强直发作	运动性 强直-阵挛发作 阵挛发作 强直发作 肌阵挛发作 肌阵挛-强直-阵挛发作 肌阵挛-失张力发作 失张力发作 癫痫样痉挛发作	运动性 强直-阵挛发作 癫痫样痉挛发作
非运动性 自主神经发作 行为终止 认知性 情绪性 感觉性 局灶性进展为 双侧强直-阵挛性	非运动性（失神） 典型发作 不典型发作 肌阵挛发作 眼睑肌阵挛发作	非运动性 行为终止 无法分类

问题5 典型的复杂部分性发作可分为哪些阶段？

答 复杂部分性发作（complex partial seizures，CPS）占成人癫痫发作的50%以上，有意识障碍，发作时对外界刺激无反应，以精神症状及自动症为特征，也称为精神运动性发作。病灶多在颞叶，故又称颞叶癫痫。

（1）仅表现为意识障碍：多为意识模糊，意识丧失少见。

（2）表现为意识障碍和自动症：自动症是指在癫痫发作过程中或发作后意识模糊状态下出现的具有一定协调性和适应性的无意识活动。自动症均在意识障碍的基础上发生，表现为反复咀嚼、舔唇、流涎或反复搓手、不断穿衣和解衣扣，也可表现为游走、奔跑、乘车上船，还可出现自言自语、唱歌或机械重复原来的动作。

（3）表现为发作开始即出现意识障碍和各种运动症状：特别是在睡眠中发生。运动障碍可为局灶性或不对称强直、阵挛、各种特殊姿势，如击剑样动作等。

问题 6 癫痫全面强直-阵挛发作的分期如何？各期的主要表现如何？

答 全面强直-阵挛发作(generalized tonic-clonic seizure，GTCS)：意识丧失、双侧强直后出现阵挛为此类型的主要临床特征，过去称为大发作。早期出现意识丧失、跌倒在地，其后的发作过程分为3期。

(1) 强直期：全身骨骼肌持续收缩。眼肌收缩致上眼睑上牵，眼球上翻或凝视；咀嚼肌收缩出现张口，随后突然闭合，可咬伤舌尖；喉部肌肉和呼吸肌收缩致患者尖叫一声，呼吸停止；颈部和躯干肌肉收缩使颈和躯干先屈曲，后反张，上肢由上举后旋转为内收前旋，下肢先屈曲后猛烈伸直。常持续10~20秒后转入阵挛期(图2-1)。

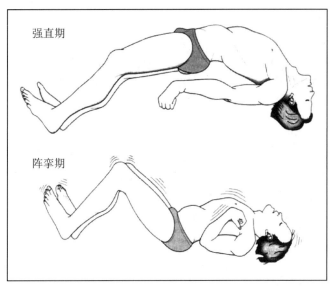

图2-1 强直-阵挛期癫痫发作

(2) 阵挛期：不同肌群收缩和松弛交替出现，由肢端延及全身。阵挛频率逐渐减慢，松弛期逐渐延长，在一次剧烈阵挛后发作停止，进入发作后期。此期持续30~60秒。

以上两期均可发生舌咬伤，并伴心率增快、血压升高、唾液和支气管分泌物增多、瞳孔扩大及对光反射消失等自主神经征象。

(3) 发作后期：此期尚有短暂阵挛，造成牙关紧闭和大、小便失禁。呼吸首先恢复，心率、血压和瞳孔渐至正常。肌张力松弛，意识逐渐清醒。

从发作开始至意识恢复历时5~10分钟。醒后患者常感头痛、头晕和疲乏无力，对抽搐过程不能回忆。部分患者有意识模糊，如强行约束患者可能发生自伤或伤人。

问题 7 癫痫失神发作有何表现？

答 失神发作(absence seizure)于儿童期起病，青春期前停止发作。发作时患者意识短暂丧失，停止正在进行的活动，呼之不应，两眼凝视不动，可伴咀嚼、吞咽等简单的不自主动作，或伴失张力如手中持物坠落等。发作过程持续5~10秒，清醒后无明显不适，继续原来的活动，对发作无记忆。每天发作数次至数百次不等。

问题 8 林女士为何种类型的癫痫?

答 该患者为特发性癫痫,部分继发全面性发作。

问题 9 癫痫患者常见的辅助检查方法有哪些?

答 ①脑电图是诊断癫痫最重要的辅助检查方法。典型表现是棘波、尖波、棘-慢或尖-慢复合波。常规头皮脑电图仅能记录到 49.5% 的患者痫性放电,重复 3 次可将阳性率提高至 52%,采用过度换气、闪光等刺激诱导可进一步提高阳性率。②通过血常规、血糖、血寄生虫等检查,了解有无贫血、低血糖、寄生虫病等。③CT 和 MRI 检查可发现脑部器质性改变、占位性病变、脑萎缩等。

> 林女士住院期间完善各项检查,予继续服用卡马西平(得理多)0.2 g(tid),渐加用拉莫三嗪至 50 mg(qd),并渐减量至停用丙戊酸钠治疗。随访睡眠中左侧肢体抖动症状消失。

问题 10 常用的抗癫痫药物有哪些?

答 常用的抗癫痫药物包括卡马西平、苯妥英钠、丙戊酸、氯硝西泮、苯巴比妥、扑痫酮、拉莫三嗪、奥卡西平、左乙拉西坦、加巴喷丁等。强直性发作、部分性发作和部分性发作继发全面性发作首选卡马西平;全面强直-阵挛发作、典型失神、肌阵挛发作、阵挛性发作首选丙戊酸钠。拉莫三嗪、非尔氨酯、托吡酯和加巴喷丁等,可单一剂量用于难治性癫痫,或与传统抗癫痫药物联合应用。

问题 11 常用的抗癫痫药物的不良反应有哪些?

答 见表 2-2。

表 2-2 常用抗癫痫药物的不良反应

药 物	不良反应
苯妥英钠(PHT)	胃肠道症状、毛发增多、齿龈增生、小脑征、粒细胞减少、肝损害
卡马西平(CBZ)	胃肠道症状、小脑征、嗜睡、体重增加、骨髓与肝损害、皮疹
苯巴比妥(PB)	嗜睡、小脑征、复视、认知与行为异常
丙戊酸钠(VPA)	肥胖、毛发减少、嗜睡、震颤、骨髓与肝损害、胰腺炎
托吡酯(TPM)	震颤、头痛、头晕、小脑征、胃肠道症状、体重减轻、肾结石
拉莫三嗪(LTG)	头晕、嗜睡、恶心、皮疹
加巴喷丁	嗜睡、头晕、复视、健忘、感觉异常

问题 12 癫痫大发作时应该如何处理?

答 ①立即让患者平卧,头偏向一侧,清除口中分泌物,防止误吸。保持呼吸道通畅。有气道阻塞者及早行气管切开。②立即使用心电监护,监测 BP、P、R、SpO_2,并常规吸氧。

③防止肢体损伤,床边加床栏。④迅速建立静脉通路,保持输液通畅,评估心肺功能,防止水、酸中毒、电解质紊乱及心力衰竭,维持正常血压。⑤纠正低血糖、低血钠、低血钾和高血糖等。⑥控制脑水肿,遵医嘱应用20%甘露醇静脉滴注。⑦控制体温,物理降温或戴冰帽。⑧发作难以控制时,应插鼻胃管排空胃内容物,防止呕吐物误吸入气道。⑨应用广谱抗生素治疗和预防感染。⑩遵医嘱使用抗癫痫药物,并严密观察药物的作用和不良反应,根据病情调整用药。

> 林女士经治疗后生命体征平稳,各项血生化指标均正常。随访睡眠中左侧肢体抖动症状消失,未再发癫痫。遵医嘱指导患者长期服用抗癫痫药物,予出院。

问题 13 对既往有癫痫史的患者,应做哪些安全指导?

答 (1) 安全教育:①患者及其家属应认识到安全保护是防止意外伤害的前提;②患者及其家属掌握发作期安全保护的方法;③患者在住院期间癫痫大发作时未出现意外;④患者及其家属认识到正确服药的意义;⑤患者能说出所服用药物的正确方法和注意事项。

(2) 安全护理

1) 安全环境和设施:①保持病房的安静,限制探视人员;②室内光线柔和,无刺激,床两侧有床档,危险品远离床头柜,最好不要放置热水瓶等。

2) 预防性的安全护理:①定时正确评估,预见性观察和判断是防止患者发生意外的关键。②入院时一定要评估患者的癫痫病史,根据病史分析发作的规律,预测容易发作的时间,随时做好应对发生意外的准备;患者外出需家属陪同,携带手腕带,病房呼叫器放置于随手可触及的地方,床旁备有牙垫。

问题 14 患者出院时,应该如何进行出院指导?

答 (1) 生活方式指导:工作、生活安排合理,避免有强光刺激、作息不规律的职业。

(2) 避免诱发因素:宜进食清淡、无刺激、富于营养的食物,保持大便通畅,避免精神、感觉和味觉刺激,避免饥饿、睡眠不足、劳累等。

(3) 注意安全:随身携带写有联系人姓名、电话的小卡,尽量避免单独外出。有癫痫发作先兆时应立即卧床休息。

(4) 用药指导:①抗癫痫药物不能随意停服、减量、增量或者换药;②服药注意点:丙戊酸钠饭后服用,卡马西平与食物同时服用吸收快且效果更好;③几乎所有抗癫痫药对消化系统、血液系统、中枢神经系统都有影响。应用抗癫痫药服用期间定期检查血常规和肝、肾功能。

(5) 保持心情舒畅,可适度参与社交活动。

(6) 定期进行门诊随访。

(林守虹 俞海)

第二节 以癫痫起病的小细胞肺癌

小细胞肺癌(small cell lung carcinoma，SCLC)占肺部肿瘤的15%～20%，是肺癌恶性程度最高的一型。γ-氨基丁酸(GABA)是脑组织中最重要的神经递质，SCLC患者体内会产生抗GABA受体的抗体引起自身免疫性脑炎。该脑炎以精神症状及癫痫发作为特点，常伴癫痫持续状态。

> **现病史**：李先生，45岁，1个月前出现左上肢抽搐，未处理。2周前出现意识丧失、肢体抽搐、口吐白沫、小便失禁。外院就诊肺CT检查示：右肺下叶多发团块影(后肺活检示：右下肺小细胞癌)；PET/CT检查示：右肺下叶背端恶性肿瘤伴阻塞性炎症；脑电图检查示：尖波发放。外院诊断为：非小细胞肺癌。1周前给予3天依托泊苷及顺铂化疗治疗肺癌。患者癫痫仍有发作，每日1～2次，且患者认知能力下降，夜间烦躁明显，外院血清自身免疫性脑炎抗体GABABR+++，为求进一步治疗收治入院。
> **既往史**：肺肿瘤活检示小细胞肺癌，后化疗。
> **入院查体**：T 37℃，P 110次/分，R 20次/分，BP 115/90 mmHg，体重85 kg。神志模糊(对声音有反应)，对答不切题，自由体位，查体不合作。
> **辅助检查**：患者入院D-二聚体0.63(≤0.55FEU mg/L)，纤维蛋白原定量3.7(1.8～3.5 g/L)，乙肝病毒表面抗体38.57 IU/L(>10 IU/L为阳性)，GABABR+++(外院)。

问题1 自身免疫性脑炎按抗体类型如何分类？

答 见表2-3。

表2-3 自身免疫性脑炎按抗体类型分类

Ⅰ型抗体(抗细胞内抗原抗体AE)	Ⅱ型抗体(抗神经元表现抗体AE)
主要包括Hu、抗Ma2、抗CV2/CRMP5、抗Ri等	可以分为3类 1. 兴奋性递质受体：抗NMDAR、抗AMPA 2. 抑制性递质受体：抗GABAR、抗GABAAR、抗HlyR，甘氨酸受体 3. 离子通道的亚单位或相关黏附分子：抗LGI1、抗CASPR2和抗DPPX
主要是由细胞毒性T细胞介导的脑炎病变，脑组织有神经元特异性$CD8^+$ T细胞浸润	主要是抗体介导脑炎病变，很少有脑组织炎症浸润
常导致不可逆的神经元损害，对免疫治疗反应较差	可逆性抗体介导突触传递损害，对免疫治疗的反应性一般较好
95%可以发现恶性肿瘤	发现肿瘤的概率较小

问题2 γ-氨基丁酸B型受体(GABABR)抗体脑炎有何临床表现？

答 GABABR抗体脑炎典型临床表现为边缘叶脑炎，早期频繁癫痫发作，伴有一侧或双侧颞叶 T2 FALIR 高信号。影像学发现比较特殊,表现为边缘系统以外广泛的 T2 FLAIR 高信号。

> 入院后第 1 晚患者共有 2 次双眼上翻,四肢抽搐伴牙关紧闭,每次发作持续约 2 分钟后自行缓解。患者对发作过程无记忆。入院后第 2 天患者左腹股沟股静脉置管血液透析管,共行 5 次血浆置换。并于激素甲强龙 1 g(qd)静脉滴注抗炎,奥氮平 5 mg(qn)口服改善精神症发作。

问题 3 什么是血浆置换治疗?

答 血浆置换治疗是指利用物理或化学方法,将外源性毒性物质或内源性毒素自血液中清除。它分为单纯血浆置换、双透膜血浆置换(double filtrationplasmapheresis,DFPP)、血浆免疫吸附疗法(immunoadsorption,IA)。本例患者使用 DFPP 方式,持续 2 小时,置换血浆量 3 000 ml。血浆置换是新的自身免疫性疾病治疗方法,许多大规模多中心随机对照研究证实了其有积极治疗作用。

问题 4 DFPP 方式具体的应用如何?

答 DFPP 是使血浆分离器分离出的血浆再通过膜孔更小(130～300 Å)的血浆成分分离器将大分子蛋白除去,留下小分子的白蛋白,加上补充液输回人体的治疗方法。通过清除体内致病介质而缓解病情,在国内治疗免疫性脑病中鲜有报道,但在临床个别案例中有效应用。

问题 5 患者癫痫大发作时的护理要点是什么?

答 ①平卧位,头偏一侧,及时清理呕吐物。②保持呼吸道通畅。③遵医嘱予以持续低流量吸氧,防止脑缺氧。④观察抽搐发作的时间、持续时间并注意神志及瞳孔变化。⑤对抽搐肢体不用力按压,防止骨折。⑥必要时给予抗癫痫药,由专人陪护。

问题 6 患者腹股沟置入血液透析管的护理要点是什么?

答 血液透析前使用镇静药物,使用地西泮(安定)静脉推注或滴注,保持患者平静,配合血液透析。血液透析中,予患者保护性约束,注意观察患者的生命体征变化。血液透析后,注意血液透析管固定,弹力绷带保护。注意观察患者穿刺部位出血情况。

问题 7 患者癫痫发作时脑电图有什么表现?

答 脑电图是通过精密的电子仪器,从头皮上将脑部的自发性生物电位加以放大记录而获得的图形,是通过电极记录下来的脑细胞群的自发性、节律性电活动(图 2-2)。常规检查方法有脑电图、脑电地形图监测、视频脑电图监测。脑电图中尖波是一种时限在 80～300 ms 之间、形态是快直上升而缓慢下降的三角形波,波幅可达 200 μV 以上,也是一种病理波,是皮质刺激现象,多见于癫痫患者。

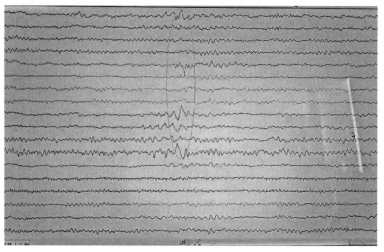

图 2-2 异常脑电图表现

患者完成 5 次血浆置换后,精神状况好转,意识清楚,未再有癫痫发作,于入院 2 周后出院。

问题 8 患者出院的健康教育要点是什么?

答 ①患者出院后继续肺癌治疗,按时服药,定期复查,注意 GABABR 抗体滴度;②指导患者不要独自外出;③生活有规律,不从事危险性的活动,如游泳、登高、驾车等;④有发作先兆时应立即休息;⑤指导家属患者突发抽搐时的紧急处理并及时就诊。

小结

自身免疫性脑炎早起表现与病毒性脑炎相似,鉴别度不高。在护理过程中,应特别注意特殊导管的护理、药物的正确使用。此类患者有不同程度的精神障碍和癫痫发作,对患者安全的防护尤为重要。通过对疾病整体、全面的观察与评估,早期发现及处理并发症,促使患者早日回归社会。

(叶 婷 俞 海)

第三章 脑白质病变

第一节 脑白质病变

脑白质作为中枢神经系统的重要组成部分,是大脑内部神经纤维的聚集地。当中枢神经纤维的髓鞘遭到损害时,则可发生脑白质病变。脑白质病变病因复杂多样,广义上可分为后天获得性髓鞘脱失和遗传性髓鞘形成障碍疾病。

脑白质营养不良(leukodystrophy)是指遗传因素所致的中枢神经系统正常,髓鞘形成受限,不能完成正常发育的一种疾病。属于遗传性髓鞘形成障碍疾病。神经系统受累比较广泛,智力、视力、听力、运动、共济、肌张力等均可受累。包括多种遗传病所引起的脑白质髓鞘异常。例如,溶酶体病[异染性脑白质营养不良(metachromatic leukodystrophy,MLD)等]和过氧化物体病[肾上腺脑白质营养不良(adrenoleukodystrophy,ALD)等]。

> **现病史**:陈先生,64岁。2个月前无明显诱因下出现头晕,四肢无力,步态不稳。症状逐渐加重。3周前起表现为行走困难、发热。并逐渐出现情绪暴躁、记忆力减退、饮水呛咳、吞咽困难等症状。头颅 MRI 见幕上下脑白质多发对称性病变。
> **既往史**:有多年农药接触史。

问题 1 **什么是 ALD?**

答 ALD 是一种常见的过氧化物酶体病,以大脑白质进行性髓鞘脱失和肾上腺皮质功能不全为临床特征。本病是由于溶酶体过氧化物酶的遗传缺陷,体内多种氧化酶活力缺乏,导致细胞过氧化物酶体对饱和极长链脂肪酸(very long chain fatty acid,VLCFA)的 β 氧化发生障碍,引起 VLCFA(主要是 C23~C30 脂肪酸,尤其是 C26)在血浆和组织中异常堆积,尤其是在脑、肾上腺皮质中。

问题 2 **ALD 的遗传方式是什么?**

答 该病有两种遗传方式,儿童或青年期发病为 X 性连锁隐性遗传,突变基因定位在 Xq28。

问题 3 **ALD 有哪些分型?**

答 根据 ALD 的发病年龄及临床表现分为 7 种类型:儿童脑型、青少年脑型、成人脑型、肾上腺脊髓神经病型(AMN)、单纯阿迪森(Addison)病型、无症状型和杂合子型。

问题 4 ALD 的临床表现有哪些?

答 ①大约 2/3 的患者有肾上腺皮质功能不全,可与神经系统症状先后出现。②约 85% 的患者神经系统症状先于肾上腺皮质功能不全出现,表现为程度不同的视力下降、听力障碍、智力减退、行为异常和运动障碍。早期症状常表现为学龄儿童成绩退步,性格改变,易哭泣、傻笑等情感障碍,步态不稳和上肢意向性震颤等;晚期出现偏瘫或四肢瘫、假性延髓性麻痹、皮质盲和耳聋等,重症病例可见痴呆、癫痫发作和去大脑强直等。③90% 的患者脑白质及肾上腺皮质均受累,肾上腺皮质功能不全表现为全身皮肤色素沉着、疲劳、食欲减退、呕吐、体重减轻、血压低等。

问题 5 ALD 的辅助检查有哪些?

答 (1) VLCFA 水平测定:血浆、培养的皮肤成纤维细胞 VLCFA 水平的异常升高对诊断 ALD 具有重要价值。

(2) 血清皮质类固醇水平下降:24 小时尿 17-羟类固醇和 17-酮类固醇排出减少,血浆促肾上腺皮质激素(adreno cortico tropic hormone,ACTH)升高。ACTH 兴奋试验呈低反应或无反应。

(3) CT 和 MRI 检查:CT 显示在枕顶颞叶交界处,尤其是两侧脑室三角区呈对称分布的蝶翼状大片低密度影,可有钙化和强化。MRI 检查显示双侧顶枕区白质内对称分布的蝴蝶状异常信号(图 3-1),T1WI 呈低信号,T2WI 呈高信号,从后向前逐渐发展,受累胼胝体可将两侧病灶连为一体。病灶呈蝶形分布是 ALD 所特有的,其他脑白质病少见。

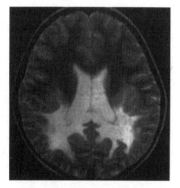

图 3-1 ALD 影像学表现
T2WI 示病灶呈蝶形

问题 6 ALD 的治疗有哪些?

答 ①肾上腺皮质激素替代治疗可延长生命,部分缓解神经系统症状,但不能阻止髓鞘破坏。②食用富含不饱和脂肪酸的食物。③少数儿童、早期病例证实骨髓移植可以稳定临床症状。④对症治疗也很重要,包括功能锻炼、调节肌张力和支持延髓功能等。

问题 7 ALD 的预后怎么样?

答 预后差,在发病后 2～4 年内病情呈进行性恶化直至死亡,一般生存期不超过 9 年。

问题 8 什么是异染性脑白质营养不良?

答 异染性脑白质营养不良(MLD)是一种常染色体隐性遗传性疾病,是最常见的溶酶体病。由于 22 号染色体上的芳基硫酸酯酶 A(ARSA)基因缺乏或突变,导致 ARSA 生成不足,使溶酶体内脑硫脂无法被降解为脑苷脂和硫酸,过多的脑硫脂沉积在中枢神经系统的白质、周围神经及其他内脏组织,如肝、肾、胰、脾、肾上腺和胆囊等,引起脑白质、周围神经脱髓鞘等病变。本病发病率为(0.8～2.5)/10 万。

问题 9 MLD 病变累及部位有哪些?

答 病变主要累及大脑白质和肾脏集合管,还可累及周围神经、肝管、胆囊、视网膜节细胞及小脑、脑干、基底节。

问题 10 MLD 的分型有哪些?

答 此病任何年龄均可发病。根据发病年龄和临床表现不同,分为晚婴型(1~2岁)、少年型(4~12岁)和成年型(青春期以后)。

(1) 晚婴型:最常见,其发病率约为1/4万,占80%左右。通常1~2岁发病,早期步态异常、共济失调、斜视、肌张力低下、自主运动减少、腱反射引不出、神经传导速度减慢;中期智力减退、反应减少、语言消失、病理反射阳性、瞳孔对光反射迟钝,可有视神经萎缩;晚期呈去大脑强直体位,偶有抽搐发作,有延髓麻痹征。病程持续进展,多在4~8岁时死于继发感染。

(2) 少年型:常以精神障碍、行为异常、记忆力减退为首发症状,晚期出现构音障碍、四肢活动障碍、痫性发作、共济失调、眼肌麻痹及周围神经病等。病情可缓慢进展,也可快速进展。年龄较小者周围神经受累较重,年龄较大者则以学习和行为障碍等脑部症状为主。

(3) 成人型:多在21岁后发病,症状与少年型相似,但病情较轻,常以精神症状首发,运动障碍和姿势异常出现较晚,可伴有周围神经受累。

问题 11 MLD 的辅助检查有哪些?

答 (1) 生化检测:尿液发现大量异染性颗粒,检测血白细胞及皮肤成纤维细胞中酰基 ARSA 活性可确诊本病。

(2) 影像学检查:头部 CT 检查可见脑白质或脑室旁对称的不规则低密度区,无占位效应,不强化。

(3) 影像学检查:MRI 检查表现为脑室周围及皮质下白质广泛的、对称性的改变,T1WI 呈低信号,T2WI 呈高信号,通常自双侧额叶向后发展,注入造影剂后病灶无强化。部分典型的 MRI 表现为"虎斑样""豹皮样"异常信号(图3-2)。

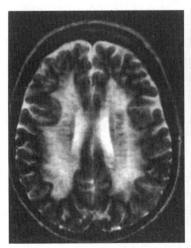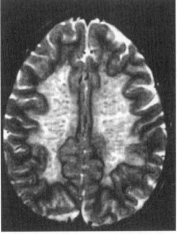

图3-2 MLD 的 MRI 表现

T2WI 示室周及皮质下白质"虎斑样"(左)和"豹皮样"(右)

(4) 基因诊断:ARSA 基因突变检测多用于鉴别携带者及产前诊断。

问题 12 MLD 的治疗有哪些?

答 目前,本病无有效治疗,仍以支持和对症治疗为主。骨髓移植可用于 MLD 晚婴型和成人型早期患者的代谢异常,基因疗法用腺病毒等载体将 ARSA 基因转染患者。由于维生素 A 是合成硫苷脂的辅酶,患儿应避免和限制摄入富含维生素 A 的食物。

问题 13 MLD 的预后怎么样?

答 本病预后差,婴幼儿发病后 1~3 年常因四肢瘫痪而卧床不起,伴严重语言和认知功能障碍,一般在 5 岁内死亡。成人病例进展相对缓慢,存活时间较长,但基因治疗似乎为患者带来了一丝曙光。

问题 14 后天获得性脑白质脱髓鞘病变的辅助检查有哪些?

答 (1) 脑脊液检查:IgG 鞘内合成、脑脊液-IgG 指数增高、寡克隆区带阳性及髓鞘碱性蛋白增高等。

(2) 电生理相关检查:可行视觉诱发电位、脑干听诱发电位及体感诱发电位、脑电图检查等。

(3) CT 扫描或 MRI 成像:MRI 检查敏感性高,可发现小脑、脑干、视神经和脊髓无症状白质损害,可连续动态观察病灶进展、消退及转归。

> 入院后行腰椎穿刺检查确诊,后给予激素对症治疗。11 月 14 日,患者神志清楚,言语流利,定向力、记忆力正常,双肺呼吸音清,未闻及干、湿啰音。双侧瞳孔等大等圆,直径 3 mm,对光反射灵敏。患者病情好转,予以出院。

问题 15 针对该患者的出院康复宣教内容有哪些?

答 ①保持良好的生活习惯,合理饮食。②保证充足的睡眠时间和较高的睡眠质量,避免劳累。③保持良好的心态,避免情绪波动、剧烈活动及重体力劳动。④注意保暖,防止受凉感冒。⑤指导患者进行血压自我检测,定期监测血压。⑥定期监测血糖,复查肝功能、电解质。⑦遵医嘱用药,不可随意减药、停药或更改服药的时间。⑧门诊随访,如发生不适及时就诊。

(廖 坚 张微平 俞 海)

第二节 以脑白质病变发病的淋巴瘤

脑白质病变临床表现复杂多样,取决于病变部位及严重程度。不同性质脱髓鞘疾病临床表现差异较大,其典型体征有:肢体瘫痪、视力障碍、眼球震颤及眼肌麻痹等、脑神经受损、感觉障碍、共济失调、认知功能障碍、精神障碍等。原发性中枢神经系统淋巴瘤(primary central nervous system lymphoma，PCNSL）是指原发于中枢神经系统（central nervous system，CNS）的淋巴瘤,发病率占中枢神经系统肿瘤的1％～3％。

> **现病史：** 汪先生,55岁。半月前自觉记忆力减退,表现为拿餐盘到办公楼2次,开会时思路较以前迟钝等。1周前出现头痛,后突发黑蒙摔倒在地,几秒钟后自行缓解。发作期间神志清楚,家人扶起后自觉左侧肢体无力、麻木,10余分钟后上述症状缓解。为进一步诊治于当地医院就诊,考虑"脑梗死"予对症治疗。当晚23:00点突发右侧小腿酸痛感,疼痛持续,影响睡眠,2天后自行好转。隔日再次发生右侧小腿酸痛感,后酸痛感缓解。外院行头颅MRI-DWI检查示:颅内多发病灶,白质病变。T2Flair示:左侧丘脑、小脑高信号。拟诊为"脑白质病变",予2016年11月11日收入我院进一步诊治。
>
> **既往史：** 窦性心动过缓病史,平常心率45次/分左右。

问题1 何谓脑白质病变?

答 脑白质是中枢神经系统的重要组成部分,是神经纤维聚集的地方。脑白质中的中枢神经细胞的髓鞘损害,则会引起脑白质病变。神经系统症状、体征多样,取决于病变部位及程度,临床可见视觉、运动、感觉、小脑、自主神经及认知功能障碍等。

问题2 脑白质病变如何治疗?

答 使用促皮质激素及皮质类固醇类,如甲泼尼龙,配合大剂量免疫球蛋白静脉输注。

> 患者入院后1个月口唇黏膜出现溃疡、白斑,右下颌见一疖。体温波动在37.1～39.6℃,加用阿昔洛韦抗病毒、头孢克洛缓释片抗感染治疗。后患者口腔破溃严重,咽拭子查口腔内菌斑、真菌涂片及培养,并予查骨髓穿刺、腰椎穿刺及活检。

问题3 患者口腔中出现破溃、白斑,可能的原因有哪些?

答 患者入院后大剂量使用激素,激素治疗本身是把双刃剑,再加上患者目前抵抗力下降,造成了感染,并出现了真菌性白斑。

问题4 患者此时的护理要点有哪些?

答 （1）口腔护理:使用生理盐水清洁口腔。注意预防感染,可选择使用0.02％氯己定（洗必泰）溶液广谱抗菌,0.08％甲硝唑溶液适用于厌氧菌感染。

（2）营养支持:保证患者充足营养,易消化软食。

（3）高热护理:每4小时测体温一次,体温在39.5℃以上者,应给予物理降温,用酒精或温水擦浴,多饮水,成人每日至少3 000 ml。大量出汗者要及时更换衣物,避免直接吹风及受凉。

> 查血常规：白细胞计数 2.37×10^9/L[正常值$(3.5\sim9.5)\times10^9$/L]，血红蛋白 118 g/L（正常值 130 g/L），血小板计数 60×10^9/L[正常值$(125\sim350)\times10^9$/L]，中性粒细胞 50%（正常值 40.0%～75.0%）。外周血涂片：淋巴细胞 21%（正常值 20.0%～50.0%），单核细胞 2%（正常值 3.0%～10.0%）。骨髓穿刺报告提示：粒系及巨核系成熟障碍；骨髓活检见 10 余个髓腔，造血细胞约占 30%，巨核细胞可见，网状染色阴性。血液科实验室检查示：脑脊液脱落细胞见淋巴瘤细胞。入院后 1 个月转至血液科继续治疗。

问题5 淋巴瘤的临床表现有哪些？

答 （1）局部表现：包括浅表及深部淋巴结肿大，多为无痛性、表面光滑、活动，扪之质韧、饱满、均匀，早期活动，孤立或散在于颈部、腋下、腹股沟等处。

（2）全身表现：发热、瘙痒、盗汗及消瘦等全身症状。

（3）免疫、血液系统：可有贫血，部分患者可有白细胞计数、血小板计数增多，红细胞沉降率（ESR）增快，个别患者可有类白血病反应，中性粒细胞明显增多。

（4）皮肤病变：有一系列非特异性皮肤表现，皮肤损害呈多形性，红斑、水疱、糜烂等。晚期恶性淋巴瘤患者免疫状况低下，皮肤感染常经久破溃、渗液，形成全身性散在的皮肤增厚、脱屑。

问题6 中枢神经系统淋巴瘤的临床表现有哪些？

答 除去颅内占位性病变常见的颅内压增高及相应脑区受肿瘤侵犯出现的定位体征之外，认知功能障碍发病率较高，可高达 83%，常见的症状包括嗜睡、乏力、记忆力减退、反应迟钝等。这主要是因为该病灶大多位于胼胝体和额叶深部，此部位的病变容易引起精神症状。

问题7 如何确诊中枢神经系统淋巴瘤？

答 首发症状常见的是认知和行为改变；局灶性神经系统损坏、颅内压升高、癫痫、眼部症状；无统一诊断标准，最终诊断依靠病理检查。

问题8 淋巴瘤如何治疗？

答 淋巴瘤具有高度异质性，按不同病理类型和分期治疗效果差别很大。常用治疗方法为放射治疗（放疗）、化学药物治疗（化疗）、骨髓移植。

问题9 该类患者化疗后，最常见的不良反应有哪些？

答 化疗后常见不良反应包括恶心、呕吐、食欲缺乏等胃肠道反应，还可能出现白细胞计数下降、中性粒细胞计数下降、贫血、血小板计数下降等骨髓抑制反应。

问题10 该类患者放疗后的常见不良反应有哪些？

答 放疗后，患者放疗部位皮肤常发红、起皱，部分患者脱发，身体疲劳。

小结

　　此病起病隐匿,临床表现无特异性,对诊断要求极高,对症护理尤为重要。此患者在病程中出现了呼吸衰竭、癫痫持续状态、意识障碍进行性加重等一系列问题,考验护士的综合护理素质。早期发现、早期干预、早期护理,尽可能减少并发症的发生,对提高患者的生存率起至关重要的作用。

（程　超　俞　海）

第四章　颅内压异常

第一节　颅内压异常

颅内压(intracranial pressure，ICP)是指颅腔内容物对颅腔壁所产生的压力。由于蛛网膜下腔和脑池内的脑脊液介于颅腔壁和脑组织之间，并与脑室和脊髓腔内蛛网膜下腔相通，所以脑脊液的静水压就可代表颅内压，通常以侧卧位时脑脊液压力为代表。

> **现病史**：张女士，38岁。2个月前无明显诱因下晨起出现头痛，呈间歇性胀痛，伴恶心、呕吐、视物模糊。于当地医院就诊，腰椎穿刺测颅内压大于 400 mmH$_2$O，予降颅压等治疗。症状稍好转，后至外院治疗，入院当天腰椎穿刺测颅内压 270 mmH$_2$O。1个月前复测为 330 mmH$_2$O，予降颅压等治疗。出院时仍有头痛、后项部跳痛不适，视力模糊。为进一步诊治至我院就诊。
> **既往史**：患者6年前被诊断为低颅压综合征。

问题1　正常颅内压是多少？
答　颅内压是正常人在水平卧位时经腰椎穿刺所测得的压力。正常成人为 70～180 mmH$_2$O，儿童为 50～100 mmH$_2$O。如果压力超过 200 mmH$_2$O，一般认为是颅内压增高；低于70 mmH$_2$O 则视为颅内压降低。

问题2　每日脑脊液产生多少量？
答　正常人脑脊液量约为 150 ml，每日更新4次，每日分泌 500～600 ml。

问题3　脑脊液检查的目的是什么？
答　①各种中枢神经系统感染性疾病的诊断。②颅内出血性疾病的诊断和鉴别诊断。③椎管内占位病变的造影。④某些中枢神经系统感染性疾病的椎管内给药。⑤颅内压力和动力学测定。⑥放射性核素脑池扫描。

> 入院后患者一般情况平稳，头痛较前好转。查体：神清、对答可，四肢肌力4级，无活动障碍及感觉障碍。于入院第2天行腰椎穿刺检查，测得颅内压为 300 mmH$_2$O，后给予脱水、降颅压治疗。

第四章 颅内压异常

问题 4 腰椎穿刺术常选择的穿刺部位是哪里?

答 最常选择腰椎。通常取弯腰侧卧位,在 L2~3、L3~4 或 L5~S1(以 L3~4 为主)椎间隙穿刺(图 4-1)。

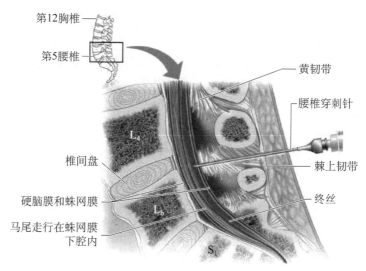

图 4-1 腰椎穿刺部位

问题 5 哪些是腰椎穿刺术禁忌证?

答 ①生命体征不平稳;②麻醉药过敏;③后颅窝占位;④脑疝;⑤脊髓栓塞综合征;⑥穿刺部位有炎症;⑦有严重的凝血功能障碍,如血友病。

问题 6 行腰椎穿刺术时患者应摆放何种体位?

答 嘱患者侧卧于硬板床上,背部与床面垂直,头向前胸部屈曲,两手抱膝紧贴腹部,使躯干呈弓形;或由助手在术者对面用一手抱住患者头部,另一手挽住双下肢腘窝处并用力抱紧,使脊柱尽量后凸以增宽椎间隙,便于进针。

问题 7 腰椎穿刺术后护理要点是什么?

答 腰椎穿刺术后嘱患者去枕平卧 4~6 小时,注意观察有无头痛主诉,观察穿刺处有无渗血渗液,可让患者适当多饮水。

> 腰椎穿刺后第 2 天患者出现头痛主诉,主要表现为平卧时不痛,坐起时痛,尤以站起来时明显。考虑为低颅压头痛,给予糖盐水 1 000 ml 静脉滴注治疗,并嘱患者去枕平卧位休息。后症状缓解。

问题 8 腰椎穿刺术后并发症有哪些?

答 (1) 低颅压综合征:多因术后起床过早,使脑脊液自脊膜穿刺孔不断外流所致。患者于坐起后头痛明显加剧,严重者伴有恶心、呕吐或眩晕、昏厥,平卧或头低位时头痛等即可减轻或缓解。少数尚可出现意识障碍、精神症状、脑膜刺激征等，持续一至数日。

（2）脑疝形成：在颅内压增高时，如腰椎穿刺放液过多过快，可在穿刺当时或术后数小时内发生脑疝。必要时，可提前快速静脉滴注 20% 甘露醇液 250 ml 等脱水剂后，再进行腰椎穿刺检查。

> 患者情况平稳，头痛好转，四肢肌力 4 级，无活动障碍、感觉障碍。头颅 MRV 检查示：两侧横窦纤细、毛糙。入院后行 DSA 检查示：上矢状窦前 1/3 纤细，先天发育。后转至介入科进一步治疗。

问题 9 DSA 术后护理要点是什么？

答 ①测量血压、足背动脉搏动每小时 1 次，共 4 次。②观察伤口敷料有无渗血渗液每小时 1 次，共 4 次。③穿刺处下肢制动 6～12 小时。④嘱患者适当多饮水，加快代谢造影剂。

（黄胜燕　俞　海）

第二节　筛窦脑脊液漏引起的低颅压

低颅压综合征是由各种原因引起的侧卧位腰部蛛网膜下腔的脑脊液压力在 60 mmH$_2$O 以下，以体位性头痛为特征的临床综合征。低颅压综合征一般是由于脑体积的减少、脑脊液的减少或脑内血液量的减少形成颅内总的体积减小而使颅内压下降，并且造成一系列的临床表现。其独特的临床表现近年来逐渐引起人们的注意，但有许多问题至今还未阐明。临床上此综合征常由于未能认识而误诊，常分为症状性低颅压和原发性低颅压。

> **现病史**：李先生，23 岁。头痛 2 个月，发作性意识不清伴肢体抽搐 1 个月。患者主诉平时站立后 30 分钟左右头痛明显，平躺后缓解。患者近 1 个月来癫痫发作 1 次，表现与之前相同。患者于入院前 1 天开始出现呕吐，非喷射性，难以摄食。患病以来患者精神差，食欲欠佳，睡眠差，因头痛入睡困难，大、小便正常，无体重明显下降。为进一步治疗收入院。
> **既往史**：2005 年 1 月因受三轮车撞击导致蛛网膜囊肿，行蛛网膜囊肿切除术和 V-P 分流术。

问题 1 头痛的常见病因有哪些？

答 颅内病变、颅脑外伤、颅骨疾病、神经痛，其他如眼、耳、鼻和牙齿疾病所致的头痛。

问题 2 低颅压综合征的诊断标准是什么？

答 ①体位性头痛，站立或活动时头痛加重，平卧时头痛有所缓解或消失。头痛主要位于枕颞部，有些会波及全头部，以钝痛为主。②影像学表现为硬脑膜弥漫性增强，硬脑膜静脉窦扩张，硬脑膜增厚，硬膜下血肿及积液，脑结构移位。③腰椎穿刺测脑脊液压力≤

60 mmH$_2$O。

问题 3 诊断低颅压综合征的依据是什么？

答 ①随体位变化的头痛，即坐立时头痛加剧平卧时减轻；头痛常局限于枕颈部，常伴有恶心、呕吐和眩晕等症状。②直立位时心搏徐缓（每分钟较平时心率减慢 10 次以上）。③在正常呼吸下侧卧位腰椎穿刺脑脊液压力低于 60 mmH$_2$O。④临床上，排除因小脑扁桃体疝阻塞、枕骨大孔或椎管阻塞导致腰椎穿刺时脑脊液压力减低。⑤除颈抵抗外神经系统及眼底常无异常。⑥有腰椎穿刺、脑外伤手术感染、中毒、失水、低血压脊膜膨出伴脑脊液漏等原因造成颅内低压，则诊为症状性低颅压；无原因则为原发性低颅压（图 4-2）。

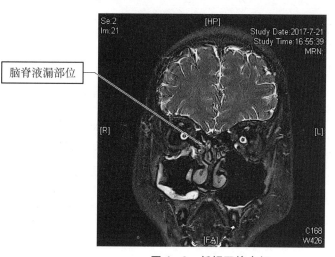

图 4-2 低颅压综合征

问题 4 正常脑脊液的性状如何？

答 正常脑脊液无色透明。

问题 5 脑脊液的作用是什么？

答 脑脊液不断产生又不断被吸收回流至静脉，它供应中枢神经系统一定的营养，运走代谢产物，调节着中枢神经系统的酸碱平衡，缓冲脑和脊髓的压力，对脑和脊髓具有保护和支持作用。

> 患者入院后 1 周晚鼻腔流出淡黄色清亮液体，次日晨头痛明显加重，出现多次短暂昏迷和精神症状。体检：瞳孔等大等圆，对光反射灵敏，无颈项强直。意识障碍，呼之不应持续 10 余分钟。MRI 平扫示第三脑室部分降入视交叉后方。腰椎穿刺测压 120 cmH$_2$O，取约 2 ml 脑脊液后，其压力迅速降低至 60 cmH$_2$O 左右。脑脊液鼻漏 MRI 检查示：T2WI 见明确脑脊液鼻漏征象；右侧上颌窦及筛窦炎症。诊断为脑脊液漏引起的低颅压症。

问题 6 何谓脑脊液鼻漏?

答 脑脊液鼻漏(cerebrospinal fluid rhinorrhea,CFR)是脑脊液通过颅底(颅前、中或后窝)或其他部位骨质缺损、破裂处流出,经过鼻腔,最终流出体外。主要表现为鼻腔间断或持续流出清亮、水样液体,早期因与血混合,液体可为淡红色。

问题 7 CFR 患者应采取何种体位?

答 CFR 患者可借助脑的重力作用封闭漏口,确诊为 CFR 的患者应绝对卧床,保持正确的体位,减少脑脊液的流出。清醒患者取半卧位或坐位,昏迷患者抬高床头 15°~30°,头偏向一侧避免脑脊液逆流,头高位一般持续至脑脊液鼻漏停止后 3~4 天。

问题 8 需为 CFR 患者做哪些指导?

答 "四禁":禁冲洗,禁填塞,禁滴药,禁腰椎穿刺。
"三不":不剧烈咳嗽,不用力擤鼻涕,不打喷嚏。
"二要":要头部垫无菌巾,要抬高床头 15°~30°。
"一抗":合理使用抗生素。

问题 9 CFR 的治疗方法是什么?

答 外伤性 CFR 大多可行保守疗法治愈。此法包括预防感染及颅内压增高,创造条件促进瘘孔自然愈合,取头高卧位,限制饮水量和食盐摄入量,避免用力咳嗽和擤鼻,预防便秘。对瘘孔位于筛骨筛板前部者,可在表面麻醉下用 20% 硝酸银涂于瘘孔边缘的黏膜,造成创面以促使愈合。

问题 10 癫痫发作时应如何护理?

答 (1) 发作期护理:①防止窒息,保持呼吸道通畅,卧位头偏向一侧,取下义齿及眼镜,解开衣领、腰带,给予氧气吸入。②防止受伤,加床栏专人守护,发作时切勿用力按压患者肢体;出现躁动时防坠床、自伤。遵医嘱缓慢静脉推注抗癫痫药,同时密切观察患者意识、呼吸、心率、血压变化。

(2) 发作护理后期:保持安静,减少打扰。

> 患者平卧,头痛症状较前好转,予入院 2 周后转神经外科接受治疗。

问题 11 如何对患者进行出院健康指导?

答 (1) 用药指导:①正确使用抗癫痫药物,每日按时按量服药。②坚持较长时间的治疗,癫痫完全控制后,才可考虑逐渐停药,减药过程也需 1 年以上,切忌短期或突然停药,病程越长,剂量越大,停药越要缓慢,少数可能需终身服药。③注意观察药物不良反应,多数抗癫痫药会产生胃肠道反应,所以在饭后服用,有出现皮疹和发热者可暂停服药,定期到医院查血常规,每季度查肝、肾功能,必要时查血药浓度。

(2) 癫痫发作时的指导:家属不必惊慌,应立即将患者平卧,头偏向一侧,迅速解开衣领衣扣与裤带,就近将毛巾、衣服等软物塞入其口中,以免舌咬伤,不可强行按压抽搐的肢体,以免骨折和脱臼。如持续抽搐发作者,要及时送到医院急救治疗。

（3）饮食指导:应给予营养丰富易消化的食物；多食清淡、含维生素高的蔬菜和水果；尽量少用兴奋性饮料,如茶、咖啡、可乐等,忌烟酒；注意合理膳食,补充足够营养,如维生素B_6、维生素K、叶酸、钙、镁等元素。

（4）休息与运动:应避免劳累,保证充足睡眠,睡眠不足可诱发或加重癫痫发作。可以参加适量运动,如散步、慢跑、打羽毛球、打网球、打乒乓球等运动,适当的体育活动可以增加神经细胞的稳定性。不能参加游泳、登山、跳水、赛车等运动,也尽量不要骑自行车,防止发作时摔伤,或出现交通事故。避免强烈的音响、彩灯造成视觉、听觉等感官刺激。洗澡时不要盆浴,以免突然发作导致溺水。

（5）心理护理:对患者的思想顾虑给予疏导,安慰；给予爱护和帮助,提供良好的生活环境,使患者克服自卑感,树立战胜疾病的信心。

小结

低颅压综合征患者一旦确诊,应去枕平卧,对于病情较重的患者床尾应抬高10°～30°,适当增加液体入量,必要时饮水＋补液,补液按照渗透压原理宜补糖水,提高颅内压。长期脑脊液漏应及时行脑脊液漏修补术。本病的预后较好,确诊后及时治疗均能痊愈。

（邬雯景　俞　海）

第五章 神经退行性病变

第一节 肌萎缩侧索硬化

运动神经元病（motor neuron disease，MND）中较常见的为肌萎缩侧索硬化（amyotrophic lateral sclerosis，ALS）。它是一种累及脊髓前角细胞、脑干运动神经核及锥体束，具有上、下运动神经元并存损害的慢性进行性神经系统变性疾病。目前，全世界 ALS 患病率为(4~6)/10 万，发病率为 1.5/10 万。男女比例为 1.5∶1。散发性 ALS 约占 90%，遗传性或家族性 ALS 中 5%~10% 为家族性，常染色体显性遗传。目前，有 22 个基因被确认。起病年龄平均 55 岁，病程通常 3~5 年。平均存活 3.5 年，5 年后存活率 20%。病因及发病机制未明确。

> **现病史**：苏先生，65 岁，退休。半年前患者无明显诱因下出现左侧大鱼际萎缩、无力伴肉跳，继而出现右手不能持物，右上肢不能上举。2 个月后出现言语含糊，进食有哽咽感伴饮水偶呛咳。昨天出现步态不稳。门诊肌电图检示：肱三头肌、三角肌、股二头肌、腓肠肌可见纤颤正尖波；部分被检运动神经传导复合肌肉动作电位（CMAP）波幅降低；感觉神经传导速度和波幅正常范围。提示神经元性损害肌电改变，脊髓前角细胞损害可首先考虑。为进一步诊断，拟诊"ALS"门诊收入院。

问题 1 ALS 属于神经内科哪一类疾病？

答 ALS 中文全称是肌萎缩侧索硬化，是运动神经元病中的一种类型，属于神经内科的遗传-变性病。

问题 2 ALS 的诊断标准是什么？

答 根据世界神经病学联盟（World Federation of Neurology，WFN）针对 ALS 的临床研究提出了 EI Escorial 诊断标准（1994）及其修订版（1998）（表 5-1）。ALS 国际诊断标准必须要有：①临床、电生理或病理学的下运动神经元病变征象；②临床检查有上运动神经元病变征象，病征在同一区域恶化或扩展至其他区域。同时排除：①可解释临床症状的其他疾病的电生理异常；②可解释临床症状的其他疾病的影像异常。

表 5-1 WFN 针对 ALS 的诊断标准

① 确定的：延髓等 2 个脊髓部位（颈、胸或腰骶）或 3 个脊髓部位出现上、下运动神经元症状。
② 很可能的：上、下运动神经元症状在 2 个区域出现且上运动神经元症状高于下运动神经元症状。

第五章 神经退行性病变

续 表

③ 可能的:上、下运动神经元症状在一区域出现或上运动神经元症状在2个或3个区域出现。

④ 可怀疑的:下运动神经元症状在2个或3个区域出现。

问题3 ALS的临床表现有哪些?

答 ①早期可出现体重下降、口干,以肢体无力为起始表现的占80%,以延髓症状如口齿不清、吞咽困难和流口水为表现的占20%。②肌肉跳动,上肢的症状一般比下肢更容易被注意到,当四肢中的一肢出现症状后,通常对侧的肢体会相继出现。③音量和音调的变化,运动耐力下降,活动时气促,咳嗽无力,口中分泌物难以清除。④晚期严重时出现静息时呼吸困难,甚至端坐呼吸和夜间阵发性呼吸困难。随着疾病的进展,咳嗽受累越明显,越增加了黏液栓形成的风险。

问题4 ALS能治愈吗?

答 患者全部或部分失去生活、工作的能力,生存质量差,一般生存期为31~43个月,少数长达10余年,多在出现症状后的3~5年内死于呼吸衰竭,至今临床无任何有效的治疗可终止其进程。目前,除了利鲁唑(Riluzole)是经美国食品与药品管理局(FDA)批准作为临床治疗药物外,尚缺乏其他更为有效的治疗药物。

入院当天患者步态不稳,双上肢无力,有跌倒史。

问题5 根据患者的临床表现和入院评估,跌倒评分可以评几分? 属于何种风险? 评估频次是多少?

答 2分,其中有跌倒史1分,行动障碍1分。属于中度风险,应每日进行评估。

问题6 预防跌倒有什么具体的措施吗?

答 ①ALS患者行走不便、虚弱,无法自我照顾,需要家属在旁陪伴,协助活动。②下床时应慢慢起身,转身时动作要慢,特别是在服用某些特殊药物时,动作要稳。③注意看好警示牌,避开易跌倒地区。④物品尽量收纳于柜中,保持走道通畅。⑤穿有鞋带的鞋子时,应注意系好鞋带,以免被鞋带绊倒。⑥穿合适尺码的衣裤及穿有防滑底的鞋子,以免绊倒及滑倒。⑦生活用品应放在容易取到的地方;夜间如厕应开灯,使行动更方便。⑧在家属陪伴的情况下洗澡或上下楼梯。

问题7 根据患者入院时的状况,吞咽评估处于几级? 该给予什么护理措施?

答 根据饮食能力分类系统评估表(附表五),患者吞咽评估Ⅳ级。故首先指导患者进食时确保安全的环境,合理体位,取坐位;指导将固体食物改为混合性(混合性是指将各种食物放进搅拌机打碎搅成匀浆),然后指导患者进行唇形密封、舌头和下巴收拢练习(吞咽时向前伸缩颈部以保护呼吸道);少量多餐、速度宜慢,每一口进食量不宜过多,每次进食后再反复吞咽数次,以便食物安全地送入食管。如果进食时频繁出现呛咳,且痰液为进食的食物颜色,并伴有发热,不可勉强进食。必要时留置胃管或胃造瘘,避免吸入性肺炎的发生。

> 患者入院当天体重 60 kg,身高 176 cm,BMI 19.4,血清总蛋白 52 g/L,血清白蛋白 26 g/L,血清球蛋白 31 g/L,白蛋白/球蛋白 0.84,前白蛋白 212 mg/L,血红蛋白 89 g/L。

问题 8 如何计算患者每日所需热量?

答 不同人群每日每千克体重所需热量见表 5-2。

表 5-2 不同人群所需热量[kcal/(kg·d)]

体 型	卧 床	体 力
肥胖	15	20~25
正常	15~20	25~30
消瘦	20~25	35

问题 9 如何指导患者合理饮食?

答 根据不同人群每日每千克所需热量,合理调整饮食,保证患者机体需要:①制订饮食总热量=理想体重×每日每千克体重所需热量,理想体重:176-105=71 kg,患者饮食总热量至少为 71×20=1 420 kcal(1 kcal=4.18 kJ)。碳水化合物 60%、脂肪 25%、蛋白质 15%。②富含 Ω-3 脂肪酸食物,如鱼类、藻类。③合理应用含脂食物:饱和脂肪可以帮助肌肉生长。④易消化吸收的蛋白质,最常见的食物是鸡蛋。⑤合理的碳水化合物饮食:每餐至少需要 45 g 碳水化合物。针对患者的吞咽能力,可以将所需固体食物改为混合性(是指将各种食物放进搅拌机打碎搅成匀浆),少量多餐,辅以特制的长柄餐具。

问题 10 ALS 患者在饮食上有何禁忌?

答 ALS 患者体内谷氨酸含量较高,主要药物利鲁唑的作用是降低体内谷氨酸含量,而人们日常吃的味精中的主要成分就是谷氨酸,因而最好不要在饮食中添加味精、鸡精等。

问题 11 如何对 ALS 患者进行呼吸功能评估?

答 人体呼吸过程一般由肺通气、肺换气、气体在血液中运输以及组织换气 4 个环节,ALS 患者由于支配呼吸肌的神经元受累,主要影响肺通气功能这一环节。ALS 患者呼吸功能评价目前常用的检测方法有肺功能。其中肺活量(VC)和用力肺活量(FVC)是反映限制性通气功能障碍的指标。肺活量是衡量呼吸肌强弱最直接、最简单易行的检查,但其不能灵敏反映呼吸功能不全情况;FVC 是 ALS 患者生存时间的重要预测指标之一。

> 苏先生明确诊断后,入院 1 周后复查血清总蛋白 57 g/L,血清白蛋白 29 g/L,血清球蛋白 31 g/L,白蛋白/球蛋白 0.94,前白蛋白 230 mg/L。出院当天体重增加至 61.2 kg,BMI 19.8。

问题 12 患者的出院康复宣教内容有哪些?

答 ①再次根据饮食能力分类系统评估,患者吞咽评估为Ⅳ级。可考虑予患者留置胃管或胃造瘘,确保进食安全,避免误吸。②指导患者做肢体的主动运动,指导患者家属做肢体的被动运动,每日 2 次,每次 15~30 分钟。同时,避免受凉及疲劳。口唇及面部肌肉的训练:适合于有口唇闭合不全,流口水,可以在平时做些口腔训练:如口唇紧闭、舌部运动(伸舌舔上下嘴唇、左右嘴角及用舌顶硬腭)、吹气、鼓腮等,每日 3 次,各 5 分钟。③面对 ALS 患者不可逆的病情发展,应主动关心、安慰患者,针对症状指导家属给予康复护理的健康教育,并将患者加入 ALS 专病护理群,以便进一步长期随访。④如出现胸闷、气促,及时就医并使用无创呼吸机辅助呼吸,指导患者呼吸机基本知识、报警相关的处理方法,指导患者有效拍背、咳痰的方法。⑤建议第 3 个月做一次肺功能,6 个月后 ALS 专病门诊随访,期间病情变化及时就诊。

(陆晓艳 俞 海)

第二节 肌萎缩侧索硬化累及延髓

肌萎缩侧索硬化(ALS)俗称"渐冻症",是一种累及脊髓前角细胞、脑干运动神经核及锥体束,具有上、下运动神经元损害并存的进行性神经系统变性疾病。早期以肢体无力、大鱼际萎缩为首发的占 80%,以延髓症状如口齿不清、吞咽困难表现的占 20%。四肢肌肉跳动相继出现。由于运动神经元不可逆的损伤,导致 60%以上的患者在起病 3 年内死亡,一般病程为 31~43 个月,少数长达 10 余年。

> 赵女士,52 岁,公司职员。患者 4 年前无明显诱因下出现双下肢乏力,步态不稳,双手持物稍不稳伴体重下降,未引起重视;3 年前出现口齿欠清,尚能交流;2 年前自觉乏力较前明显加重,双下肢站立困难,双手持物不稳,偶有四肢及躯干肉跳,伴排便不畅。外院肌电图提示:广泛神经源性损害,予营养神经治疗后症状无改善;1 年前出现饮水、进食时频繁呛咳,吞咽障碍,咳嗽无力,呼吸费力。为进一步诊断和治疗拟"肌萎缩侧索硬化"收入院。

问题 1 什么是延髓麻痹?ALS 累及延髓的表现是什么?

答 延髓又称为延髓球(medulla oblongata),所以把延髓麻痹又称为球麻痹(bulbar paralysis)。病变直接损害了延髓或相关的颅神经者,称为真性延髓麻痹;而病变在脑桥或以上部位,造成延髓内运动神经核失去上部之神经支配,从而出现的延髓麻痹,称为假性延髓麻痹。延髓内的运动神经核团,或发自延髓的颅神经(包括咽神经、迷走神经和舌下神经),因病引起损害时,就会出现一组症状群。主要表现为饮水、进食呛咳,吞咽变困难,声音嘶哑或失音等。

问题2　上、下运动神经元症状有哪些？

答　①上运动神经元症状：肌力减退，肌肉痉挛，病理反射出现，反射亢进和假性延髓麻痹征象；②下运动神经元症状：肌力减退，肌肉萎缩，反射降低。

问题3　根据患者的临床表现，作为责任护士应关注哪些方面的护理？

答　呼吸功能、吞咽情况、营养状况和跌倒的护理。

问题4　ALS患者出现呼吸费力，此时的观察重点是什么？如何观察？

答　应密切观察呼吸频率、节律、幅度变化，注意患者皮肤黏膜的颜色，有无"三凹"的体征，必要时应监测血氧饱和度或遵医嘱留取血气分析标本，以检测血氧分压变化。当出现慢而浅的呼吸，呼吸频率小于10次/分时，应提高警惕。此时由于机体的代偿，血氧饱和度常变化不大，如不及时处理，往往出现呼吸骤停。

问题5　ALS患者累及延髓肌群时除了影响呼吸外，还需要观察什么？

答　吞咽障碍。吞咽障碍会导致ALS患者产生营养失调、呛咳、肺部感染，甚至引起窒息。

问题6　如何评估吞咽障碍？

答　参见饮食能力分类系统评估表（附录五），共分为5级。

问题7　依患者目前状况在吞咽评估中处于第几级？该给予什么护理措施？

答　根据饮食能力分类系统评估表（附表五），患者吞咽评估Ⅴ级。存在明显误吸风险，考虑留置胃管或胃造瘘，避免吸入性肺炎的发生。由于患者对有创操作胃造瘘需要接受期，故先予患者保留胃管。

> 赵女士入院当天留置胃管，予能全力500 ml（bid）鼻饲，以100 ml/h匀速鼻饲，使用加热器。每4小时抽潴留物。监测赵女士胃潴留连续多次大于150 ml，暂停鼻饲1小时，待胃潴留小于50 ml时再次鼻饲。

问题8　患者胃潴留较多，导致10小时内不能完成既定的营养量，护士该怎么做才能确保患者的营养需求呢？

答　根据我国肠内营养指南对胃潴留、胃排空延迟、误吸高风险的患者，应及时使用鼻肠管和进行营养状况评估。

> 赵女士，入院当天体重42 kg，身高161 cm，BMI 16.2，血清总蛋白51 g/L，血清白蛋白29 g/L，血清球蛋白30 g/L，白蛋白/球蛋白0.97，前白蛋白200 mg/L，血红蛋白86 g/L。

问题9 对患者的营养状况应如何进行客观的评估?

答 采用营养不良通用筛查工具(malnutrition universal screening tool,MUST)对住院患者进行营养风险筛查,见附表五。主要包括3个方面:BMI、体重下降和疾病导致的膳食摄入减少。收集入院48小时内血红蛋白、白蛋白、前白蛋白筛查结果,显示赵女士得分3分,视为有高营养风险。

赵女士3天后置入螺旋形鼻肠管,X线下确认鼻肠管进入空肠后开始肠内营养。

问题10 置入鼻肠管后的常规护理有哪些?

答 (1)基础护理:患者床头应该抬高30°,加强对患者的口腔护理;每日检查鼻肠管的固定胶布,污染时及时更换,防止导管发生滑脱、移位、扭曲;q4h监测肠潴留。

(2)营养液的管理:肠内营养液记录开始时间,24小时内有效,温度控制在40~41℃,同时应当严格执行无菌操作,预防营养液的污染;开始泵入速度为50 ml/h,根据肠潴留的情况调节,如肠潴留小于20 ml,逐渐增加至100 ml/h。

(3)心理护理:关注患者的心理状态,说明肠内营养的治疗目的,取得患者的配合。

(4)健康指导:反复向患者及家属宣教肠内营养治疗的意义及注意事项,指导患者及家属对鼻肠管进行保护,防止滑脱。

问题11 置入鼻肠管相关的并发症有哪些?

答 包括导管移位、堵塞、鼻咽部黏膜损伤、溃疡形成、咽喉肿痛等情况。

问题12 置入鼻肠管并发症应如何预防及护理?

答 (1)堵管:主要与管道过细、输注速度慢、营养液高能量配方、胃液反流导致蛋白制剂变性凝固、未及时冲管等有关。输注营养液速度亦不能过慢。可用鼻饲空针抽20 ml水,以脉冲方式进行冲管。如果肠内营养持续输入,可使用30 ml温开水每4小时脉冲式冲管一次。

(2)鼻肠管移位、脱出:鼻肠管脱出、移位。加强对患者的健康宣教,每日检查鼻肠管外露长度,防止其移位。

(3)黏膜损伤、溃疡形成、咽痛等不适症状:与材质、鼻部皮肤薄弱、放置时间较长造成刺激等有关。为减轻患者痛苦,在插鼻肠管前,充分润滑;固定胶布应及时更换,及时清除鼻腔内分泌物。

1周后赵女士肌电图示:上、下肢被检肌和腹直肌以胸锁乳突肌见纤颤正尖波;轻收缩部分被检肌见MUP偏大伴或不伴多相电位和不规则波增多;重收缩募集减少。NCV检查示:部分被检运动神经传导CMAP波幅降低;余运动和感觉神经传导速度和波幅正常范围。运动神经F波潜伏期正常范围。提示神经元性损害肌电改变,累及上、下肢肌和腹直肌以及胸锁乳突肌、延髓支配肌。脊髓前角细胞损害可首先考虑。

问题 13 为什么护士需关注 ALS 患者的肺功能、肌电图检查结果？

答 肺功能中用力肺活量(FVC)是最常用的指标。当 ALS 患者出现 FVC 明显下降时需要采取干预措施，2012 年《中国 ALS 诊断和治疗指南》建议 FVC<75% 即可使用无创通气(NIV)。肌电图是诊断受累区域的"金标准"。

> 入院后第 10 天赵女士主诉胸闷，P 98 次/分，R 27 次/分，BP 140/89 mmHg，指末氧饱和度 90%。血气分析+血氧分析（在不吸氧的情况下）：pH 7.294，二氧化碳分压 7.33 kPa，氧分压 9.81 kPa，氧饱和度 91%。

问题 14 患者目前出现了什么情况？判断依据是什么？

答 患者出现呼吸性酸中毒。该患者血气分析提示：pH 降低，二氧化碳分压升高，氧分压降低，氧饱和度 91%。

问题 15 此时该如何处理？

答 患者血气分析结合肺功能 FCV<74%，需要考虑使用 NIV。予患者间断使用 NIV，根据患者血气分析调节参数。设置为 S/T 模式（自主、时间控制呼吸模式），预设吸气压力(IPAP) 8 cmH$_2$O、呼气压力(EPAP) 4 cmH$_2$O 和呼吸频率 8~10 次/分。患者可带机午睡 2 小时，夜间带机 2 小时，每天共 4 小时。无人机对抗及不适主诉可逐渐延长用机时间至每天 8 小时。

> 赵女士明确诊断，保留空肠管；NIV 辅助呼吸，无人机对抗；复查血气分析+血氧分析：pH 7.371，二氧化碳分压 5.98 kPa，氧分压 10.98 kPa，氧饱和度 98%。营养支持治疗后血清总蛋白 56 g/L，血清白蛋白 33 g/L，血清球蛋白 29 g/L，白蛋白/球蛋白比值 1.14，前白蛋白 250 mg/L。体重增加至 47.1 kg，BMI 18.2。遵医嘱出院。

问题 16 针对患者的出院康复宣教内容有哪些？

答 ①再次根据饮食能力分类系统评估，患者吞咽评估为Ⅴ级。已经留置空肠管，可考虑予胃造瘘，确保进食安全，避免误吸。②指导患者在未进行胃造瘘前行肠管的家庭护理。③建议患者继续使用 NIV 辅助呼吸，指导患者呼吸机基本知识、报警相关的处理方法，指导患者有效拍背、咳痰的方法。④面对 ALS 患者不可逆的病情发展，主动关心、安慰患者，针对症状指导家属给予康复护理的健康教育，并将患者加入 ALS 专病护理群，以便进一步长期随访。⑤建议第 3 个月做一次肺功能检查，6 个月后门诊随访，期间病情变化及时就诊。

小结

ALS是运动神经元病中的一种。临床表现为进行性加重的肌肉萎缩、无力及锥体束征,最终导致吞咽困难和呼吸肌无力而死亡。ALS患者由于肌肉萎缩、行走不便,复诊非常困难,缺少医护人员的专业指导,很多患者存在呼吸及吞咽困难、语言交流障碍、对治疗绝望等一系列问题。多元性团队的医疗护理支持,及时有效的护理措施,能很大程度上改善患者的生存质量、减少并发症、延长生命。

(陆晓艳　俞　海)

第六章 运动障碍性疾病

第一节 帕金森病

帕金森病(Parkinson's disease，PD)又称震颤麻痹,是一种以运动障碍为主要特点的进展性神经系统变性疾病。主要因黑质多巴胺神经元的缺失,进而引起皮质基底节环路功能异常,导致运动障碍的发生。PD多发生于老年人,且随着年龄增长发病率增高。年龄≥65岁的老年人PD患病率约1%,发病率为(10~21)/(10万·年)。

> **现病史**：张先生,62岁,退休。3年前无明显诱因出现右上肢远端不自主抖动,以安静状态下明显,紧张、激动时加重,平静放松后减轻,伴右侧肢体活动不灵活、僵硬。症状逐渐加重,累及右下肢,1年前左侧肢体亦出现上述症状,走路慢,小碎步,起床、迈步、转身费力,呈弯腰驼背姿势,两侧症状不对称,逐年加重,为进一步治疗拟"帕金森病"收入院。发病以来患者睡眠可,便秘明显,无吞咽困难、饮水呛咳、平衡障碍,无大、小便失禁。头颅MRI检查未见明显异常。
> **专科查体**：患者神清,面具脸,流涎较多,指鼻准;双侧肢体粗大搓丸样静止性震颤,四肢肌张力高,呈齿轮样强直;屈曲体态,慌张步态,小写症明显。

问题1 **PD属于何种类型的疾病？**

答 PD属于运动障碍性疾病。

问题2 **PD常见的病因有哪些？**

答 PD的病因不明,是内、外多因素共同作用导致的,包括遗传基因、环境毒物、年龄老化等。

问题3 **PD的早期症状有哪些？**

答 (1) 震颤:手指、下巴、嘴唇、腿的震颤或者摇晃。
(2) 小写症:字体变小或者挤在一起,笔迹变化是PD的一个标志。
(3) 嗅觉减退:不能闻出某些食物的气味。
(4) 睡眠障碍:如快动眼期睡眠行为障碍(RBD)。熟睡中大喊大叫、拳打脚踢,易从床上掉落。
(5) 行走困难:肢体僵硬、自觉脚被粘在地板上、手臂摆动减少。起步困难,"冻结"步态。
(6) 便秘:饮水不够或食物中缺乏纤维素或者服用药物均可引起便秘。
(7) 声音低沉:嗓音变低沉,声音嘶哑。

(8) 面具脸：表情呆板，僵硬，常出现茫然凝视或经常不眨眼睛。

(9) 头晕：影响交感神经，血管收缩功能障碍，易发生直立性低血压。

问题 4　PD 四大典型运动症状是什么？

答　(1) 静止性震颤：约 2/3 患者以震颤为首发症状。多自一侧上肢远端开始，然后逐渐扩展到同侧下肢及对侧上、下肢。手指节律性震颤形成所谓"搓丸样动作"。

(2) 肌强直：主动肌和拮抗肌的肌张力均增高。关节被动运动时，增高的肌张力始终保持均匀一致的阻力称为"铅管样强直"。患者合并有震颤，屈、伸肢体时可感到在均匀的阻力中出现断续停顿，如同转动齿轮感称为"齿轮样强直"。四肢、躯干、面部、颈部肌肉均可受累，形成特殊的屈曲姿势，表现为：头部前倾、躯干俯屈、上臂内收、肘关节屈曲、腕关节伸直、手指内收、拇指对掌、指间关节伸直、髋及膝关节屈曲。严重者腰部前弯可成直角，下颌可触胸（图 6-1）。

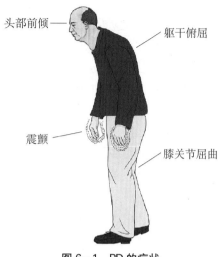

图 6-1　PD 的症状

(3) 运动迟缓：本病初期，患者上肢不能做精细动作表现为书写困难，写的字弯曲不正、越写越小称为"小写症"。生活自理能力下降，起立、翻身、扣纽扣、洗脸、刷牙、穿衣等动作均有困难。走路时起步困难，迈开步后即以极小的步伐向前冲，越走越快，不能及时停步或转弯，称为"慌张步态"。面部表情肌获得减少呈现"面具脸"。

(4) 姿势保持与平衡障碍：常出现在疾病中晚期，表现为步态冻结、转向困难、姿势不稳，不能用药物纠正，患者应使用拐杖或其他助行架，预防跌倒。

问题 5　PD 的非运动症状还有哪些？

答　嗅觉障碍、流涎、多汗、便秘、抑郁、精神障碍（幻觉）、痴呆、RBD 异常等。

问题 6　PD 的主要治疗方法有哪些？

答　药物治疗、手术治疗、运动治疗、心理疏导、照料护理。其中药物治疗是首选，手术治疗逐渐被大家接受，近年来发展迅速。

问题 7　常用的 PD 治疗药物分哪几类？

答　(1) 复方左旋多巴制剂（最常用）：多巴丝肼、左旋多巴。

(2) 多巴胺受体激动剂：普拉克索、吡贝地尔。

(3) 抗胆碱能药：苯海索（安坦）。

(4) 促多巴胺释放药：金刚烷胺。

(5) 单胺氧化酶-B 抑制剂（MAD-I）：咪多吡、司来吉兰。

(6) 儿茶酚胺-氧位-甲基转移酶（COMT-I）：恩他卡朋。

患者入院后完善辅助检查，PD 诊断明确，使用复方左旋多巴制剂美多芭治疗。

问题 8 美多芭应饭前还是饭后吃？

答 美多芭在小肠吸收，摄入食物可降低其吸收的速度和程度。另外，食物中的蛋白质成分对美多芭的吸收影响明显，所以服用美多芭应在餐前 1 小时或者餐后 1～2 小时，同时一餐中不要含大量蛋白质食物。每日摄入的蛋白质应均匀分配在三餐，或者晚餐稍多些，这样药物才能有最大的疗效。

问题 9 服用美多芭的不良反应有哪些？

答 美多芭的急性不良反应包括：胃肠道症状、直立性低血压、精神症状、睡眠异常等，会随着药物剂量的减少或停药而减轻或消失。长期服用的患者应定期查血常规、肝功能。

患者调整帕金森药物种类和剂量后，肢体抖动症状较前改善，行走时仍有双下肢拖拉感觉，可予出院。

问题 10 PD 患者饮食应注意什么？

答 PD 患者无特殊忌口，应维持均衡的饮食，多吃杂粮和蔬菜瓜果，尽量少吃动物脂肪。适量补充奶类和豆类以防止骨质疏松和骨折。保证足够纤维素和水的摄入，有利于防止便秘。多食酪氨酸含量高的食物，如脱脂牛奶、杏仁、芝麻等。为避免影响药效，牛奶等蛋白质含量高的食物尽可能在晚饭或睡前摄入。有睡眠障碍的帕金森患者应少喝咖啡等刺激性饮料。新鲜蚕豆含有一定量的左旋多巴，易引起症状波动，应避免食用。

问题 11 张先生有 PD 便秘，饮食应如何调整？

答 ①多饮水、清汤、果汁等。②多吃粗粮和薯类，如全麦面包、燕麦片、马铃薯等。③多吃蔬菜和水果。④作息定时，养成定时排便习惯。⑤每天坚持适量运动，多按摩腹部。⑥必要时选用渗透性泻药，如聚乙二醇。忌滥用刺激性泻药。

问题 12 PD 患者站不稳、易跌倒，应如何做好防跌倒？

答 姿势和步态异常是 PD 患者典型的表现，患者以极小的步伐向前冲，越走越快，不能及时停步或转弯，同时由于疾病进展，身体不平衡很容易跌倒。因此需要做好防跌倒宣教：在家人搀扶下行走，独立行走时需使用拐杖等助行器，同时注意创建一个安全的家庭环境。

问题 13 如何指导 PD 患者家属建立安全的家庭环境？

答 ①家里的地板最好使用不带有过多花纹的防滑地板，家具都是能固定的，不会旋转或打滑。②电子用品、手机、电脑的电源线不要放在 PD 患者经常路过的地方，防止被绊倒。

③房间里灯光明亮但不要太刺眼,避免患者经常活动的范围内存在有黑暗或阴暗的区域。④夜间上厕所时的通道上安置小夜灯,必要时可以在床旁放置夜壶,方便患者取用。⑤使用有扶手的椅子,椅子必须牢固并且不会移动,可以适当垫高方便患者站起。⑥床铺高度以让患者坐在床旁时双脚可以及地为宜。⑦浴盆和淋浴房内安装扶手,并放置一个坚固的从后背有支撑作用的长凳,以确保洗澡安全。⑧建议给PD患者口袋里放一个家庭用的对讲机,方便遇到困难时及时向家人求助。

(卫 慧 俞 海)

第二节 帕金森病伴认知障碍及药源性异动症

帕金森病(PD)是多发生于中年以上成人黑质和黑质纹状体通路变性的疾病。临床主要特征为进行性运动徐缓、肌强直及震颤。帕金森综合征则为一组临床综合征,其中绝大多数(80%~90%)为原发性PD,其余由可引起类似表现的各种继发性帕金森综合征、遗传变性性帕金森综合征和帕金森叠加综合征组成。PD不仅累及锥体外系产生运动障碍,还伴有不同程度的认知损害。PD进展为痴呆的危险性是年龄相当的非PD人群的6倍。相关流行病学研究显示,帕金森病痴呆(PDD)的发病率在PD患者中达40%,而目前尚无特效治疗措施,主要通过胆碱酯酶抑制剂的使用以改善痴呆症状。

PD异动症是左旋多巴治疗一段时间后最常见的并发症,主要表现为手足徐动症和舞蹈症等。轻度异动症的出现将影响患者的日常生活能力。随着病程的增加,异动症可日益加重,甚至导致功能残疾,患者生活不能自理,给患者的身心造成严重的伤害。

现病史: 王先生,70岁,退休教师。患者15年前起出现右手不自主抖动,安静休息时较为明显,运动时减轻,症状渐进性加重。2年前起,患者开始出现记忆力下降,吞咽困难,情绪不稳定。入院前半个月患者出现注意力不集中,失眠多语,时间和地点定向力障碍。为进一步治疗拟诊为"帕金森综合征"收治入院。
用药情况: 息宁1粒,bid;美多芭1粒,qid;苯海索1粒,tid;普拉克索1粒,tid。
既往史: 高血压动脉硬化病史20年,17年前有脑梗死病史,头颅MRI检查可见部分软化灶(图6-2)。

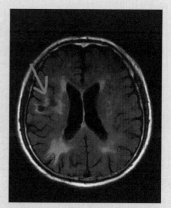

图6-2 头颅MRI检查可见部分软化灶

问题1 PD及帕金森综合征分类有哪些?

答 (1) 原发性(特发性)PD:①PD;②少年型PD。

(2) 帕金森叠加综合征：①进行性核上性麻痹；②多系统萎缩；③弥漫性路易小体痴呆；④皮质基底节变性。

(3) 遗传、变性性帕金森综合征：①亨廷顿舞蹈症；②肝豆状核变性；③脑铁沉积性神经变性病(NBIA)；④神经铁蛋白病；⑤脊髓小脑共济失调(SCA2/3/6等)；⑥额颞痴呆；⑦家族性基底节钙化；⑧神经棘红细胞增多症。

(4) 继发性(获得性、症状性)帕金森综合征：①感染，(昏睡性)脑炎后、亚急性硬化性全脑炎、艾滋病(AIDS)、朊病毒感染等。②血管性，多发性脑梗死等。③药物，多巴胺受体阻断剂(抗精神病药物、止吐剂)、利血平、丁苯那嗪、锂、氟桂利嗪、桂利嗪等。④毒物，MPTP(一种神经毒物质)、一氧化碳、锰等。⑤外伤，拳击手脑病。⑥其他，正常压力性脑积水、甲状腺功能减退、脑瘤等。

问题 2 何谓帕金森综合征及帕金森叠加综合征？

答 由于脑部感染、药物和毒物、外伤、肿瘤及其他遗传变性病等继发原因造成的 PD 样表现，称为帕金森综合征。PD 可与其他神经系统疾病合并发生，此时称为帕金森叠加综合征。

问题 3 何谓帕金森病痴呆(PDD)？

答 PD 是仅次于阿尔茨海默病的常见神经变性性疾病，非运动症状常伴发出现，认知功能障碍是最常见的非运动症状之一。PD 患者晚期进展为痴呆，即 PDD。

问题 4 PD 认知障碍一般会出现在病程的哪个阶段？

答 认知障碍一般出现在疾病的中晚期和晚期。约 30% 的晚期患者均有不同程度的认知障碍。

> 入院后 3 天：王先生晨起时突发四肢僵硬，起步困难，约半小时后出现震颤及手足快速、无规律、不重复的舞蹈样动作。询问家属服药时间，家属称患者进食速度慢、时间长，为确保按时服药，会将药物混入饮食中同时服用。查体：王先生存在吞咽困难，四肢有散在淤青。

问题 5 为何左旋多巴类药物建议在餐前 1 小时服用？

答 左旋多巴类药物的作用机制是药物在小肠被吸收入血后通过血脑屏障，在脑中脱羧(一种化学反应)转化成多巴胺来改善帕金森症状。药物口服到胃后，胃要及时排空，将左旋多巴送入小肠，所以有效的胃排空是非常重要的，可以帮助左旋多巴药物及时进入肠道。小肠对氨基酸的吸收是"有限量"的，而左旋多巴就是一种氨基酸类物质，如果同时在小肠中存在大量其他氨基酸(如食物中的蛋白质分解成的氨基酸)时，就会有一定量的左旋多巴不被吸收，从而影响药效。

问题 6 PD 患者药物漏服怎么办？

答 不需额外补服。如果在两顿之间想起未服药，可以服一次，下次的服药时间可以相对后移。

问题 7 何谓药源性异动症?

答 PD 的临床表现包含运动症状和非运动症状。除了传统的运动症状外,长期服用左旋多巴导致的异动症,即药源性异动症,症状主要累及躯干和四肢,也可在头面部出现,表现为舞蹈样、刻板样运动以及肌张力障碍。左旋多巴诱导的异动症随着治疗时间的延长呈增高趋势,异动症一旦发生,可导致患者心理障碍、跌倒、营养不良、吞咽困难、睡眠障碍,严重影响患者的日常生活。

问题 8 药源性异动症患者应如何护理?

答 (1) 用药护理:做好药物指导,督促患者每日按时服药,坚持长期治疗,不可随意停药或减量。

(2) 饮食护理:注意少量多餐,进食时取坐位或半坐卧位,头稍向前倾。喂食时用汤匙将少量食物送至舌根处,让患者充分咀嚼,咽下后再喂。鼓励多进食新鲜蔬菜和水果,摄入足量的水,每天养成定时排便的习惯,防止便秘。

(3) 安全护理:使用跌倒危险因素评估表进行评估,入院后开具陪客证,嘱家属 24 小时陪护。呼叫铃安置在顺手可及处,床头挂防跌倒警示标识。告知患者变换体位如起床或躺下时动作不宜过快,防止坠床。室内宜光线明亮,物品摆放有序,无障碍物。床栏防护,卫生间设有安全扶手及防滑垫。外出有专人陪护,防止发生意外。

(4) 心理护理:允许患者表达其痛苦的情绪体验,使之情绪语言化、书面化,建立积极思维,避免过分抑郁导致自卑、自责和情感压抑。护士随时与患者交流,耐心倾听意见,使其产生安全感和信任感。可讲解本病知识,使患者正视疾病,积极配合治疗,树立战胜疾病的信心。

问题 9 何谓"开-关"现象?

答 所谓"开-关"现象是动(开)和不动(关)交替出现的双相现象,患者可在几分钟内肢体、口、面部等处由多动状态突然转变为强直性的不动状态。一般不会自行缓解直到下次服药。

问题 10 患者出现吞咽困难,应如何保证进食安全?

答 ①选择合适的饮食,患者可自行进食的,可以在餐具上进行改良,如加大手柄勺、切口杯、吸盘碗等。②患者需要喂食,宜坐位或半卧位姿势进食。喂食前,照顾者应检查所有的食物或者液体的形态是否适合患者需要。喂食者最好坐得和患者同高,以便观察患者的吞咽进度。喂食时,每次应以一茶勺(3~5 ml)为宜,待患者完全吞下后才可继续喂下一茶勺的食物,吞咽时下巴内收,避免头后仰。喂食后,需立即清洁口腔内的食物残渣。③喂食后切勿立即躺下,应让患者坐正 1 小时,或把头部抬高于床面 60°,以防止刚吞下的食物反流。

> 入院后1周：王先生药效期间可自行在病房内活动，偶有冻结步态。王先生情绪焦虑，情感脆弱，常哭笑交替，出现生活自理能力下降。在沟通中了解到，王先生家属在网上查到PD有手术治疗方法，希望进行尝试以对王先生病情有帮助。

问题11 何谓脑深部电刺激术？

答 脑深部电刺激术（deep brain stimulation，DBS），是目前用来改善PD症状的最主要的手术方式。手术会将一些电极植入脑内，连接这些电极的电线通过耳后及后颈部的皮下隧道汇入到埋在胸前或腹部的脉冲发生器中（类似于起搏器的装置）。当这个装置被打开时，电极会对脑内的目标区域发出高频的电刺激，这些电刺激会改变脑内一些引起PD症状的电流信号。

问题12 DBS适用于哪些患者？

答 ①诊断为原发性PD的患者。②患者对帕金森药物有良好反应且保持至目前。③患者虽对帕金森药物有良好反应，但随着病情进展，出现经药物调整不能满意控制的严重运动症状、症状波动或者异动症状。④患者没有痴呆。⑤患者有合理预期和良好的社会家庭支持。

问题13 PD患者植入脑起搏器后日常生活注意事项有哪些？

答 DBS术后患者可与正常人一样生活，但需注意：①外出时佩戴仪器识别卡；②导线和脉冲发生器埋置处皮肤不进行按摩、红外线理疗；③MRI检查时关闭脉冲发生器。

问题14 如何帮助PD患者改善冻结步态？

答 ①在患者行走时，不要和他讲话或者站在他步行路线的前面。②把患者的手臂搭在照顾者的手臂上，有助于缓解患者紧张的情绪。③如果患者出现了冻结步态而动弹不得，照顾者可以站在他的背后轻轻摇动患者帮助改变其身体的重心，有助于患者的再次起步。

问题15 PDD的非药物治疗有哪些？

答 社会心理治疗可作为PDD非药物治疗的首选。PDD非药物治疗推荐认知训练。认知训练可改善患者的注意力、信息处理速度、记忆力、视空间、语言流畅性和执行能力。有氧运动也可改善PD非痴呆患者的执行功能。训练后PD患者的简易精神状态检查量表（MMSE）的分值上升。同时，照顾者的支持也至关重要。针对某一症状的行为辅助治疗，如分药器可以帮助痴呆患者按时服药，避免因记忆力减退导致漏服或误服药物；以及社会环境支持，如舒缓的音乐、社区人员对痴呆患者的关注等。

> 入院后2周王先生病情稳定，拟次日出院。在进行健康宣教过程中，家属对王先生日后的生活质量表示担忧。

问题 16 中晚期 PD 患者生活质量的主要影响因素有哪些?

答 抑郁及用药剂量对于中晚期 PD 患者生活质量有一定影响,对中晚期 PD 患者进行抗抑郁干预及左旋多巴类药物替代治疗,对改善患者生活质量有一定帮助。

问题 17 如何指导 PDD 患者进行记忆训练?

答 (1) 顺时记忆练习:念一串不按顺序排列的数字,从三位数起,每次增加一位,如 125,5931,39041……念完后让患者立即复述,直至不能复述为止。

(2) 短时记忆练习:看一些物品,如苹果、手机、饭碗等,然后马上收起来,让患者回忆前面看到了什么东西。物品数量可由少到多,逐渐增加,观看物品的时间可由长到短。

(3) 长时记忆练习:让患者不时回忆一下原来单位同事的姓名、前几天看过的电视剧内容、家中发生的事等。

问题 18 如何指导患者及家属出院后进行康复训练?

答 康复训练包括上下肢锻炼、躯干运动、重心移动、步态训练等运动练习。每次 15 分钟,每天 3~5 次,循序渐进。指导患者练习一些基本功能,如坐下、起立、翻身、手握床栏、筷子等。可进行姿势步态训练:患者在行走时身体直立。双眼平视,上下肢保持协调,动作合拍。迈步时尽量足尖抬起,脚跟先着地,加大步幅。制订训练计划,如上下肢的前屈后伸内旋,外展,起立下蹲。肩部内收外展及扩胸运动,腰部的前屈、后仰,右侧弯及轻度旋转等,循序渐进,提高患者日常生活自理能力,改善生活质量。

小结

PD 是老年人最常见的退行性疾病之一,目前 PD 病因仍不清楚,无诊断性试验,临床诊断主要依靠症状观察和神经科体检。首先,药物治疗为本病首选治疗方法,因此针对 PD 患者治疗的关键回归到最基本的护理干预上。指导患者如何按时、按量服用药物以及服药后的疗效观察尤为重要。其次,针对异动症患者的护理要点主要集中在安全指导上,如饮食、用药及环境的安全等。本案例中的认知训练对指导中晚期 PD 伴认知障碍患者可提供借鉴。

(金 莺 俞 海)

第七章　神经系统自身免疫性疾病

第一节　视神经脊髓炎及其谱系疾病

视神经脊髓炎（neuromyelitis optica，NMO）是一种免疫介导的以视神经和脊髓受累为主的中枢神经系统炎性脱髓鞘疾病。NMO 的病因主要与水通道蛋白 4 抗体（AQP4 - IgG）相关，是不同于多发性硬化（multiple sclerosis）的独立疾病实体。NMO 临床上多以严重的视神经炎（optic neuritis，ON）和纵向延伸的长节段横贯性脊髓炎（longitudinally extensive transverse myelitis，LETM）为特征表现，常于青壮年起病，女性居多，复发率及致残率高。目前为了诊治规范，特将 NMO 归入视神经脊髓炎谱系疾病（NMO spectrum disorder，NMOSD）。

现病史：林女士，35 岁，公司职员。14 个月前突感右眼胀痛，活动后加重，3 天后出现视物不清，于当地医院诊断为"球后视神经炎"，经激素治疗后症状完全好转。1 年前再发左眼胀痛，视物模糊，予地塞米松治疗稍有好转，激素减量后症状加重，出现失明。2 个月后在五官科医院就诊予甲泼尼龙 1 g 冲击治疗 3 天未见好转，6 天前出现双足底麻木且麻木感逐渐上升，继而不能行走，为进一步治疗拟"视神经脊髓炎"收入院。
专科查体：C7 以下痛觉减退，两下肢深感觉迟钝，肌张力正常，肌力 2 级。两侧二头肌反射增强，膝反射亢进，腹壁反射减弱，两侧 Babinski 征阳性，血 AQP4-IgG、MOG-IgG 阳性。脊髓 MRI 检查示"C7-T7 异常信号"。腰椎穿刺检查：脑脊液蛋白 1 049 mg/L，压力 120 mmH$_2$O。

问题 1　**何谓视神经脊髓炎？**
答　视神经脊髓炎（NMO）又称 Devic 病，是视神经与脊髓同时或相继受累的急性或亚急性脱髓鞘病变，是一种免疫介导的以视神经和脊髓受累为主的中枢神经系统炎性脱髓鞘疾病。目前发现该病可累及大脑、脑干等部位，尤其是第四脑室基底部。范围扩大为 NMOSD。

问题 2　**NMO 疾病分类？**
答　根据 2015 年 *Neurology* 上发表标准分为 AQP4 - IgG（＋）NMOSD 或 AQP4 - IgG（－）NMOSD。

问题 3　**何谓 MOG 抗体阳性的 NMOSD？**
答　血清检测出髓鞘少突胶质细胞糖蛋白抗体（MOG 抗体）阳性，且潜在发病机制与

NMO 相近,但临床上大脑视神经受累多见,认为是 AQP4-IgG(-)NMOSD 的 NMOSD 中的一类。

问题 4 NMO 的病因是什么?

答 是根据产生自身神经系统相应抗原的概述,攻击神经系统导致,如 AQP4-IgG(-)、AQP1-IgG、MOG-IgG。

问题 5 NMO 患者的主要临床表现有哪些?

答 (1)视神经症候:眼痛、视力下降或失明、视野缺损。可单眼、双眼间隔或同时发病。

(2)脊髓症候:以横贯性脊髓损害较为多见,包括脊髓相应病变平面以下传导束型深、浅感觉,运动障碍及膀胱直肠功能障碍,神经根性疼痛,痛性痉挛,Lhermitte 征阳性。高颈段受累者可出现呼吸肌麻痹症候。

(3)脑干症候:①固性呃逆、恶心、呕吐等延髓颈髓交界区受累症状,此表现在 NMOSD 相对特异,有些病例为唯一首发表现。②间脑病变可出现嗜睡、困倦、低钠血症等。

> 患者入院后予甲泼尼龙 500 mg 冲击治疗 5 天后逐渐减量,但林女士仍有视物不清,胸部束带感明显,予加用静脉输注丙种球蛋白 25 g/d×5 天治疗。

问题 6 NMO 的主要治疗方法有哪些?

答 (1)急性发作/复发期治疗:①糖皮质激素;②血浆置换(plasma exchange, PE);③静脉注射大剂量免疫球蛋白(intravenous immunoglobulin, IVIG);④其他免疫抑制剂。

(2)缓解期预防性治疗:经过急性期的治疗,NMO 多可转入缓解期,突然停药或治疗依从性差都极易导致 NMOSD 复发。对于急性发作后的复发型 NMO 及 NMOSD 同时合并血清 AQP4-IgG 阳性者应早期预防治疗。目前的治疗方案有硫唑嘌呤、吗替麦考酚酯、利妥昔单抗、米托蒽醌、环磷酰胺、甲氨蝶呤、IVIG 及甲泼尼龙,硫唑嘌呤、吗替麦考酚酯与利妥昔单抗是最常用的长期预防性药物。

问题 7 NMO 需关注哪些方面的病情观察?

答 ①密切观察体温、脉搏、呼吸、血压及意识变化,尤其意识和呼吸变化,保持呼吸道通畅,定时监测血氧饱和度,以防呼吸肌麻痹而窒息。②观察感觉平面的部位,下肢肌力、肌张力、腱反射的改变及异常感觉等。③观察有无膀胱直肠功能障碍,如便秘、尿潴留。④并发症的预防,如压疮、肺部感染、痛性痉挛等。

问题 8 患者下肢肌力 2 级,应如何对瘫痪患者进行护理?

答 ①瘫痪患者由于肢体失去感觉,应注意他们的情绪,经常安慰患者,鼓励其树立战胜疾病的信心,配合治疗。②协助患者翻身及变换体位。保护骨隆突处,避免对局部发红皮肤进行按摩,保持床单位清洁、平整,减少其对局部的摩擦。③保持患者皮肤清洁,及时更换汗湿的被服,保持皮肤干燥。尽量减少皮肤暴露在失禁、出汗引起的潮湿环境中。④鼓励患者早期功能锻炼,主要包括瘫痪肢体体位摆放,定时翻身练习等。利用躯干肌的活动,通过联合反应、共同运动、姿势反射等手段,促使肩胛带的功能恢复,达到独立完成仰卧位到床边坐位的转换。先从大关节开始后到小关节,手法由轻到重,循序渐进恢复肌力。肌力尚可时,鼓励患者积极训练站立和行走,开始扶物训练和久站,逐渐训练独立行走,并可辅以按摩、理疗、针灸,加速神经功能恢复,改善患者的功能状态。

> 入院后 10 天经激素及丙种球蛋白治疗后,患者下肢肌力 4 级,双下肢感觉好转。为防止复发,经上级医生讨论后给予该患者口服硫唑嘌呤免疫抑制治疗。患者及家属表示理解。

问题 9 NMO 治疗常用的免疫抑制剂有哪些?

答 常用的免疫抑制剂有硫唑嘌呤、吗替麦考酚酯、环磷酰胺和利妥昔单抗。

问题 10 口服硫唑嘌呤的注意事项有哪些?

答 硫唑嘌呤完全起效需 4~6 个月,在完全起效前可合用小剂量激素。AQP4-IgG 阳性患者应长期应用免疫抑制剂,以防止复发。硫唑嘌呤主要不良反应:发热、恶心、呕吐、白细胞计数降低、血小板计数减少、胃肠道反应、肝功能损害、肌痛、感染、轻度增加罹患肿瘤风险等。在用药治疗初期应每周监测血常规、肝功能,每 2 周一次,稳定期保证 2~3 个月复查肝功能。

> 入院后 3 周患者经过规律治疗后视力基本恢复正常,并可自行排尿,予拔除导尿管,可在家属搀扶下下床行走。准备择期出院。

问题 11 作为责任护士,应该给予患者及家属哪些方面的指导?

答 ①NMOSD 病程长、易复发,应使患者及家属明白坚持服药的重要性,提高用药的依从性。②尽量避免诱发因素,如感冒、发热、感染、生育、外伤、寒冷、拔牙、过劳和精神紧张,不能随意进行疫苗接种,加强肢体功能锻炼以保持活动能力。③以心理康复为指导,功能康复为核心,增强患者战胜疾病的信心,从而最大限度地提高患者的生存质量。④NMOSD 患者可能存在功能缺损,如视力障碍、肢体无力等。易发生碰伤、跌伤和坠床等意外。因此,家中布局要安全合理,光线充足,地面平坦、清洁、无积水,无阻碍物,浴室内设有扶手,床的两侧安放防护架并降低床的高度。不穿拖鞋,穿平底鞋或防滑鞋。

问题 12 什么是 NMO 患者的饮食三部曲?

答 经研究证实,脂肪酸有轻度抑制自身免疫反应的作用,在一定程度上对 NMOSD 的治疗有益。

NMO 患者饮食三部曲包括以下。

第一步:进食健康平衡的膳食,可以根据《中国居民膳食金字塔》来合理分配饮食。

(1) 摄入含有丰富营养的食物和饮品。

(2) 限制饱和脂肪酸,反式脂肪酸,胆固醇,过多的糖、盐及酒精的摄入。

(3) 每天进食 5 种以上的水果和蔬菜。

(4) 每天保证 90 g 以上谷物食物的摄入。

(5) 饱和脂肪酸的摄入每天应小于 28 g。

(6) 保持各类脂肪每天的摄入量在 80 g 左右。

(7) 多进食富含纤维素的食物。

(8) 限制腌制品的摄入。

第二步:多进食可能会轻度降低免疫系统活性的饮食。

(1) 补充维生素 D 和钙剂:建议 NMO 患者多进食富含维生素 D 的食物,比如海鱼、动物的肝脏、蛋黄、乳酪等,也可以服用维生素 D 的制剂并鼓励多晒太阳。血液检验中有项指标名为"25 羟基维生素 D"。它是反映人体维生素 D 水平的指标。建议血中维生素 D 水平较低的 NMO 患者增加维生素 D 的摄入,推荐每天摄入量为 1 000~2 000 国际单位(IU)。在补充维生素 D 的同时,最好能再补充钙剂。在服用维生素 D 和钙剂 3~6 个月后,建议再次复查血中维生素 D 的含量,同时建议做骨密度检查来评估有无骨质疏松症。

(2) 增加 Ω3 脂肪酸的摄入:①多吃含脂肪较多的鱼类,多脂鱼含有较多的 Ω3 脂肪酸。多脂鱼以深海鱼为主,如三文鱼、鲱鱼、吞拿鱼、鳕鱼、沙丁鱼等。建议每周至少吃 2 次多脂鱼。②多进食含 Ω3 脂肪酸丰富的油类和坚果。含 Ω3 脂肪酸较多的油类为亚麻籽油、山茶油、橄榄油;Ω3 脂肪酸还广泛存在于一些坚果类食物中,如核桃、榛子、杏仁、夏威夷果等。③很多膳食补充剂中都含有 Ω3 脂肪酸,比如鱼油、鱼肝油等。建议每天能够通过各类膳食补充剂摄入 3 g 以下的 Ω3 脂肪酸[在膳食补充剂的说明书上 Ω3 脂肪酸一般被称为二十碳五烯酸(EPA)和二十二碳六烯酸(DHA)]。

(3) 增加 Ω6 脂肪酸的摄入:大部分人的饮食中会含有较多的 Ω6 脂肪酸,但 Ω3 脂肪酸成分较少。所以,补充 Ω3 脂肪酸比补充 Ω6 脂肪酸要重要得多。不过,这也得根据每个人的饮食结构不同而异。所以需要知道哪些食物中富含 Ω6 脂肪酸。在葵花籽油、红花油、玉米油、大豆油、亚麻油及月见草油中富含 Ω6 脂肪酸。

(4) 减少食物中饱和脂肪酸的摄入:饱和脂肪酸多存在于肉类食物中。美国心脏协会推荐饱和脂肪酸的摄入量不能大于每天摄入总热量的 10%,即小于 28 g。

(5) 补充 Ω3 和 Ω6 脂肪酸容易引起维生素 E 缺乏,需要增加补充维生素 E,推荐每天补充 100 IU。

第三步:避免进食可能会对疾病不利的食物。

(1) 芦荟:口服芦荟容易与类固醇类药物产生相互作用,影响药效的发挥。

(2) 高丽参:对免疫系统有刺激作用,并且可能会与类固醇类药物有相互作用,影响药效。

(3) 黄芪:对免疫系统有刺激作用。

(4) 杨梅:可能与类固醇类药物有相互作用,影响药效。

(5) 蜂花粉：容易引起过敏，激活自身免疫反应。
(6) 洋甘菊和西番莲：容易加重疲劳感。

（许雅芳　俞　海）

第二节　视神经脊髓炎、双目失明伴抑郁症状

视神经脊髓炎（NMO）是视神经与脊髓同时或相继受累的急性或亚急性脱髓鞘病变[目前归类于视神经脊髓炎谱系疾病（NMOSD）]。临床特征为急性或亚急性起病的单眼或双眼失明，在其前或其后数天或数周伴横贯性或上升性脊髓炎。本病多见于21～41岁，男女均可发病，女性多于男性。急性横贯性脊髓炎以及双侧同时或相继发生的视神经炎是本病特征性表现，在短时间内连续出现，导致截瘫和失明，病情进展迅速，易复发。

现病史： 曹女士，59岁，退休。患者于2008年7月突感右眼胀痛，活动后加重，3天后出现右眼视物不清，部分失明。在当地医院诊断球后视神经炎（右），予激素冲击治疗后症状完全缓解。2009年6月、12月，2010年6月反复多次出现双眼胀痛，视物模糊不清。当地医院予激素治疗症状缓解，长期服用激素，症状控制可。患者患病期间情绪低落。2个月前患者再发右眼胀痛，视物模糊，出现失明。外院予甲泼尼龙1.0g冲击治疗3天，症状未见缓解，3天前出现双足底麻木且逐渐上移，二便障碍，行走不能。眼眶MRI检查示"双侧视神经较细，左侧视神经管内段异常信号"，血清AQP4-IgG阳性，为进一步诊治收入院。

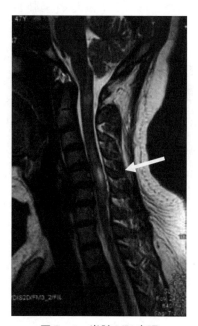

图7-1　脊髓MRI表现

问题1 血清AQP4-IgG阳性的意义是什么？

答 AQP-4自身抗体（AQP4-IgG）可作为NMO的特异性生物学标志，其敏感性为50%～80%，特异性达85%～100%。

问题2 NMOSD的诊断标准是什么？

答 （1）视神经炎和脊髓炎。
（2）以下3项支持标准中至少满足2项：①脊髓MRI检查病灶延伸达3个或以上椎体节段（图7-1）。②头颅MRI检查病灶不符合多发性硬化标准。③NMO-IgG阳性。
（3）出现视神经和脊髓以外的中枢神经系统受累症状，不能除外NMO的诊断。

问题3 NMO的治疗原则是什么？

答 ①NMOSD急性期首选甲泼尼龙冲击治疗，继以

甲泼尼松口服。若对激素反应差特别是上升型脊髓炎累及呼吸，需要选用血浆交换或静脉丙种球蛋白或环磷酰胺(CTX)等治疗。②对于复发型 NMOSD,特别是伴 AQP4-IgG 抗体阳性的患者，在其缓解期可使用硫唑嘌呤、利妥昔单抗等以减少发作、改善症状。另外需要注意，NMOSD 患者对糖皮质激素有一定依赖性，对于这部分患者激素减量过程需要比较长的时间或添加其他免疫抑制药物。血浆交换、IVIG 静脉冲击及单克隆抗体-利妥昔单抗亦可试用。

问题 4 患者有视觉障碍，住院期间应如何保证安全，减少跌倒及意外风险？

答　对于行走不便、虚弱无法自我照顾、视力下降的患者，家属应 24 小时在旁陪伴，协助生活；下床及改变体位时动作宜慢，尤其是在服用某些特殊药物时，动作要稳。当需要协助时，请按呼叫铃。如地面潮湿，及时请工务人员处理。保持病室环境简洁，将生活物品收纳于柜中。保持走道通畅。穿有鞋带的鞋子时，注意要系好鞋带。卧床休息时请拉起床栏并防止患者跨越床栏。请穿上合适尺码的衣裤及防滑底的鞋子，以免绊倒及滑倒。将生活用品放在易拿取的地方。上厕所时如需帮助，请按呼叫铃。请在家属陪伴的情况下洗澡或上下楼梯。床头桌上不放置热水瓶、热水杯等物，防止跌落烫伤。密切观察患者用药后视力的动态变化，做好交接班工作，防止意外发生。

问题 5 NMO 患者为什么会出现排尿障碍？

答　NMO 患者由于脊髓受损排尿功能受到损害，造成神经传导紊乱而出现排尿障碍。膀胱过度活跃及尿潴留是 NMO 患者经常会发生的症状，称为神经源性膀胱。如果医生怀疑患者有尿潴留时，应安排做膀胱超声检查。当患者觉得已经排空膀胱后，利用超声检查膀胱内的残余尿量。如果残余尿量大于 100 ml,需要导尿。早期接受治疗会对预防膀胱内感染有重要意义。

问题 6 NMO 并发尿潴留如何治疗？

答　(1) 抗胆碱能药物：常用的抗胆碱能药物为舍尼亭（酒石酸托特罗定）。抗胆碱能药物的作用主要是抑制膀胱逼尿肌不自主收缩，改善膀胱功能。但应用这类药物时会有口干的不良反应。医生应调节药物的剂量来最大限度地缓解症状并降低不良反应。

(2) 间歇性自我导尿法：对于有些残余尿量增多并伴有膀胱过度活跃的患者来说，服药并不能帮助他们完全改善症状。可以使用间歇性自我导尿法(intermittent self catheterization, ISC)手动帮助排空膀胱。

(3) 肉毒素治疗：对于膀胱过度活跃，无法储存有效容量的尿液，经常会有漏尿并且使用抗胆碱能药物效果不明显的患者，医生可使用肉毒素治疗。

(4) 骶神经刺激术：是在皮下植入电刺激器（即骶神经刺激器），通过导线连接到骶神经并发出低振幅的电刺激控制膀胱和肠道。

(5) 胆碱酯酶抑制剂：可加强膀胱收缩，帮助排尿。

问题 7 患者肢体麻木感，应如何进行疼痛护理？

答　①重视患者的主诉，全面评估疼痛。了解疼痛病史、疼痛性质、程度，疼痛对生活的影响,治疗史及相关的实验室检查。②动态评估疼痛,评估疼痛的发作、治疗效果及转归。③予患者舒适体位,鼓励患者主动运动,瘫痪肢体保持功能位,适当给予按摩及被动运动。根据病情给予康复锻炼,促进血液循环静脉回流。但对于下肢感觉缺失的患者忌用热水袋以防烫伤。④多陪伴鼓励患者,耐心倾听患者主诉,同时与患者家属做好沟通,鼓励患者做些自身感兴趣的活动,如听音乐、读报纸、收听电台广播等转移患者注意力。保持患者心情愉悦。

> 曹女士反复出现双眼视力下降及行走不能,经多次住院治疗效果不佳。此次复发经大剂量激素及丙种球蛋白冲击治疗后双眼仅有光感。住院1周以来患者表现为闷闷不乐,焦虑慌张,少言寡语,悲观消极,行动缓慢,生活被动,回避社交,反应时间延长等抑郁症状。

问题 8　抑郁具体有哪些表现?

答　(1)心境低落:主要表现为显著而持久的情感低落,抑郁悲观,轻者闷闷不乐、无愉快感、兴趣减退,重者痛不欲生、悲观绝望、度日如年、生不如死。典型患者的抑郁心境有晨重夜轻的节律变化。

(2)思维迟缓:临床上可见主动语言减少。语速明显减慢,声音低沉,对答困难,严重者交流无法顺利进行。

(3)意志活动减退:表现为行动缓慢,生活被动、疏懒,不想做事,不愿和周围人接触交往,回避社交。严重时连吃、喝等生理需要和个人卫生都不顾,甚至发展为不语、不动、不食,称为抑郁性木僵。严重的患者常伴有消极自杀的观念或行为。

(4)其他:部分患者还存在认知功能损害,如近事记忆力下降、注意力障碍、反应时间延长;以及躯体症状,如睡眠障碍、乏力、食欲缺乏、体重下降、便秘等。

问题 9　如何识别患者抑郁?

答　应用抑郁自评量表(self-rating depression scale,SDS)测试患者的抑郁程度(见附录四)。SDS的优点为使用简单,不需要经专门的训练即可指导自评者进行有效的评定,而且其分析过程相当简便。我国以 SDS 标准分≥50分为有抑郁症状,该患者 SDS 标准分为55分。

问题 10　如何评定患者的社会支持水平?

答　运用社会支持评定量表(social support rating scale,SSRS)评定患者的客观支持、主观支持、对支持的利用度(见附录二),得分越高表明社会支持水平越高。曹女士得分为33分(属于较为满意的社会支持)。

问题 11　患者出现抑郁症状,应如何干预?

答　①对患者负面情绪表现出充分的理解与接纳,采用聆听技术、同理心沟通法等引导患者正确表达情绪。②由于护患之间无法通过眼神与表情传递信息,故而我们加强了语言和肢体交流,以亲切的态度、适中的语速、营造安静的沟通环境等提高沟通效果,以轻拍肩背、握手等肢体性语言对患者给予情感支持。③教会患者通过冥想法、音乐疗法、慢节律呼吸法等情绪调控方式改善不良情绪。④鼓励患者自行完成力所能及的活动与行为等,提升其应对能力与自理能力,帮助其战胜环境适应焦虑,降低负疚感。⑤引导家属提供及时而适当的家庭支持,表达充分的情感支持与照护意愿,但应避免随意迁就患者,以适宜的方式婉拒患者不合理要求,帮助患者克服依赖心理。鼓励和引导患者重要社会关系人群(领导、同事、同学、亲友等)以多种方式与患者进行交流,构建有效社会支持氛围。

> 曹女士经大剂量激素联合免疫球蛋白治疗后,双下肢肌力恢复至4级,但双眼仍无光感,改为口服吗替麦考酚酯,择期出院。

问题12 吗替麦考酚酯的不良反应和预防措施有哪些?

答 吗替麦考酚酯应在饭前空腹服用,服用期间患者需注意防晒。常见的不良反应和预防措施见表7-1。

表7-1 吗替麦考酚酯常见的不良反应和预防措施

不良反应	预防措施
诱发或加重感染	少去人流拥挤的地方,预防感染
腹泻、恶心、呕吐	胃肠道症状严重时及时就诊
白细胞计数减少、血小板计数减少、肝功能异常	定期监测血常规和肝功能,建议最初1个月每2周一次,之后每月1次。如有异常应及时就诊

问题13 患者视力下降,日常生活可以给其哪些指导?

答 (1) 在洗澡时,需要在浴室里增加额外的灯光来帮助辨别物体。墙上的把手、坚固防滑的洗澡椅、防滑垫等都能有效帮助患者安全洗浴。如果需要使用肥皂清洁身体,可以在肥皂上打个洞穿根绳子,并将绳子的一端固定在墙上,即使肥皂不小心从手中滑落,也能很快找回来。

(2) 对于视力下降的患者来说厨房会存在一些安全隐患,比如容易被割伤或引起火灾。最好能把刀具放在抽屉里,并装上刀套,这样就不容易割伤手。鼓励患者尽量使用塑料的餐具或杯子。以防万一,可以在厨房里备一个小型的灭火器。

(3) 使用对比强烈的颜色来布置房间或作为家具和餐具的颜色。比如在黑色的桌子上摆放白色的餐盘,这样可以让患者更清晰地看清楚桌子的轮廓和饭菜的位置。

(4) 给每样常用的物品做上标签。使用不同形状、不同颜色、不同材质的标签来标注常用的物品能帮助患者对物体进行快速准确的辨识。

(5) 使用放大的物品。比如使用大尺寸的电脑显示屏、电视机。还可以使用有大按键的手机以方便使用。

(6) 保持清洁。把每样物品放在它们应该放的位置,这样在可以快速准确地找到。在刚开始给每件物品找"家"时,会耗费很多时间。一旦养成习惯以后,对患者日常的生活是非常有帮助的。

> **小结**
>
> NMOSD 最常见的损害部位是视神经,超过半数患者至少有过一次视力下降至不足 0.1;脊髓损害的发生率约 56%,半数患者表现为截瘫和二便障碍;20% 的患者遗留严重的瘫痪后遗症。大多数患者病程反复发作,复发率可达 92%,每次发作后神经功能障碍不能完全恢复,严重影响患者的生活质量,易使患者产生悲观、焦虑、抑郁等负性情绪,因此,护士早期识别和指导帮助患者积极应对尤为重要。

(李婧婕 俞 海)

第三节 重症肌无力

重症肌无力(myasthenia gravis,MG)是主要累及骨骼肌神经-肌肉接头处突触后膜上乙酰胆碱受体(AChR),由抗 AChR 抗体介导、细胞免疫依赖和补体参与的自身免疫性疾病。年平均发病率为 $(8.0 \sim 20.0)/10$ 万。MG 不遗传、不传染,难以治愈但可以治疗。

> **现病史:** 梁女士,36 岁,教师。出现双侧眼睑下垂,视物成双 2 年。后逐渐累及四肢肌肉,感觉全身乏力。在劳动后及傍晚时更明显,清晨及休息后可以减轻。曾做新斯的明试验阳性。确诊:重症肌无力。5 天前,患者上呼吸道感染发热,出现咳嗽无力,气急,言语声低。现来医院就诊并收治入院。
>
> **专科查体:** 双侧眼睑下垂,四肢肌力 4 级,新斯的明实验阳性,疲劳试验阳性。T38℃,P72 次/分,R26 次/分。血常规:白细胞计数 $15.6 \times 10^9/L$,中性粒细胞 87%,淋巴细胞 11%。

问题 1 MG 的临床类型是什么?

答 根据 Osserman 改良分型法可以分为:①成人 MG;②儿童 MG;③新生儿一过性肌无力;④家族性婴儿型;⑤少年型 MG;⑥先天性肌无力综合征。

问题 2 成人 MG 包含哪些分型及症状?

答 (1) 眼肌型(Ⅰ型):仅眼外肌受累,表现为上睑下垂及复视等。

(2) 轻度全身型(Ⅱ-A 型):主要表现为四肢肌轻度无力,常伴眼外肌受累,通常无咀嚼、吞咽、构音障碍,生活可自理,进展缓慢,不发生危象。

(3) 中度全身型(Ⅱ-B 型):眼外肌受累,骨骼肌和延髓肌严重受累,出现复视、眼睑下垂、吞咽困难及肢体无力，生活难以自理，但未发生危象。

(4) 重度激进型（Ⅲ型）：急性起病，常在数周或数月内达到高峰，全身肌肉受累，生活不能自理，伴呼吸肌麻痹危象，常需气管切开或辅助呼吸。

(5) 迟发重症型（Ⅳ型）：症状与Ⅲ型相同，可经过 2 年以上由Ⅰ型发展为Ⅱ-A 型、Ⅱ-B 型，再缓慢进展为此型，出现延髓麻痹或呼吸肌麻痹。

问题 3 **MG 的主要症状有哪些？**

答 MG 的主要症状：①眼睑下垂，视力模糊，复视，斜视，眼球转动不灵活。②言语含糊，鼻音重，声音沙哑，构音不清。③饮水呛咳，咀嚼无力，吞咽无力，进食困难。④无力咳痰，呼吸困难，发生窒息。⑤面部表情僵硬，无法完成笑容、鼓腮、抬眉、皱眉、噘嘴等表情。⑥抬头无力，举臂困难，梳头、刷牙、洗脸等日常行为困难。⑦走路困难，下蹲、爬楼、上车、登高困难。⑧易疲劳。

问题 4 **MG 的特点有哪些？**

答 MG 主要影响骨骼肌，患者会随肢体活动增多出现无力加重现象，在休息或者睡眠后得到缓解，具有"晨轻暮重"的特点。在早晨起床时肌肉力量相对正常，到下午或傍晚时出现无力症状。MG 的病情是可逆的，大部分症状通过治疗可以得到控制、缓解，甚至消失。

问题 5 **MG 常用的实验室检查有哪些？**

答 甲基硫酸新斯的明试验、重复电刺激检查、相关血清抗体检测、疲劳试验、胸腺瘤影像学检查。

问题 6 **如何进行甲基硫酸新斯的明试验？**

答 甲基硫酸新斯的明试验是诊断 MG 的重要手段之一。

(1) 成人肌肉注射甲基硫酸新斯的明 1.0～1.5 mg，同时可配以肌肉注射阿托品 0.5 mg，以消除其 M 型胆碱样不良反应。

(2) 注射前可参照 MG 临床绝对评分标准。选取肌无力症状最明显的肌群，记录 1 次肌力，注射后每 10 分钟记录 1 次，持续记录 60 分钟。记录改善最显著时的单项绝对分数，依照公式计算相对评分作为试验结果判定值。

(3) 相对评分=（试验前该项记录评分-注射后每次记录评分）/试验前该项记录评分×100%，作为试验结果判定值。其中≤25% 为阴性，>25% 且<60% 为可疑阳性，≥60% 为阳性。

问题 7 **MG 患者相关抗体检测有哪些？**

答 骨骼肌抗 AChR 抗体、特异性酪氨酸激酶（MuSK）抗体、抗横纹肌抗体（包括：抗 Titin 抗体、抗 RyR 抗体）。

> 患者入院后予头孢哌酮、舒巴坦抗感染治疗,口服泼尼松(强的松)30 mg(qd),溴吡斯的明 60 mg(tid),氯化钾 0.5(tid),钙尔奇 D 1 片(qd),奥克 20 mg(qd)。静脉滴注丙种球蛋白 25 g(qd)×5 天。

问题 8 MG 患者常见的治疗方法有哪些?

答 ①胆碱酯酶抑制剂治疗:常用溴吡斯的明。②免疫抑制药物治疗:糖皮质激素、硫唑嘌呤、环孢素、他克莫司、环磷酰胺、吗替麦考酚酯、利妥昔单抗。③静脉注射用丙种球蛋白。④血浆置换。⑤胸腺摘除手术治疗。⑥胸腺放射治疗。

问题 9 服用胆碱酯酶抑制剂的注意事项有哪些?

答 溴吡斯的明是一种胆碱酯酶抑制剂,可以在短时间内缓解肌肉无力症状,服药需注意以下事项:①每天按时定点服药,以维持稳定的肌肉力量。②配合生活作息规律,调节服药时间。③耗费体力的活动尽量安排在药效高峰期(服药后 1~2 小时)进行。④咀嚼或吞咽困难时,可在饭前 30 分钟服药,有助于顺利用餐。⑤关注药物的不良反应:腹泻、腹痛严重时,可以加服山莨菪碱。

问题 10 服用肾上腺皮质激素的注意事项有哪些?

答 泼尼松是治疗 MG 最常用、最广泛的肾上腺皮质激素类药物,是目前治疗 MG 首选的一线药物。

该药物主要不良反应:胃酸增多诱发溃疡、血糖增高、免疫力低下易感染、血压升高、骨质疏松、体重增加、满月脸、毛发增生、痤疮、精神亢奋、失眠、股骨头坏死等。

问题 11 口服肾上腺皮质激素应注意什么?

答 ①激素需在每日早上一次顿服,以减少对内分泌系统的影响。②长期大量使用时可服用胃黏膜保护剂。③增加钙质的摄入,必要时服用钙片。④长期服用激素会使钾离子流失,应补充含钾的食物或补钾药物。⑤不可以突然擅自停药,否则会引起病情反复,需在医生指导下,长时间慢慢降低剂量。

问题 12 静脉注射免疫球蛋白的注意事项有哪些?

答 静脉注射免疫球蛋白一般一个疗程为连续 5 天[0.4 g/(kg·d)],多于使用后 5~10 天起效。用药注意事项如下:①静脉滴注时,患者有时会出现头痛、皮疹、倦怠感、皮肤潮红等现象,大多会自行缓解。②滴注前,药物应在冷藏保持活性。滴注时,药物应避免因日晒而降低疗效。③免疫球蛋白是血制品,不可避免地有一定的应用风险。不可在免疫球蛋白中加入任何药物,不可局部加热。④注意肾功能及有无发热等。

> 患者经过治疗后,自觉全身乏力症状好转,四肢肌力 4 级,T 36.4℃,无胸闷、气促不适主诉,言语清晰,但仍有轻度双眼睑下垂,可出院回家休养。

问题 13 患者的出院饮食指导是什么？

答 MG 患者饮食无太多限制，应多食富含蛋白质的食物，如鸡、鸭、鱼、瘦肉、豆腐、黄豆、鸡蛋等植物蛋白和动物蛋白，以及新鲜蔬菜、水果。注意食物的易消化性。少食寒凉食物，如芥菜、萝卜、绿豆、海带、紫菜、西洋菜、黄花菜、西瓜、苦瓜等。

问题 14 MG 患者生活上的注意事项有哪些？

答 MG 是慢性疾病，病程长，需注意以下几点：①树立长期与疾病斗争的信心和决心，减少心理负担，避免精神刺激和过度劳累。坚持服用并与医生保持联系。②适量运动，增强体质，但不能盲目增加运动量以免加重疲劳，建议散步结合适当肢体锻炼，锻炼时注意自我保护，防止跌倒。③注意饮食安全防止病从口入。④预防上呼吸道感染，对穿衣、起居、劳逸等适当节制和安排。在流感季节少到公共场所，得了感冒及早就医。

问题 15 哪些原因可以诱发或加重 MG？

答 ①发热、感冒、呼吸道感染。②药物使用不当，或自行停药。③服用神经-肌肉传导阻滞药物。④手术、外伤。⑤过度劳累、情绪刺激。⑥应用某些药物，如青霉胺等。⑦胸腺瘤复发。

问题 16 MG 患者应避免使用哪些药物？

答 某些药物会抑制神经-肌肉接头传递，应避免使用此类药物，包括：氨基糖苷类（庆大霉素、阿米卡星）、多黏菌素类抗生素，某些抗心律失常药物（利多卡因、苯妥英钠、奎尼丁、胺碘酮、吗啡、哌替啶）。安定类镇静催眠药（地西泮、阿普唑仑、艾司唑仑）需慎用。

问题 17 如何区别 3 种 MG 危象？

答 MG 危象分为 3 种。

（1）肌无力危象：因病情发展而发生。感冒、呼吸道感染、过度劳累、情绪紧张、外伤、手术或使用 MG 禁用或慎用药物等，出现吞咽和咳痰无力，呼吸加快且浅促，严重时烦躁不安、大汗等。大多危象属于此类。

（2）胆碱能危象：长期服用较大剂量溴吡斯的明的患者，出现大汗、气道分泌物增多、肌肉跳动、恶心、吞咽和咳痰不能、呼吸困难等。此类型危象较少见。

（3）反拗性危象：服用溴吡斯的明剂量未变，但突然失效而出现严重的呼吸困难。此类型危象较少见。

以上无论哪种危象，一旦出现呼吸困难，应当立即、迅速就医。

（卫 慧 俞 海）

第四节　重症肌无力免疫治疗后出现骨髓抑制

重症肌无力(MG)是指主要由乙酰胆碱受体抗体介导、细胞免疫依赖、补体参与、主要累及神经-肌肉接头突触后膜乙酰胆碱受体的获得性自身免疫性疾病。约85%的患者存在胸腺异常。其主要临床表现为某些特定的横纹肌群出现具有波动性和易疲劳性的肌无力症状,晨轻暮重,持续活动后加重,休息后可缓解。该病在各年龄段均可发病。可通过新斯的明试验、肌电图重复电刺激、血清相关抗体及胸腺影像学检查来确诊。MG患者的常规治疗药物,包括胆碱酯酶抑制剂、免疫抑制剂、静脉注射免疫球蛋白和血浆置换疗法。此外,凡胸腺瘤病例或虽非胸腺瘤但病情进展迅速且抗胆碱酯酶药物治疗反应不满意者,均可行胸腺切除术。该病预后较好,随着机械通气、重症监护技术及免疫治疗药物的发展,目前病死率已降至5%以下。

> **现病史**:陆女士,65岁,退休。1个月前患者在无明显诱因下出现眼睑下垂,不能上抬,以左侧为重,有波动性,并伴有复视。昨日出现言语不清,有气促,呼吸费力。新斯的明试验阳性,MG抗体(AchR及Titin抗体)均为阳性。胸部MRI检查示胸腺瘤可能。本次为进一步诊治拟"MG"收入院。

问题1　胸腺与MG有什么关系?

答　MG是一种神经-肌肉接头信号转导障碍的自身免疫性疾病。85%的患者有胸腺异常,20%~25%患者有胸腺肿瘤。胸腺肌样上皮细胞表面存在乙酰胆碱受体,在病毒感染和特定的遗传素质下,自身免疫耐受机制受到损害,产生抗乙酰胆碱受体的自身抗体,并经分子模拟和交叉免疫反应,产生神经-肌肉接头损害而导致MG的发生。

问题2　MG的常用治疗方案有哪些?

答　①肾上腺皮质激素;②免疫抑制剂;③胸腺切除术;④血浆滤过;⑤胆碱酯酶抑制剂。

问题3　作为责任护士,应如何给MG患者做心理护理?

答　①与患者建立良好的护患关系,取得患者的信任,使者感到被关心。②耐心倾听患者的诉说,鼓励患者表达自己的感受。③向患者解释疾病的特征,告知患者经积极治疗后多数能缓解或减轻,特别是年轻女性或发病1~2年内行胸腺切除者可以完全康复,以稳定患者的情绪,树立战胜疾病的信心。④帮助患者找到建立正向调节的技巧,协助患者重新认识自己,观察其呈现的正向特征并加以肯定,帮助其改变对自己的负向评价。⑤指导患者可加入微信病友群或通过网络平台了解疾病的相关知识、成功案例或通过和其他病友交流缓解不安情绪。

第七章 神经系统自身免疫性疾病

> 入院后3周,陆女士入院行胸腺瘤切除术,病理提示"纵隔胸腺瘤,AB型,未见肿瘤转移"。术后予口服溴吡斯的明、泼尼松治疗。治疗期间陆女士呼吸困难症状缓解,仍有言语不清,并出现吞咽障碍,故予以留置胃管、鼻饲饮食。遵医嘱予加用环磷酰胺联合治疗。因治疗需输注环磷酰胺,故予以右上臂行 PICC 置管术。

问题4 如何指导患者选择适宜的食物种类?

答 根据患者的吞咽功能分级,指导患者选择适宜的食物种类(表7-2)。

表7-2 吞咽分级评估表与建议食物种类

吞咽分级	进食速度	饮水	可吞咽食物的质地	进食后食物残留	咀嚼吞咽时	出现呛咳	建议食物种类
Ⅰ	与同龄人相同	正常饮水	均可	无	可闭紧嘴唇	无呛咳	普食
Ⅱ	延长	可使用吸管连续饮水	易咀嚼食物	少量	需嘴唇张开	疲劳或尝试新质地的食物时	软食
Ⅲ	延长	可使用杯子缓慢饮水	泥状、黏稠质地食物	有食物残留且可有液体食物漏出	有疲劳感	进食速度快或进食大块食物时	半流质
Ⅳ	延长	使用调羹缓慢少量分次饮水	平滑泥状、糊状食物	有食物残留且大量液体食物漏出	费力且需改变体位	进行咀嚼动作时	流质
Ⅴ	延长	无法饮水	均无法吞咽	无法吞咽	无法进行	任何时候	鼻饲饮食

问题5 常见的免疫抑制剂有哪些?

答 ①硫唑嘌呤;②环磷酰胺;③环孢素;④他克莫司;⑤吗替麦考酚酯;⑥利妥昔单抗。

问题6 静脉使用免疫抑制剂药物(环磷酰胺)的注意事项有哪些?

答 ①化疗药液现配现用,确保剂量、浓度及用法准确无误,以免影响药效。②保护血管以备长期用药,注射部位每次更换,计划使用,鼓励患者尽量选择经外周插管的PICC。一旦出现静脉炎,立即停止用药,并给予局部热敷或遵医嘱予湿敷。③确保穿刺成功后注入化疗药物,药液输注出现外渗时应立即停止输注并回抽,局部冷敷或遵医嘱使用解毒剂。

问题7 何为PICC?

答 PICC是指经外周插管的中心静脉导管,其具有三向瓣膜,可防止血液反流和气体进入血管,通过外周静脉将导管送入上腔静脉,并可长期留置。PICC常用置管部位为肘正中静脉、贵要静脉和头静脉。

问题8 应用PICC导管的适应证是什么?

答 ①需要长期静脉治疗的患者。②缺乏外周静脉通路的患者。③有锁骨下或颈内静脉插管禁忌的患者。④需输注刺激性、高渗性或黏稠性液体，如化疗药、全胃肠外营养（TPN）的患者。⑤需反复输血或血制品，或反复采血的患者。

问题9 PICC患者住院期间的导管维护措施有哪些？

答 （1）每次静脉输液给药前后，每次输血或血制品、TPN等高黏滞性药物后或取血后必须立即冲管。治疗间歇期每7天冲管一次。

（2）选用10 ml以上的注射器进行脉冲式冲管。

（3）重力输注生理盐水或其他任何方式都不能有效代替导管的冲洗，应以脉冲方式注入生理盐水后正压封管。

（4）连续使用的导管应每7天更换一次肝素帽。

（5）更换敷贴必须严格遵守无菌操作技术。

（6）穿刺置管后24小时更换贴膜，以后每7天一次，或在贴膜被污染（或可能被污染）、潮湿、脱落等危及导管时立即更换。PICC导管在治疗间歇期间应至少每周维护一次。无菌透明敷料应至少每7天更换一次，无菌纱布敷料应至少每2天更换一次。

（7）揭除原有贴膜时，方向应从下向上，并且避免牵动导管，以防将导管带出体外。

（8）建议使用无菌透明贴膜固定导管，防止导管移动。如果穿刺点有少量渗血，可以覆盖一小片纱布或使用带纱布的贴膜，并相应缩短更换贴膜的时间间隔。

（9）更换透明贴膜前应观察穿刺点有无红肿、液体渗出或水肿、触摸穿刺点周围有无疼痛和硬结。

（10）测量上臂周长时，应在手臂外展45°～90°，位于臂与肘之间（通常在肘上4横指）的部位进行。

（11）建议患者在留置PICC导管期间可使用保护套预防非计划拔管。

（12）若静脉导管拔除后应检查导管的完整性，PICC还应保持穿刺点24小时密闭性。

问题10 PICC的常见并发症有哪些？

答 ①导管堵塞；②静脉炎；③感染；④静脉血栓；⑤导管移位。

入院后陆女士行免疫抑制联合治疗约1个月后，查血常规示：白细胞计数 $2.14 \times 10^9/L$，红细胞计数 $2.70 \times 10^9/L$，血小板计数 $109 \times 10^9/L$，血红蛋白 85 g/L。且自8月10日起陆女士出现发热症状，最高体温达38.7℃（腋温）。遵医嘱予加用头孢哌酮抗炎、吉粒芬升白细胞对症治疗。

问题11 免疫抑制剂较为常见的不良反应有哪些？

答 ①肺纤维化；②心脏毒性；③出血性膀胱炎；④神经病变；⑤胰脏损害；⑥肾脏损害；⑦肝损害；⑧发热；⑨过敏反应；⑩观察用药期间有无静脉炎或输液外渗。

问题12 使用免疫抑制剂患者需关注的实验室检查指标有哪些？

答 血常规、肝功能、肾功能及尿常规。

第七章　神经系统自身免疫性疾病

问题 13 从患者的实验室检查指标可考虑其出现了何种并发症？

答 患者红细胞、白细胞及血小板均低于正常值，可考虑为使用免疫抑制剂后产生骨髓抑制。

问题 14 患者目前存在的主要潜在并发症有哪些？

答 ①有出血的风险；②贫血；③感染。

问题 15 患者目前针对高热症状的主要护理措施有哪些？

答 ①保持病室环境卫生，定期空气消毒，限制探视，防止交叉感染。②严格执行消毒隔离制度和无菌操作技术，防止各种医源性感染。③加强基础护理，如口腔、会阴、肛门护理，预防各种感染。保持皮肤清洁。④增加患者鼻饲饮水量。⑤遵医嘱使用退热药物，避免使用乙醇擦浴及应用可能引起白细胞计数减少的退热药物。⑥保持患者情绪稳定，避免过度紧张。⑦按护理常规监测体温。

问题 16 预防患者出血的护理措施有哪些？

答 ①观察出血倾向，如牙龈出血、鼻出血、皮肤淤斑、血尿及便血、剧烈头痛、恶心及呕吐等症状。②保持环境适宜温度和相对湿度，涂液状石蜡以防止鼻黏膜和口唇部干裂。③避免牙签剔牙及手挖鼻腔，使用软毛牙刷，禁食油炸、带骨、骨刺、粗糙、坚硬及过热的食物。④静脉穿刺注射完毕时，压迫针眼 5～10 分钟，严防利器损伤皮肤。⑤如出现出血先兆，应密切监测生命体征的变化，及时给予相应处理及对症支持治疗。当血小板计数 $<20\times10^9/L$ 时，应绝对卧床休息。

问题 17 预防患者感染的护理措施有哪些？

答 ①保持病室清洁，阳光充足，开窗通风，并减少探视。②保持皮肤清洁，及时更换内衣，勤理发。③保持口腔清洁，用漱口液漱口。④指导患者保持肛门及外生殖器清洁，每次便后用温水冲洗干净。⑤严格执行各项无菌操作，防止医源性感染。

> 经治疗 1 个月后，陆女士的吞咽障碍症状好转，予拔除胃管，进食无呛咳，但仍有言语不清的症状。复查血常规：白细胞计数 $5.1\times10^9/L$，红细胞计数 $3.70\times10^9/L$，血小板计数 $166\times10^9/L$，血红蛋白 115 g/L。遵医嘱予陆女士携带 PICC 导管出院回家休养，每月 1 次门诊随访。

问题 18 对 PICC 带管出院患者应给予哪些出院指导？

答 （1）PICC 置管患者可以从事一般性日常工作、家务劳动、体育锻炼，但需避免使用置管侧手臂提过重的物体，或做引体向上、托举哑铃等持重锻炼，并避免游泳等会浸泡到无菌区的活动。

（2）患者可以淋浴，但应避免盆浴、泡浴。淋浴前用塑料保鲜膜在肘弯处缠绕 2～3 圈，上下边缘用胶布贴紧，淋浴后检查贴膜下有无进水。

（3）患者可每周于 PICC 门诊进行维护，就诊时需携带维护手册。

（4）出院后若不能回置管医院维护、治疗时，请于当地的正规医院由专业护士进行维护、治疗。

（5）当出现以下情况应及时到医院寻求帮助：①伤口、手臂出现红、肿、热、痛、活动障碍。②穿刺口处有渗液、分泌物、化脓等。③敷料出现污染、潮湿、翘起、脱落等。④导管出现漏气、漏水、脱出、折断等。⑤输液时听见"嗖嗖"声，注射时疼痛、输液停滴、缓慢等。⑥有寒战、高热等。

小结

MG是神经-肌肉接头传递障碍的自身免疫性疾病，应用肾上腺皮质激素、免疫抑制剂、胸腺切除术、血浆滤过、胆碱酯酶抑制剂为该病主要的治疗方法。环磷酰胺是常用免疫抑制剂之一，长期应用时宜选择中心静脉导管输注，如PICC导管，并应做好PICC导管的维护。同时需关注环磷酰胺的常见药物不良反应：肝、肾功能的损害，发热，出血性膀胱炎等，因此，监测血常规，尿常规，肝、肾功能等实验室指标尤为重要。本案例为一名MG患者使用免疫抑制剂治疗后并发三系血细胞下降，针对该患者的情况，本节详细地归纳总结了并发症的观察、感染、出血、发热的护理，可为临床护理该类患者提供指导和借鉴。

（张茗洁　俞　海）

第八章 中枢神经系统感染性疾病

第一节 病毒性脑炎

脑炎是中枢神经系统感染和引起死亡的主要原因之一。病毒性脑炎(viral encephalitis)呈世界性流行,不同国家和地区发生和流行的病毒性脑炎种类不同。以中国、日本和东南亚地区为多,而美国则流行圣路易脑炎、东部马脑炎、西部马脑炎和加利福尼亚脑炎。

不同病毒引起的病毒性脑炎,其临床表现、病情及预后也不同。流行性乙型脑炎、疱疹病毒性脑炎等病情凶险,病死率高,且易致后遗症。而肠道病毒如埃可病毒(ECHO virus)、柯萨奇病毒(Coxsackie virus)引起的脑炎等病情轻,病死率低,一般不遗留后遗症。

现病史: 陈女士,47岁,女性。患者于1个月前初出现乏力,伴活动后胸闷,后出现视物模糊,当时未就诊。入院前1天出现全身抽搐,伴意识不清、言语不清、全身无力。送至当地医院就诊。颅脑MRI检查示:两侧额叶及岛叶皮质及皮质下异常信号。胸片检查示两肺肺水肿可能。血白细胞计数 $20.1 \times 10^9/L$。血气分析:pH 7.04,PO_2 125 mmHg,PCO_2 49.0 mmHg,氧饱和度97%。腰椎穿刺测脑脊液压力:275 mmH_2O。脑脊液生化检查:糖 4.7 mmol/L,蛋白 351 mg/dl,氯化物 122.6 mmol/L。脑脊液常规:有核细胞 $2 \times 10^6/L$,红细胞 $0 \times 10^6/L$。潘氏试验阴性。检查期间患者仍持续抽搐,予以地西泮控制癫痫发作等治疗,急诊拟"病毒性脑炎"收入院。

入院时重要体征和检查结果: 患者GCS 4(E3M1VT)。双侧瞳孔直径2 mm,对光反射迟钝,右眼存在眼震颤。颈强直,双肺呼吸音粗,可闻及粗湿啰音,心律齐,各瓣膜区未闻及杂音,腹软,四肢有少量自发性肢体活动,肌力检查不合作,双下肢无水肿,双侧Babinski征阴性。

既往史: 既往体健。

过敏史: 否认食物及药物过敏史。

家族史: 否认家族性遗传疾病史,否认传染性疾病史。

个人史: 出生、生活于安徽,鞋厂职工。否认疫水疫源接触史。

问题1 **什么是病毒性脑炎?**

答 病毒性脑炎是指各种病毒引起的颅内急性炎症。若病变累及脑实质时称为病毒性脑炎,若病变累及脑膜则称为病毒性脑膜脑炎(viral meningoencephalitis)。

问题2 **病毒性脑炎的病因是什么?**

答 多种病毒均可引起脑炎,但80%以上的中枢神经系统病毒感染是由肠道病毒(enteroviruses)引起的,包括柯萨奇病毒、埃可病毒;其次为单纯疱疹病毒、腮腺炎病毒和虫媒病毒等。近年来,我国部分地区发现,肠道病毒轻型 EV71 感染仅表现手足口病或急性疱疹性咽峡炎,而重型 EV71 感染常合并中枢神经系统损害,如病毒性脑膜炎、脑炎、脑脊髓炎。

问题 3 病毒性脑炎的临床表现有哪些?

答 病毒性脑炎急性起病,病情轻重取决于病变部位、范围及严重程度。一般病程 2~4 周,多数患者可自行恢复,少数留有癫痫、智力减退等后遗症。

(1) 前驱症状:急性全身感染症状,如不同程度的发热、头痛、呕吐、腹泻等。

(2) 惊厥:多表现为全身性发作,严重者呈惊厥持续状态。

(3) 颅内压增高:剧烈头痛、呕吐,严重者出现脑疝。

(4) 意识障碍:轻者反应淡漠迟钝、嗜睡或烦躁,重者可有昏睡、昏迷。

(5) 运动功能障碍:根据受损部位不同可出现偏瘫、面瘫、不自主运动、吞咽障碍等。

(6) 精神神经异常:病变累及额叶底部、颞叶边缘系统,可出现躁狂、幻觉、失语及记忆力障碍等。

(7) 其他:若侵犯到脑膜则会引起脑膜刺激征(颈强直、Kernig 征、Babinski 征)。

入院当天凌晨患者仍有抽搐,指末氧饱和度 80% 左右,予地西泮控制癫痫。当日上午 10:00 体温 38.2℃,呼之能应,白细胞计数 24.17×10^9/L,肌钙蛋白 T 0.4 μg/L,NT - proBNP 8 202 pg/ml。心电图检查提示窦性心动过速。床旁心超检查示左室收缩活动整体减弱,EF 40%。查血自身免疫抗体、血 MG 抗体、脑脊液自身免疫性脑炎相关抗体,血、脑脊液病原学检测,结果均阴性。感染科会诊考虑病毒感染可能大,予更昔洛韦+头孢曲松抗病毒治疗,20% 甘露醇 125 ml 静脉滴注 q8h 降颅压,甲泼尼龙 40 mg 静脉推注 qd。

问题 4 病毒性脑炎的辅助检查有哪些?

答 (1) 血常规:病毒感染时外周血象白细胞计数正常或轻度升高,以淋巴系为主。

(2) 脑脊液:发病后 48 小时内多核细胞为主,一般<400×10^6/L,但迅速转为淋巴细胞占优势。蛋白轻度增加,糖正常,氯化物偶可降低。涂片和培养无细菌发现。

(3) 病毒学检查:可行血和脑脊液特异性病毒抗体 IgM、IgG 的检查。IgM 阳性提示有近期感染,尤其是脑脊液中 IgM 阳性有诊断意义。IgG 在发病后的 3~5 周即疾病的恢复期,其效价较急性期有 4 倍以上升高时具有诊断意义,或 NGS/PCR 寻找病毒证据。

(4) 脑电图检查:背景常为弥漫性中高幅慢波活动,或局灶性慢波活动增多;部分患者可见痫性放电波。

(5) 头颅影像学检查:脑 CT 和 MRI 检查显示颅内病灶可呈多灶性分布,伴弥漫性脑水肿征象。

问题 5 病毒性脑炎的诊断标准有哪些?

答 目前,病毒性脑炎尚无确诊的"金标准",通常的诊断条件是:①临床上有实质受损征象。②脑电图呈弥散性异常(部分可局灶化)。③脑检查无占位性病变征象(某些局灶性脑炎例外)和特征性脑影像学表现。④血清抗体滴度明显增高,特别是恢复期比急性期高 4 倍以上等病毒感染证据。⑤无细菌(包括结核杆菌、真菌等)感染的证据。⑥脑脊液中查到病毒抗原或特异性抗体。⑦脑组织发现病毒。

> 入院后 1 周复查腰椎穿刺,脑脊液测压为 125 mmH$_2$O,脑脊液常规、生化无明显异常。甘露醇减量至停用,更昔洛韦治疗满 14 天后停用。患者未有癫痫发作,心肌标志物、心肌酶谱逐渐恢复至正常范围,但自主呼吸节律和呼吸肌力均差,无法脱机。入院后 2 周行气管切开。上睑仍下垂,上视困难。神经内科会诊后行重复电刺激检查,结果阴性,排除周围神经病变。神经内科随访考虑脱髓鞘病变可能,予查血 AQP4 - IgG。入院后 3 周予以甲泼尼龙 500 mg 静脉滴注 qd 冲击治疗。

问题 6 腰椎穿刺的目的是什么?

答 (1) 中枢神经系统炎症性疾病的诊断与鉴别诊断:包括化脓性脑膜炎、结核性脑膜炎、病毒性脑膜炎、真菌性脑膜炎和乙型脑炎等。

(2) 脑血管意外的诊断与鉴别诊断:如蛛网膜下腔出血等。

(3) 肿瘤性疾病的诊断与治疗:用于诊断脑膜肿瘤,并可通过腰椎穿刺鞘内注射化疗药物治疗。

问题 7 腰椎穿刺后主要的护理措施有哪些?

答 ①穿刺前向患者说明穿刺的意义及注意事项。②准备腰椎穿刺包。③协助患者摆好体位。穿刺后嘱患者平卧 4~6 小时,告之卧床期间不可抬高头部,可适当转动身体。④观察患者有无头痛、腰背痛,有无脑疝及感染等穿刺后并发症。穿刺后头痛最常见,多发生在穿刺后 1~7 天,可能为脑脊液放出量较多或持续脑脊液外漏所致颅内压降低。应给予静脉滴注补液,多饮水,并延长卧床休息时间。⑤穿刺点护理:保持穿刺部位的纱布干燥,观察有无渗液、渗血,24 小时内不宜淋浴。

问题 8 病毒性脑炎主要的发病机制是什么?

答 病毒经肠道(如肠道病毒)或呼吸道(腺病毒和出疹性疾病)进入淋巴系统繁殖,然后经血流(虫媒病毒直接进入血流)感染颅外某些脏器,在脏器中大量繁殖。病毒可进一步扩散至全身,产生病毒血症,即可有发热等全身症状。在病毒血症的后期进入中枢神经系统,并经脉络丛进入脑脊液,出现中枢神经系统症状。若宿主对病毒抗原发生强烈免疫反应,将进一步导致神经脱髓鞘,损害血管及血管周围脑组织。

问题 9 病毒性脑炎主要的治疗措施有哪些?

答 (1) 积极控制惊厥:使用地西泮或者苯巴比妥等。

(2) 降颅压:选用甘露醇、甘油果糖,可联合利尿剂。

(3) 抗病毒治疗:阿昔洛韦是治疗病毒性脑炎的首选药,能抑制病毒 DNA 的合成,为广谱抗病毒药,不良反应相对少,主要有恶心、呕吐、皮疹等。更昔洛韦:临床用于阿昔洛韦无效的病毒性脑炎,不良反应是肾功能损害和骨髓抑制,与剂量有关,停药后可恢复。

(4) 激素的应用：对重症病毒性脑炎大剂量、短疗程的使用可能有利于炎症和脑水肿的消除，从而降低病死率和神经系统后遗症。激素可选地塞米松或甲泼尼龙，但要注意不良反应。

(5) 大剂量免疫球蛋白治疗。

(6) 床头抬高 30°，加强体温控制。

问题 10 病毒性脑炎患者主要的护理措施有哪些？

答（1）病情监测：严密观察患者意识、瞳孔变化及头痛情况，观察病情变化，发现异常及时报告医生。注意观察体温改变，除了每 2～4 小时测一次体温之外，还应该及时给予物理降温，尤其是患者出现大量出汗的时候。及时擦干并更换衣裤、床单、被套等。此时应该重视做好皮肤的护理工作。持续高热时应及时补充水分，以防脱水。

(2) 保持呼吸道通畅：及时吸痰、翻身拍背，防止舌后坠和窒息，及时清除呕吐物和口鼻腔内分泌物。

(3) 休息与安全：绝对卧床休息，脑炎患者多较烦躁，应加床栏保护，必要时给予保护性约束；保持环境安静、安全，严格限制探视，避免各种刺激，各项护理操作尽量集中进行。不盲目使用镇静剂或强制性约束，以免导致颅内压增高。

(4) 体位管理：床头抬高 15°～30°，促进静脉回流，以减轻脑水肿，降低颅内压，减轻患者头痛症状。

(5) 生活护理：根据患者情况选择合适的口腔护理方式，做好口腔清洁。每 2 小时应协助变换体位一次，使用气垫床预防压疮。

(6) 保持大、小便通畅：若患者无法自行小便，应严格无菌操作下给予留置尿管，并做好尿管护理。及时给予便秘患者口服缓泻剂或者开塞露直肠给药帮助排便，严禁用力大便，防止颅内压升高。

> 入院后 1 个月血 AQP4 - IgG 检验结果为阴性，同时患者出现高热，体温最高达 39.2℃。停用激素冲击治疗，甲泼尼龙减量至 80 mg 静脉推注 qd。神经内科随访考虑为高颈段脊髓炎。

问题 11 脑炎患者的健康教育有哪些？

答 ①向患者及其家属介绍病情，用药指导及护理方法，做好患者和家属的心理护理。②嘱患者平时应加强锻炼，提高抗病能力，预防感冒和肠道感染，一旦患病应及时有效地治疗，防止其恶化。③按时接种麻疹、风疹、腮腺炎等疫苗，灭蚊、防蚊，预防接种乙型脑炎疫苗。

> 痰培养示：泛耐药肺炎克雷白菌，血培养见革兰阳性菌。入院后 1 个月 11:00 患者 GCS 下降至 2(E1M1VT)，双侧瞳孔对光反射消失。下午体温 39.5℃，予酒精擦浴后体温下降至 38℃。心率 110 次/分，血压 104/55 mmHg，呼吸机吸氧浓度 50%，氧饱和度 100%。患者父母要求出院。

问题 12 患者病情发生了什么变化？

答 患者早期发病未及时就医，后期又并发了呼吸道感染，导致全身功能下降，深昏迷，预后极差，有吞咽困难等后遗症。

小结

病毒性脑炎在前期时会出现很多的症状，此时就应该引起警惕，如果在接受一般治疗之后没有看到效果，那么就该怀疑是否出现了颅内感染，应及时到感染科接受治疗。早期诊断、早期治疗是关键。

虽然轻微的病毒性脑炎预后良好，但也有重症类型，所引起的病死率和致残率都是很高的。重型病毒性脑炎在发作之后，病程发展的速度也很快，疾病会迅速侵袭患者的神经系统，给患者的神经系统带来非常严重的损伤。哪怕及时接受治疗，也有可能会让患者留下很多后遗症，甚至最终死亡。

（谷 佳 俞 海）

第二节 抗 NMDA 受体脑炎伴多器官功能衰竭

自身免疫性脑炎（autoimmune encephalitis，AE）泛指一类由自身免疫系统针对中枢神经系统抗原产生反应而导致的脑炎，以急性或亚急性发作的癫痫、认知障碍及精神症状为主要临床特点。目前，AE 患病比例占脑炎病例的 10%～20%，以抗 N-甲基-D-天冬氨酸（N-methyl-D-aspartate，NMDA）受体脑炎最常见，约占 AE 患者的 80%。

2005 年，美国宾夕法尼亚大学首次报道了 4 例抗 NMDA 受体脑炎病例。患者为伴有畸胎瘤的年轻女性，表现为记忆力下降、精神症状、意识障碍和低通气综合征。男性成人和儿童也可发病，并见于各个年龄段中。在现有文献所报道的病例中，最小的年龄 20 个月，最年长的 84 岁。

现病史： 陈先生，34 岁，汉族。患者于 1 个月前反复多次在无明显诱因下出现四肢抽搐，意识不清，口吐白沫，双眼上翻。上述症状持续约数分钟后逐渐缓解，事后不能回忆。查头颅 CT 平扫及颅 MRI 均未见异常。腰椎穿刺脑脊液白细胞计数 $32×10^6/L$，以单核细胞为主，潘氏试验阴性，脑脊液总蛋白 641.9 mg/L，脑脊液抗 NMDA 受体抗体 1∶100，外院诊断为"脑炎"。收入我院。入院后患者脑脊液抗体滴度为 1∶1。AE 马赛克检测结果是：NMDA 抗体呈阳性（+++），确诊为抗 NMDA 受体脑炎。

既往史： 患者有乙肝史，平时口服抗病毒药物。

烟酒史： 吸烟 12 年，平均 10 支/天。

问题1　什么是NMDA受体？

答　NMDA受体是一种离子型谷氨酸受体，结合NR1与NR2组成。NR1与甘氨酸结合NR2与谷氨酸等，与学习、记忆和精神行为密切相关。NMDA受体过度兴奋与癫痫、痴呆、卒中有关，NMDA受体抑制则出现类似精神分裂表现。

问题2　抗NMDA受体脑炎发生的机制是什么？

答　抗NMDA受体脑炎是一种与抗NMDA受体抗体相关的自身免疫性疾病，破坏NMDA受体相应功能，其特征性临床表现为记忆力下降、精神症状、口周不自主运动障碍、中枢性低通气等。

> 入院后3天患者晨间出现癫痫大发作、持续状态，遵嘱给予镇静剂维持。患者低流量吸氧，血氧饱和度98%，双侧瞳孔等大等圆，直径约2.5 mm，对光反射迟钝。

问题3　抗NMDA受体脑炎患者可出现哪些临床症状？

答　在疾病早期可有病毒感染的症状，分为：①前驱症状期；②精神异常期；③强直期（口唇自主动作）；④运动过渡期；⑤恢复期。

问题4　中枢性通气不足的临床表现有哪些？

答　中枢性通气不足是抗NMDA受体脑炎的一个重要临床特征，在成年患者的发生率为66%。中枢性通气不足可表现为呼吸困难、呼吸暂停等症状，动脉血氧分压降低和二氧化碳分压增高。

问题5　中枢性通气不足的护理要点有哪些？

答　①患者出现呼吸费力、经皮血氧饱和度下降或颜面、口唇及甲床出现发绀的情况时，可给予面罩吸氧，以保证高流量的氧气吸入。②出现呼吸暂停症状时应立即给予患者轻度刺激。③患者出现神经精神症状及意识水平改变时需行血气分析，警惕因中枢性通气不足而发生呼吸性酸中毒。④在患者未建立人工气道前禁用或慎用地西泮等镇静药物，以免因呼吸抑制而加重通气不足。⑤在患者癫痫发作时做好气道管理，保持呼吸道通畅及氧气吸入。

> 入院后5天患者脑脊液抗体滴度为1∶1，AE抗体检测结果是：NMDA受体抗体呈阳性（+++），夜间患者烦躁明显，镇静剂加量，地西泮、右美托咪定联合维持。血气分析示动脉氧分压26.47 kPa，动脉二氧化碳分压4.76 kPa，动脉血氧饱和度90%。紧急经口气管插管接呼吸机辅助通气，同步间歇性强制换气（SIMV）模式，潮气量500 ml，氧浓度80%，予以血浆置换、激素冲击治疗。

问题6　抗NMDA受体脑炎主要的治疗有哪些？

答　目前，把糖皮质激素、静脉注射免疫球蛋白和血浆置换作为抗NMDA受体脑炎的一线免疫治疗。

问题 7 血浆置换的护理要点有哪些？

答 ①血浆置换可能的并发症有过敏反应、低血容量、出血、凝血、置管处渗血等。血浆置换泵开始运转时，注意从低血流量开始(50 ml/min)，血压平稳后逐渐增加流速，最高流速不超过 120 ml/min。②引血和流量改变后应及时测量血压及观察心率的变化，以预防低血容量的发生。③在血浆置换治疗过程中，注意观察患者不自主运动和抽搐等有无加重，抗癫痫药可能置换而浓度不足，应向医生报告。④采用的是肝素体外抗凝，在血浆置换治疗全程中观察有无出血倾向、凝血功能障碍及穿刺点渗血等情况及低血容量、过敏反应等意外情况发生。

问题 8 针对患者的不自主运动应如何护理？

答 抗 NMDA 受体脑炎患者均存在典型异常运动：异常运动、强制性的下颌张开闭合、口不自主咀嚼样及咬牙动作、肌张力不全、四肢刻板样运动。护理要点：①在患者床旁方便取用的位置备好压舌板、开口器、口咽通气道，以防止因过度咀嚼及咬牙动作导致口唇、舌或牙齿自伤；并备有负压吸引装置、简易呼吸器及紧急气管插管等物品便于发生窒息时紧急抢救治疗的应用。②需使用坚固的气管插管固定器固定插管，防止由于过度咀嚼导致的气管插管被咬断、气囊损坏等情况的发生，并应尽早给予患者气管切开从而避免上述情况的发生。③手足抽动严重者给予四肢保护性约束以防止肢体外伤及非计划性拔管的发生。

> 入院后 10 天 11:50 患者高热，体温最高达 39.4℃，地西泮＋右美托咪定联合微泵推注。血常规：白细胞计数 $18.36×10^9/L$↑，红细胞计数 $3.43×10^{12}/L$↓，血红蛋白 105 g/L↓，血细胞比容 32.4%↓，中性粒细胞绝对值 $13.4×10^9/L$↑，乳酸脱氢酶（干式法）313 U/L↑，天冬氨酸氨基转移酶（AST）（干式法）248 U/L↑。

问题 9 什么是多器官功能衰竭综合征？

答 多器官功能衰竭综合征(multiple organ dysfunction syndrome, MODS)是指机体在经受严重损害（如严重疾病、外伤、手术、感染、休克等）后，发生 2 个或 2 个以上器官功能障碍，甚至发生功能衰竭综合征。

问题 10 如何衡量患者器官功能受损的程度？

答 临床常用 MODS 评分(Marshall 标准)来衡量患者器官受损的程度。该评分以肺(PaO_2/FiO_2)、肾(Cr μmol/L)、肝(Bil μmol/L)、血(PC/L)、脑(GCS)这 6 个脏器的客观生化指标衡量，每个系统得分有 0～4 五个级别。多器官功能障碍总得分(MOD score)＝各系统最高分的总和，最高分＝24 分。该评分与 ICU 患者死亡率呈正相关。得分越高，ICU 患者死亡率越高。

得分 0 分：无死亡发生；

得分 9~12 分:死亡率<25%;

得分 13~16 分:死亡率 50%;

得分 17~20 分:死亡率 75%;

得分>20 分:死亡率 100%。

问题 11 **MODS 的护理要点有哪些?**

答 (1) 呼吸系统:保持气道通畅,维持足够的通气。

(2) 循环系统:心电监护,密切观察生命体征的变化,控制输液速度。

(3) 胃肠功能:观察胃液有无褐色液体,对于出血患者应及时予以胃肠减压并观察病情及血压的变化。

(4) 肾功能:严格记录出入量,限制液体入量,观察电解质、肾功能变化。

(5) DIC 护理:观察出血症状、有无微循环障碍、有无高凝和栓塞症状。遵嘱正确按时给予抗凝药物,严格掌握剂量。

(6) 基础护理,预防并发症。

问题 12 **患者在使用镇静剂过程中有哪些护理要点?**

答 ①选择适当的镇静、镇痛措施及评估量表。②严密监测及处理不良反应。③每日唤醒。④在床旁备好抢救物品,以便患者发生自伤及窒息时紧急抢救治疗。⑤对手足抽动严重者给予四肢保护性约束,以防止肢体外伤及非计划性拔管的发生。

问题 13 **什么是 Ramsay 评分及其意义?**

答 早期在危重症患者中应用镇静剂的目的是:通过使用长期作用的镇静催眠剂和镇痛剂,使患者维持一种持续睡眠的状态。Ramsay 评分是临床上使用最为广泛的镇静评分标准,分为 6 级,分别反映 3 个层次的清醒状态和 3 个层次的睡眠状态。Ramsay 评分被认为是可靠的镇静评分标准。评分标准见表 8-1。

表 8-1 Ramsay 镇静评分标准

临床状态	分数
焦虑,激动或不安	1
合作,服从或安静	2
入睡,仅对命令有反应	3
入睡,对轻度摇晃或大的声音刺激有反应	4
入睡,对伤害性刺激如用力压迫甲床有反应	5
入睡,对上述刺激无反应	6

问题 14 **患者在服用药物过程中有哪些护理要点?**

答 ①在用药护理方面应首先注意药物的配伍禁忌,其次了解药物使用的注意事项,预防及观察不良反应的发生。②抗癫痫药物注意给药方法正确,如左乙拉西坦及丙戊酸钠缓释片均需整片或半片吞服,不能研碎或咀嚼,并保证用药时间间隔,避免误服、漏服。③抗癫痫类药物常见不良反应是过敏性皮疹。④按医嘱定期监测血药浓度,注意预防药物过量。⑤在镇静药物持续静脉推注过程中,更换药物时需使用双泵同时更换,以保证血药浓度的恒定,确保药物的治疗效果。

> 入院 2 周后的一天 17:00 患者胃潴留,从胃中抽出大量暗红色胃内容物,予胃肠减压,20:55 心率降至 45 次/分,血压降至 65/45 mmHg,呼之不应。查体双瞳孔散大,对光反射消失。行心肺复苏抢救,期间患者出现室颤,予除颤 2 次。抢救期间予肾上腺素静脉推注,同时给予胸外按压,经抢救无效后宣布患者死亡。

 问题 15 该患者发生了什么病情变化?

答 患者因 MODS 导致胃肠道的病理改变,引起消化道出血,继发休克。休克晚期的表现主要为心律失常、尿量减少、血压下降、全身广泛性出血等。

小结

抗 NMDA 受体脑炎是一种严重的自身免疫性脑炎,早期常不能与病毒性脑炎相鉴别,病情可迅速恶化,出现重度精神障碍和中枢性通气不足,甚至导致死亡。因此,在护理过程中应配合医生早期诊断,早期治疗,及时采取相应的护理干预措施,早期发现和处理中枢性通气不足、不自主运动和自主神经功能障碍,预防和减少相关并发症的发生。此外,积极配合医生早期实施血浆置换治疗,同时在用药护理方面确保患者的治疗效果。重症抗 NMDA 受体脑炎患者的全程护理中,安全护理尤其重要。上述护理措施都是护理工作中的重点及研究方向。

(谷 佳 俞 海)

第九章 血管炎

第一节 中枢神经系统血管炎

中枢神经系统血管炎(central nervous system vasculitis)是一类主要累及中枢神经系统的炎性血管病,与机体免疫异常有关。本病最初在20世纪50年代中期被描述为一种罕见的、致命的疾病,主要累及软脑膜、皮质和皮质下中小动脉的肉芽肿性血管炎。经过不同时期几经易名,包括孤立性中枢神经系统脉管炎、孤立性中枢神经系统血管炎。目前,普遍采用中枢神经系统血管炎这一名称,既表述了疾病的解剖部位,又表述了主要的病理改变和病理类型。本病高发年龄为37~59岁。起病方式变异较大,可呈急性、慢性或隐袭性。

> **现病史**:刘先生,51岁,工程师。患者在无明显诱因下,突发嗜睡伴口齿不清,头部阵发性胀痛1周。无恶心、呕吐、眩晕等不适症状。即至我院就诊,诊断为"中枢神经系统血管炎可能",为进一步明确诊断收入院。
> **既往史**:既往有血压升高病史,最高160/90 mmHg,未明确诊断高血压,平时不服用药物,未监测血压。有脂肪肝史2~3年。否认糖尿病、慢性支气管炎、肝炎、结核病等病史。否认输血史,预防接种史不详。

问题1 中枢神经系统血管炎的病因是什么?

答 中枢神经系统血管炎按发病原因分为以下2种。

(1) 原发性血管炎:只累及中枢神经系统,如自发性中枢神经系统血管炎。

(2) 继发性血管炎:为系统性或全身疾病所引起,如自身免疫性疾病合并血管炎、系统性红斑性狼疮(SLE)、风湿性关节炎、硬皮病和皮肌炎。

问题2 中枢神经系统血管炎的主要临床表现有哪些?

答 本病神经系统症状和体征较局限性或弥散性,但基本上具有头痛、多灶性的神经功能缺陷和弥漫性的脑损害症状。多数患者临床表现为:头痛、恶心、呕吐、肢体瘫痪、颈强直,同时伴有精神症状、记忆力减退或痴呆征象。系统性疾病导致的中枢神经系统血管炎患者可以有皮肤、关节、肺、肾、眼球损害的症状和体征。

问题3 中枢神经系统血管炎的发病机制有哪些?

答 本病发病机制:在各种血管炎中,机体的自身免疫异常在发病中具有重要的作用。

在自身免疫性血管炎中,遗传易感性的增加使血管易于对抗原刺激发生异常的反应。这个过程可以是免疫复合物的沉积所导致的血管损害,也可以是 T 细胞-内皮细胞反应性的血管损害。感染性血管炎可能是感染微生物后导致自身免疫的异常所致。微生物的蛋白分子刺激免疫系统产生相关的免疫反应,免疫系统在清除微生物的过程中,将血管壁上具有微生物蛋白抗原特性的正常蛋白破坏,导致血管炎的产生。

问题4 中枢神经系统血管炎的主要诊断手段是什么?

答 中枢神经系统血管炎的主要诊断手段是 MRI 平扫+增强和 DSA。

患者入院后 3 天行头颅 MRI 检查示左侧颞枕岛叶、双侧基底节区多发片状异常信号,T1WI 呈略高信号,T2WI 及 Flair 信号混杂,周边大片水肿,DWI 呈高低混杂信号。脑室系统受压略变形,中线结构扭曲(图 9-1)。

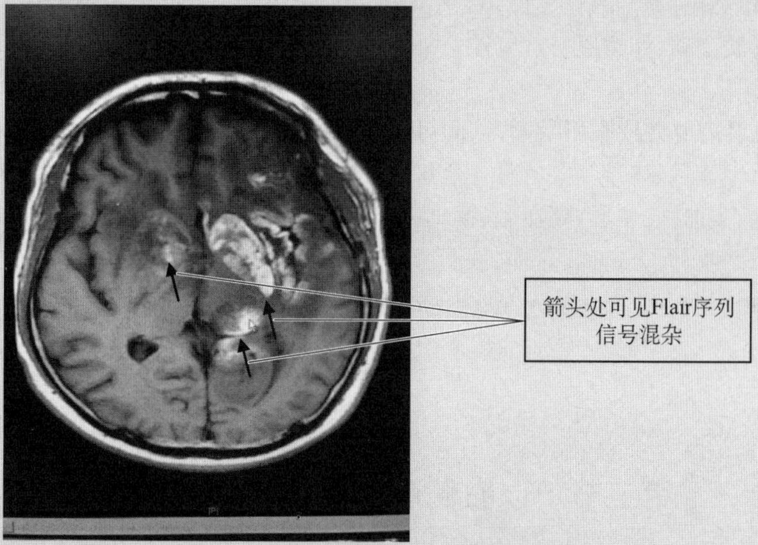

箭头处可见Flair序列信号混杂

图 9-1 患者头颅 MRI 表现

入院后 4 天患者的诊断明确,给予口服加巴喷丁、激素和免疫抑制剂等对症治疗。

问题5 为什么要用加巴喷丁治疗?

答 加巴喷丁作为一种较为安全的止痛药在临床上广泛使用。它很少与血浆蛋白结合,能快速通过血脑屏障从而达到止痛效果。另外,加巴喷丁很少在体内代谢,90%以上以原型通过肾脏代谢,不会影响其他药物在肝脏代谢,也很少受到其他镇痛药物的影响。

问题6 加巴喷丁的用药指导?

答 加巴喷丁起始剂量为 100 mg/次,每天 3 次口服,每 2~3 天加量 100~200 mg,直至患者疼痛缓解或出现难以忍受的不良反应,最高剂量可达每天总量 1 800 mg。

问题7 口服加巴喷丁常见的不良反应是什么?

答 主要是眩晕、嗜睡及周围性水肿。①消化系统:腹泻、便秘、口干、恶心、呕吐、胃肠胀气。②代谢和营养紊乱:体重增加、高血糖。③神经系统:共济失调、思维异常、异常步态、感觉迟钝。④呼吸系统:咽炎。⑤皮肤和附属器官:皮疹。⑥特殊感官:弱视、复视、结膜炎、中耳炎。

> 患者经激素、加巴喷丁和免疫抑制剂治疗后头痛及口齿不清症状好转,拟出院回家。

问题8 如何进行中枢神经系统血管炎患者的出院宣教?

答 ①饮食方面建议多吃新鲜蔬菜,如菠菜、油菜、胡萝卜、白菜等含维生素 C 较高的蔬菜,以及海带、紫菜、木耳等。②饮食忌辛辣,夏季忌羊肉、狗肉等食物。③绝对不能吸烟,因为吸烟是血管炎加重的诱因。④不喝酒。⑤定期复查,在医生指导下服药,自行停药或改吃中药等民间方剂都可能导致复发加重,甚至有生命危险。⑥中枢神经系统血管炎患者常常需要使用糖皮质激素(如泼尼松),应注意补钙、晒太阳及适当锻炼,以免发生骨质疏松。

问题9 如患者需要继续服用激素,请问可能会发生哪些不良反应?

答 ①代谢紊乱:表现为向心性肥胖(库欣综合征),出现满月脸、水牛背、痤疮、多毛、高血钠和低血钾、高血压、水肿、高血脂、高血糖或使糖尿病加重,肾上腺皮质功能减退甚至萎缩、闭经、肌肉消瘦、无力、骨质疏松、股骨头坏死和精神症状等。②机体抵抗力降低。③组织修复受损,组织愈合延缓。④儿童生长发育受抑制。

(冯 卉 俞 海)

第二节 以右侧肢体无力起病的血管炎

原发性中枢神经系统血管炎(primary angiitis of the central nervous system, PACNS)是一种只局限侵犯中枢神经系统血管,而不累及其他系统的炎症性疾病。其临床表现复杂多样,主要为头痛、肢体麻木及无力、癫痫、认知障碍等局灶性或弥漫性中枢神经系统损害症状。患者常仅有神经系统症状的临床表现,脑脊液检查、脑 CT 及 MRI 检查均不能明确诊断,给诊断和治疗带来很大困难,因而延误诊治,造成死亡等严重后果。

> **现病史:** 李女士,26 岁。主诉头昏 5 天,右侧肢体乏力 3 天,左眼视物模糊 1 天。5 天前患者饮酒后出现头昏,持续性,昏沉不清醒感,自行购买缓解眩晕药口服,未见好转。次日至附近诊所输液"消炎药"治疗,症状无好转,未做其他处理。3 天前下午睡醒后发现右侧肢体乏力,起床困难,头昏较前稍加重,右下肢有麻木感。今日发现左眼视物模糊,有重影感,为进一步诊治收治入院。入院头颅 SWI 检查示左侧额叶片状异常信号,其内伴出血可能。头颅 MRS 检查示左侧额叶斑片状高信号(图 9-2)。拟诊为"眩晕待查,考虑血管炎可能"收治入院。

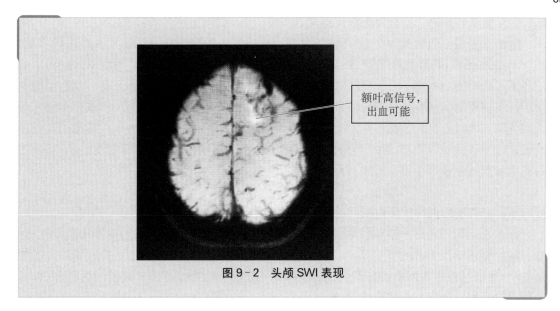

图 9-2 头颅 SWI 表现

问题 1 何谓眩晕？

答 眩晕是一种突然发生的、无外界刺激所致的自身或外物运动的错觉，是平衡障碍的一种主观感觉，空间定位障碍的运动错觉及体位障碍的错觉。

问题 2 血管炎如何进行鉴别诊断？

答 血管炎最常见的需鉴别诊断的疾病是脑梗死和各类中枢性感染。如该患者右侧肢体无力起病，症状和脑梗死相似，需仔细鉴别。感染本身可引起血管炎，需行腰椎穿刺检查以助诊断。

问题 3 原发性神经系统血管炎的高级神经功能症状有哪些？

答 意识障碍、精神状态改变、智能障碍和痴呆。

患者入院后 5 天行脑血管造影检查，可见串珠样改变。肌酸激酶 14 680 U/L(38～174 U/L)，肌电图检查提示肌源性损害。给予丙种球蛋白 15 g/qd，并给予激素泼尼松 500 mg/qd 静脉滴注冲击疗法，同时给予抗凝治疗。

问题 4 患者脑血管造影检查期主要护理点有哪些？

答 ①检查前 4～6 小时禁食、禁水，检查前 30 分钟排空大、小便。②清洁局部皮肤，更换清洁病服。③检查后密切观察生命体征、意识、瞳孔、言语及肢体肌力变化，发现异常及时通知医生，q1h 观察穿刺部位局部有无渗血、血肿，穿刺侧肢体足背动脉搏动，足温。④指导患者检查后穿刺侧肢体制动 6～12 小时，注意卧床休息，不宜过早下床活动，卧床期间协助生活护理。⑤嘱患者检查后多饮水以促进造影剂排泄，减轻不适。⑥保持穿刺点敷料的清洁、干燥，保持室内空气流通，防止感染。

问题 5　血肌酸激酶升高有什么临床意义?

答　①急性心肌梗死时肌酸激酶在发病 2～4 小时开始升高,12～48 小时达到峰值,2～4 天恢复正常,其升高程度较 AST、LDH 大,且出现早,与心肌损伤的程度基本一致。心电图不易诊断的心内膜下心肌梗死和复发性心肌梗死时肌酸激酶活性亦升高。动态监测有助于心肌梗死的病情观察和预后估计。②多发性肌炎、进行性肌营养不良、严重肌肉创伤等肌酸激酶亦明显升高。③脑血管意外、脑膜炎、全身性惊厥、休克、破伤风等肌酸激酶活性亦升高。④甲状腺功能低下、某些感染性疾病、恶性高热、剧烈运动、各种插管及手术、肌肉注射氯丙嗪或抗生素等也可引起肌酸激酶增高。

问题 6　患者使用丙种球蛋白期间的主要护理措施是什么?

答　①使用该药时严格单独输注,不宜与其他药物或溶液混合。②若溶液出现混浊、冰冻、异物、絮状及摇不散的沉淀等,均不可使用。③应用一次输注完毕,不可分次输注。④缓慢静滴,用药过程中观察患者有无头痛、心慌、恶心等不适症状,必要时减慢或暂停输注,并遵医嘱给予相应治疗。⑤注意体温变化。

问题 7　什么是激素?

答　激素是高度分化的内分泌细胞合成并直接分泌入血的化学信号物质,它通过调节各种组织细胞的代谢活动来影响人体的生理活动。由内分泌腺或内分泌细胞分泌的高效生物活性物质,在体内作为信使传递信息,对机体生理过程起调节作用的物质称为激素。

问题 8　糖皮质激素的作用机制是什么?

答　①调节三大物质代谢和水盐代谢;②促进生长、发育,影响衰老;③影响中枢神经系统及生育(生殖器官的发育与成熟);④使机体能更好地适应环境。

问题 9　糖皮质激素使用的适应证有哪些?

答　①严重感染;②炎症及防止炎症后遗症;③休克;④变态反应性疾病;⑤血液病;⑥替代疗法;⑦局部应用。

问题 10　激素有哪些不良反应?

答　①并发或加重感染。②药源性肾上腺皮质功能亢进症。③骨质疏松。④诱发溃疡或使原有者恶化。⑤无菌性骨股头坏死、电解质紊乱。⑥抑制生长发育。⑦神经精神症状。⑧长期应用激素还可诱发白内障、青光眼、伤口愈合不良、血栓形成和栓塞、月经失调、多汗、高脂血症、肌病等。

问题 11　使用激素药物期间的主要护理措施是什么?

答　①保持床单位清洁,嘱患者注意皮肤清洁,避免潮湿、排泄物的刺激,预防感染。②加强巡视,提供良好的睡眠环境,避免声、光刺激,保证患者正常休息。③保持病室环境的清洁、卫生,减少探视人员,防止交叉感染。④应用激素类药物可导致向心性肥胖、满月脸等,注意患者的心理护理,告知患者待病情好转,停用激素后症状会有所减轻。

问题 12 为什么要给予患者抗凝治疗?

答 因患者头颅 SWI 检查示"左侧额叶片状异常信号,其内伴出血可能",自身免疫指标未见明显异常,综合考虑血清阴性血管炎继发血栓形成可能大,所以给予抗凝治疗。

患者经过 1 周治疗后,各项指标均好转,康复出院。各项心肌酶谱指标治疗前后对比见表 9-1。

表 9-1 各项心肌酶谱指标治疗前后对比

项目名称	治疗前(U/L)	治疗后(U/L)	参考区间(U/L)
肌酸激酶	14 680	51	38～174
肌酸激酶同工酶	88	18	<25
乳酸脱氢酶	557	170	125～225
α羟丁酸脱氢酶	254	124	72～182

问题 13 患者出院健康宣教要点?

答 (1) 指导患者自我监测病情,如复发应及时就医。

(2) 指导患者精神放松,不吸烟、喝酒、低盐饮食。

(3) 按时服药,定期随访。抗凝药物使用需要注意以下几点。①自我监测:观察牙龈有无出血,皮肤黏膜有无淤点、淤斑,是否有血尿、黑便等出血症状。②自我防护:严禁热敷腹部、勿抠鼻、用软毛牙刷、预防跌倒。③饮食指导:避免辛辣刺激性饮食及坚硬食物等。

小结

中枢神经系统血管炎的临床表现无特异性,药物的正确使用和对不良反应的及时观察尤为重要。护士应做好抽搐发作的紧急处置,减少并发症的发生。

(胡斌斌 俞 海)

第十章 痴呆

第一节 痴呆

痴呆是一组综合征,指意识清晰的患者由于各种躯体疾病而引起持续性高级神经功能紊乱,最终导致精神功能衰退的一种后天获得性综合征。表现为记忆力障碍,并有失语、失用、失认和抽象思维或判断力中至少一项障碍,影响患者的社会活动或日常生活。老年期痴呆是指发生与老年期或由成年人发生的进展性痴呆,以阿尔茨海默病最常见。

> **现病史:** 刘女士,75岁,1年前无明显诱因出现记忆力下降。日常所做事情和一些物品易忘记,远期记忆力正常;性格改变,经常和家人吵架;刚刚吃完饭,仍感觉饥饿。外院头颅CT检查报告示:两侧基底节区、侧脑室旁及半卵圆区多发腔隙性脑梗死。脑白质变性、脑萎缩。为进一步治疗收入院。
> **既往史:** 平素健康状况良好,否认高血压病史。否认糖尿病史。否认冠心病病史。

问题1 痴呆的基本症状有哪些?

答 痴呆的基本症状概括为日常生活能力下降、精神行为异常和认知障碍。

问题2 痴呆的诊断流程如何?

答 诊断为痴呆,要结合患者认知障碍起病形式、各认知域和精神行为损害的先后顺序、病程发展特点以及既往病史和体格检查提供的线索,对痴呆的病因做出初步判断,然后选择合适的辅助检查,最终确定痴呆的病因(图10-1)。

问题3 血管性痴呆主要的临床表现有哪些?

答 患者有高血压、动脉硬化性疾病或者糖尿病病史等血管病危险因素,常有明确的急性起病、脑血管意外的表现。病程呈现阶梯样或波动样为其特征,神经系统局灶性体征明显,如偏身感觉障碍、锥体束征、失语等。可以有记忆问题,情感不稳,易激惹。

问题4 路易体痴呆主要的临床表现有哪些?

答 特征性的表现是有明显的以运动障碍为主的帕金森综合征。认知障碍的特点是波动性伴明显的注意和警觉改变,并有反复发作的形式和内容具体的视幻觉症状。快动眼期睡眠行为异常。

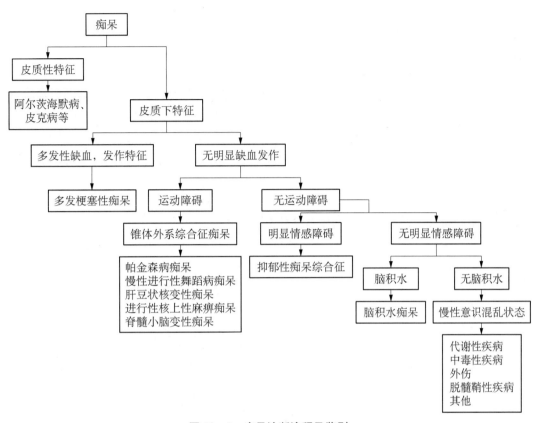

图 10-1 痴呆诊断流程及鉴别

问题 5 额颞叶痴呆主要的临床表现有哪些?

答 典型表现是人格的改变和行为紊乱,包括淡漠、欣快等症状。疾病早期就会出现自知力和自我照料能力缺失,随之发生食物偏好改变、宗教热情度过高以及持续或重复行为。中老年人出现人格改变、情感改变以及行为异常、言语减少,甚至失语,顶、枕叶功能紊乱,CT/MRI 等检查示相应区域萎缩。

问题 6 痴呆常用的认知评估方法有哪些?

答 简易精神状态评估量表(MMSE),对识别正常老人和痴呆有较高的价值。①评分表,蒙特利尔认知评估(MOCA);②老年痴呆量表—认知(ADAS-cog);③神经精神问卷(NPI);④日常生活能力评分(ADL)。

痴呆往往需要 3 个量表进行综合性评价。

> 患者入院后完善各项相关检查,给予多奈哌齐改善认知功能,营养神经等对症、支持治疗。

问题 7 痴呆患者改善认知常用的药物有哪些?

答 ①中枢胆碱酯酶抑制剂:多奈哌齐、重酒石酸卡巴拉汀、石杉碱甲。②NMDAR 传导阻滞剂:美金刚。这些药物可使患者获得一定时间的稳定或改善,并不能逆转疾病发展的总趋势。

问题8 **患者住院期间应如何做好用药安全护理?**

答 痴呆患者的用药安全一直备受关注,护士应注意:①针对患者拒服、漏服、多服、误服、藏药、吐药等行为,应分次、定量发药,目睹患者将药服下。②针对镇静催眠药物易引起体位性低血压的情况,应指导患者床上服药。③针对抗精神病、抗抑郁药、苯二氮䓬类抗焦虑药及胆碱酯酶抑制剂等药物,应熟知药物不良反应、用药禁忌等,做好给药前的评估,仔细观察患者有无用药后不良反应,并及时与医生沟通、调整给药方案。

问题9 **不同阶段痴呆患者的护理重点是什么?**

答 护士根据疾病的不同阶段为患者提供针对性的护理干预措施。轻、中度痴呆期患者的认知功能尚有一定保留,护理重点是认知功能训练及保障患者安全,重度痴呆期患者完全丧失生活自理能力,护理重点是防治并发症的发生及加强临终关怀。

> 患者言语流畅,饮食、睡眠好,近期记忆力减退,远期记忆力正常。定向力正常。深、浅感觉正常。病理征阴性。拟出院。

问题10 **如何指导家属给予患者情感支持?**

答 痴呆患者易出现焦虑、孤独、抑郁等情绪,相较其他慢性疾病患者更需要家人的理解与支持。①有效沟通是情感支持的第一步,照顾者应采用非批判式、尊重的态度,避免使用对待"老小孩"的态度及使用"痴呆"类的字眼来刺激老人;②应采用平视或仰视的姿势与患者沟通,避免造成威胁感;③沟通时要做到音量足、音调低,语言及动作轻缓,以免给予过多刺激引发患者不当行为;④沟通语句要简单、直接、清晰,避免选择性问题。⑤家属还可通过与患者共同回忆往事、按摩与抚摸、音乐疗法等增进与患者的交流。

(卫 慧 俞 海)

第二节 阿尔茨海默病

阿尔茨海默病(Alzheimer's, disease, AD),是发生于老年和老年前期的一种发病率非常高的神经系统变性病;一种包含轻度认知损害在内的,以起病隐匿和进行性认知损害为主要临床征象的神经系统退行性疾病。记忆功能受损是本病最初期也是最具特征性的临床表现。本病是老年期痴呆的最常见类型,约占老年痴呆的50%。

> **现病史：** 倪女士，81 岁。患者于 2 年前无明显诱因出现记忆力下降，日常所做事情和一些物品忘记，远期记忆力正常，性格改变，经常和家人吵架。到医院就诊，头颅 CT 检查报告示：侧脑室旁及半卵圆区多发腔隙性梗死。脑白质变性、脑萎缩。给予多奈哌齐治疗后症状改善，减药后加重，为进一步诊治收治入院。
> **既往史：** 否认高血压病、糖尿病史。
> **家族史：** 患者的祖父有 AD 病史。

问题 1　AD 常见病因有哪些？

答　AD 的病因尚不明确但存在一些与疾病的发生有关的因素。该病可能是一组异质性疾病，在多种因素的作用下才发病。

(1) 家族史及遗传因素：早发型 AD 可能与 *APP*、*S 182*、*STM -2* 基因有关，迟发型 AD 与 *APOE* 基因有关。

(2) 一些躯体疾病：甲状腺疾病、癫痫等。

(3) 环境因素：如反复暴露于金属铝或锰。

(4) 头部外伤。

(5) 其他：免疫系统进行性衰竭、慢性病毒感染等。

问题 2　根据认知能力和身体功能的恶化程度 AD 可分成哪 3 个阶段？

答　(1) 第一阶段(1~3 年)为轻度痴呆期：主要表现为记忆障碍。首先出现的是近事记忆减退，对近事遗忘突出，常将日常所做的事和常用的一些物品遗忘。随着病情的发展，可出现远期记忆减退，此期患者易与良性记忆障碍或称年龄相关记忆障碍相混淆。

(2) 第二阶段(2~10 年)为中度痴呆期：除记忆障碍继续加重外，还可出现思维和判断力障碍、性格改变和情感障碍，患者的工作、学习新知识和社会接触能力减退，特别是原已掌握的知识和技巧出现明显的衰退。

(3) 第三阶段(8~12 年)为重度痴呆期：除上述各项症状逐渐加重外，还有情感淡漠、哭笑无常、言语能力丧失，以致不能完成日常简单的生活事项如穿衣、进食。此期患者常可并发全身各系统疾病的症状，如肺部及尿路感染、压疮，以及全身性衰竭症状等，最终因并发症而死亡。

问题 3　AD 的类型有哪些？

答　AD 通常分为两类：家族性 AD 和散发性 AD。

(1) 家族性 AD：AD 协会认为，家族性 AD 是由于 *PS 1*、*PS 2* 或 *APP* 基因发生突变所致，存在突变基因的个体将患病基因传给下一代的概率是 50%，而突变基因通常会导致个体 AD 的发生。

(2) 散发性 AD：较常见。散发性 AD 不是由某突变基因引起，相反，轻度的基因变异会影响个体发病概率。散发性 AD 研究最多的是 *APOE* 基因，此基因负责一种蛋白质的合成，该蛋白质可将胆固醇及其他脂类输送出体外，同时参与脑细胞外膜结构和功能的维持。

问题 4 如何为患者进行智能减退评估?

答 (1) 询问患者病情:与患者进行交谈,了解患者有无记忆力下降。

(2) 判断有无认知障碍:认知障碍是 AD 的特征性临床表现,患者反应迟钝,语言功能障碍,学习、工作、社交能力逐渐下降;随着病程的进展,患者的计算力、定向力和视空间能力出现障碍。

(3) 判断有无情感障碍和人格衰退:情感障碍是 AD 患者就诊的常见原因,常表现为抑郁、情感淡漠、焦躁不安、欣快兴奋;部分患者出现幻想、妄想,甚至攻击倾向;多数患者有失眠和夜间谵妄。

(4) 量表评估:MMSE、ADAS-cog。

问题 5 可以从哪几方面给 AD 患者进行检查?

答 (1) 实验室检查:作为痴呆评估内容的一部分,是确定痴呆病因和老年人中常见并存疾病所不可或缺的检查项目。甲状腺功能检查和血清维生素 B_{12} 水平、梅毒相关检查测定是确定痴呆其他特殊原因的必查项目。

(2) 神经系统影像学检查:是判断有无脑萎缩及脑血管疾病证据。

(3) 神经心理学测验:在对 AD 进行诊断的过程中,通过神经心理学评估方法全面了解患者定向力、记忆功能、言语功能、执行功能、注意功能、知觉空间功能和解决问题能力。

(4) 脑脊液检测。

(5) 脑电图检查:早期 α 节律丧失及电位降低,常见弥漫性慢波,且脑电图减慢的程度和痴呆可用于鉴别判断(如脑蛋白病)等。

(6) 基因检查:有明确家族史的患者可进行 APP、PS 1、PS 2 基因检测。如有突变,有助于确诊。

问题 6 AD 的并发症有哪些?

答 包括外伤、肺炎和其他感染、便秘、营养不良、抑郁、脱水。

> 患者入院后完善各项相关检查,给予多奈哌齐改善认知功能,营养神经、改善脑功能等对症、支持治疗。

问题 7 AD 的治疗方案有哪些?

答 目前无特效治疗方法,主要是支持、对症治疗。

(1) 生活护理:包括使用某些特定的器械等。有效的护理能延长患者的生命及改善患者的生活质量,并能防止摔伤、外出不归等意外的发生。

(2) 非药物治疗:包括职业训练、音乐治疗和群体治疗等。

(3) 药物治疗:选用改善认知功能的胆碱酯酶抑制剂和谷氨酸受体拮抗剂等控制精神症状的药物,必要时可加用抗抑郁药。

(4) 支持治疗:重度患者自身生活能力严重减退,常导致营养不良、肺部感染、泌尿系统感染、压疮等并发症,应加强支持治疗和对症治疗。

问题8 AD 的预后如何?

答 由于发病因素涉及很多方面,绝不能单纯采用药物治疗。临床细致、科学的护理对患者行为矫正、记忆恢复有着至关重要的作用。对长期卧床者,要注意大、小便,定时翻身、擦背,防止压疮发生。对兴奋不安患者,应有家属陪护,以免发生意外。注意患者的饮食起居,不能进食或进食困难者给予协助或鼻饲。加强对患者的生活能力及记忆力的训练。

> 1 个月后患者因家中有事,办理自动出院。出院时,患者言语流畅,饮食睡眠好,双侧瞳孔等大等圆,对光反射可,双眼球各项活动可,伸舌居中,四肢肌力正常,深、浅感觉正常,定向力正常,仍有记忆力减退。

问题9 AD 的家庭照护支持有哪些内容?

答 ①建立患者与其家庭成员的有效沟通系统,以帮助其家庭成员适应患者不断退化的认知能力。②为患者提供安全的环境,鼓励其按要求进行锻炼,在一天中选择患者状态最好时做日常活动锻炼。③为患者及其家庭成员提供情感支持,向其解释患者的行为问题会因为过度的刺激或常规的改变而加重和恶化。④进行疾病知识宣教,并帮助他们寻求社会公益服务和社区资源部门获得法律和经济上的支持和帮助。⑤进行咨询指导,对照顾者给予疾病知识教育、护理技巧教育、心理支持,鼓励照顾者尽量多带患者散心、与患者交流、做游戏。⑥当疾病发展到后期阶段,患者需要完全依赖照护者时,适时为其家庭成员提供临终照顾相关知识。

> **小结**
>
> AD 是老年期痴呆中最常见的类型,在痴呆早期有时难以与正常老年人的记忆减退区分,核心症状为日常生活能力下降、精神行为异常和认知能力下降。目前改善 AD 认知功能的药物并不能完全逆转疾病发展的总趋势,因此,对于保障 AD 患者的安全和家庭情感支撑尤为重要。

(廖 坚 张微平 俞 海)

第十一章 周围神经病

第一节 格林-巴利综合征

格林-巴利综合征(Guillain-Barré's syndrome，GBS)，又称急性感染性多发性神经根神经炎，是由病毒感染或感染后以及其他原因导致的一种自身免疫性疾病。为急性或亚急性起病且大多数患者可以恢复的多发性脊神经根(可伴颅神经)受累的一组疾病。其主要病理改变为周围神经系统的广泛性炎性脱髓鞘。但 GBS 有多种亚型，临床表现不一，经典型者临床上以四肢对称性弛缓性瘫痪为主要表现。

> **现病史**：谢女士，48岁，汉族。以"四肢无力麻木、言语含糊10天"为主诉入院。
> **专科检查**：神志清楚，言语含糊。双侧瞳孔等大等圆，直径4 mm。双眼闭目不拢，双额纹消失，鼓腮漏气，双侧咽反射消失，饮水呛咳。双上肢肌力3级，双下肢肌力2+级，四肢肌张力低，双下肢膝关节以下袜套样痛觉减退。外院脑脊液检查提示蛋白高于正常，细胞数正常；肌电图检查见 F 波及 H 反射延迟；颅脑 MRI 检查未见明显异常。初步诊断：GBS。
> **既往史**：入院前3周有"感冒"病史，余无特殊。

问题1 GBS 的病因是什么？

答 本病的病因及发病机制不明。70%患者病前8周内多有感染、疫苗接种史。较为明确的感染因子有空肠弯曲菌、病毒(如 CMV、EBV)和肺炎支原体感染。多数研究表明 GBS 的发病是由细胞免疫和体液免疫介导的周围神经病。

问题2 GBS 发病形式是什么？

答 多为急性起病，症状常于2周左右达高峰。

问题3 GBS 首发症状是什么？

答 首发症状常为四肢对称性迟缓性无力，可自远端向近端发展或相反，亦可远、近端同时受累，并可累及躯干。严重病例可因累及肋间肌及膈肌而致呼吸麻痹。

问题4 GBS 脑脊液改变有什么特征？

答 脑脊液"蛋白-细胞分离现象"，是本病的重要特征，通常在病后2~4周最明显。GBS 患者由于神经根的广泛炎症反应，表现为脑脊液细胞数正常，而蛋白含量明显增高。

问题 5 GBS 感觉障碍的特点是什么？

答 感觉缺失或减退呈手套袜子样分布，可后于或与运动症状同时出现。

问题 6 GBS 运动障碍的特点是什么？

答 四肢对称性迟缓性无力，可自远端向近端发展，亦可远、近端同时受累，并可累及躯干，严重病例可因累及肋间肌及膈肌而致呼吸麻痹。腱反射常减低或消失。

问题 7 GBS 有二便障碍吗？

答 GBS 患者的直肠和膀胱括约肌功能多无影响。

> 谢女士入院后给予营养神经、免疫支持治疗，病情逐渐进展，四肢软瘫，肌力 0 级；出现呼吸困难、胸闷、心悸，口水无法吞咽，考虑病变累及呼吸肌。予行气管切开术，术后予呼吸机辅助呼吸，予人血免疫球蛋白等治疗。

问题 8 GBS 患者如何预防吸入性肺炎？

答 ①指导患者半坐卧位，鼓励患者深呼吸和有效咳嗽，协助翻身、拍背，及时清除口、鼻腔和呼吸道分泌物，必要时吸痰。②观察患者口水能否自己吞咽；饮水是否有呛咳，口腔内是否有食物残渣。③如有吞咽障碍应及早予鼻饲，预防误吸引起吸入性肺炎而加重病情。

问题 9 GBS 主要危险是什么？

答 呼吸麻痹是 GBS 的主要危险。某些类型可累及自主神经功能，出现心律失常。

问题 10 GBS 为什么会引起呼吸麻痹？

答 严重的 GBS 会累及肋间肌和膈肌，因肌无力而引起呼吸麻痹，是本病主要的死亡原因。

问题 11 如何观察患者的呼吸情况？

答 ①持续给氧，心电监测，动态观察血压、脉搏、呼吸、血氧饱和度情况。②观察早期缺氧的表现，如询问患者有无胸闷、气短、呼吸费力，口唇指甲是否发绀。③注意血气分析指标的变化。④准备抢救用物，床头常规备吸引器、气管切开包及机械通气设备处于备用状态，以利抢救时随时取用。

问题 12 GBS 患者气管切开的护理要点是什么？

答 ①密切观察患者的生命体征：血压、脉搏、呼吸、体温、血氧饱和度。②气管套管固定带松紧适宜，松紧度以能放一个指头为宜，定时测气管套管气囊压力。③保持气切口敷料及固定带清洁、干燥。④及时吸出口腔、鼻腔、气囊内、气道内的分泌物。⑤观察气道分泌物的颜色、黏稠度及量，必要时予气道湿化。⑥吸痰时注意无菌操作。⑦护理操作中应注意预防气管套管脱出。

问题 13 GBS 患者使用呼吸机的护理要点有哪些?

答 ①抬高床头;②告知患者使用呼吸机的重要性以及需要配合的事项;③密切观察患者的生命体征:血压、脉搏、呼吸、体温、血氧饱和度;④保持呼吸机各管路连接紧密,根据血气分析情况调整各参数;⑤使用呼吸机期间,气管套管气囊压力维持在 20～30 cmH$_2$O 之间;⑥及时吸除口腔、鼻腔、气囊内、气道内的分泌物;⑦及时处理呼吸机报警;⑧呼吸机连接管路每周更换一次,痰液污染及时更换;⑨床旁备简易人工呼吸器供停电或呼吸机故障时使用;⑩注意预防院内交叉感染。

问题 14 GBS 护理要点有哪些?

答（1）观察及评估:每班评估患者生命体征,特别是观察是否有呼吸费力、出汗、口唇发绀等缺氧症状;评估患者吞咽、运动功能障碍是否加重;注意血氧饱和度变化,当加大吸氧流量血氧饱和度仍然持续降低,血气分析血氧分压低于 70 mmHg 时,要配合医生进行气管插管或气管切开并准备呼吸机辅助呼吸。

（2）饮食护理:吞咽困难和气管切开、呼吸机辅助呼吸者予插胃管,给予鼻饲流质,以保证机体足够的营养供给,维持水及电解质平衡。

（3）抬高床头 15～30°,及时吸除口腔、鼻腔、气囊内、气道内的分泌物。

（4）预防并发症:由于运动障碍、气管切开和机械通气,除容易发生肺部感染、压疮、营养失调外,还可导致下肢静脉血栓形成、肢体挛缩和肌肉失用性萎缩,应协助患者翻身、拍背、活动肢体、按摩腹部,必要时穿弹力长袜、灌肠、导尿等。

（5）用药护理:①指导患者遵医嘱正确服药,告知药物的作用、不良反应、使用时间、方法及注意事项;②使用糖皮质激素治疗时可能出现应激性溃疡致消化道出血,应观察有无胃部疼痛不适和柏油样大便;③留置鼻胃管的患者应定时回抽胃液,注意观察胃液的颜色、性质;④使用免疫球蛋白治疗时输液速度应慢,30 滴/分左右,避免输液速度太快导致发热、面红;⑤由于本病严重病例可累及呼吸肌肉无力而致呼吸困难,而某些镇静安眠药物可产生呼吸抑制,要慎用。

（6）心理支持:及时了解患者的需求,观察病情变化,主动关心患者,尽量满足患者的要求,向患者解释病情的经过,介绍成功的病例使其树立信心取得信任和配合。

（7）其他:观察瘫痪肢体皮肤颜色、温度、足背动脉搏动情况,预防深静脉血栓形成;观察是否有多汗、皮肤潮红、手足肿胀及营养障碍、心动过速、直立性低血压等自主神经症状。

问题 15 GBS 有哪些治疗方法?

答（1）病因治疗:①血浆置换每周 2～4 次;②免疫球蛋白:成人剂量 0.4 g/(kg·d),连用 5 天。

（2）辅助呼吸:呼吸肌麻痹是 GBS 的主要危险,呼吸肌麻痹的抢救是增加本病的治愈率、降低病死率的关键。因此,应严密观察病情,对有呼吸困难者及时进行气管插管、气管切开和人工辅助呼吸。

（3）其他治疗:应用多种 B 族维生素及神经营养药,采取主动或被动运动、理疗、针灸及按摩等神经功能康复锻炼。

经过营养神经、激素抗炎、呼吸支持等治疗后谢女士的病情逐渐好转,恢复自主呼吸,拔除气切套管,肌力好转,准备出院康复治疗。

问题 16 GBS 出院的指导如何做?

答 (1) 疾病知识指导:指导患者及家属了解本病的病因、进展、常见并发症及预后;保持情绪稳定和健康心态;加强营养,增强体质和机体抵抗力,避免淋雨、受凉、疲劳和创伤,防止复发。

(2) 康复指导:加强肢体功能锻炼和日常生活活动训练,减少并发症,促进康复。肢体被动和主动运动均应保持关节的最大活动度;运动锻炼过程中应有家人陪同,防止跌倒、受伤。GBS 恢复过程长,需要数周或数月,家属应理解和关心患者,督促患者坚持运动锻炼。

(3) 病情监测指导:教会患者及家属监测生命体征的变化,注意观察吞咽、运动及感觉方面的病情发展。当患者出现咳嗽、咳痰、发热、呼吸困难、烦躁、胃部不适、腹痛、柏油样大便、肢体肿胀疼痛等症状时,应及时就诊。

问题 17 GBS 的预后如何?

答 大多数患者可以完全恢复,病死率约 3%,主要死于呼吸衰竭、感染、低血压、严重心律失常等并发症。

(林志萍 俞 海)

第二节 多发性周围神经病

多发性周围神经病(poly-peripheral neuropathy)又称为末梢神经病,以往也称为周围神经炎、末梢神经炎。由不同病因引起,表现为四肢远端对称性的或非对称性运动、感觉以及自主神经功能障碍性疾病。糖尿病周围神经炎是糖尿病最主要的慢性并发症,以周围对称性感觉和运动神经病变及自主神经病变最为多见,临床发病率约 50% 以上。糖尿病神经病变的发生与碳水化合物、蛋白质、脂肪的代谢紊乱及低血糖、微血管病变等相关。

现病史: 陆女士,53 岁,农民。患者确诊糖尿病 10 余年,1 年前不定时出现双下肢麻木无力,全身乏力伴肌肉酸痛,呈进行性加重。为进一步诊治拟"多发性周围神经病(糖尿病性)"收治入院。
既往史: 有糖尿病 10 余年,近期血糖控制不佳。
专科查体: 患者体型中等,皮肤干燥,可见足部皮肤皲裂,双侧足背动脉搏动正常。
实验室检查: 空腹血糖 9.6 mmol/L,HbA1c 8.8%,餐后 2 小时血糖 18.4 mmol/L。肌电图见神经源性改变,神经组织活检有髓鞘脱失。

问题 1 引起多发性周围神经病的病因有哪些?

答 ①感染,如麻风病或带状疱疹导致的周围神经的直接感染;②伴发或继发于各种急性和慢性的感染,如流感病毒、麻疹、腮腺炎、猩红热等;③代谢及内分泌障碍,如糖尿病、尿毒症、痛风、甲状腺功能减退等;④营养障碍,如 B 族维生素缺乏、慢性酒精中毒等;⑤中毒,主要有药物、化学品、重金属等中毒;⑥感染后的变态反应,如格林-巴利综合征、疫苗接种后等原因引起;⑦遗传因素及其他原因不明的因素引起;⑧结缔组织病,如 SLE。

问题 2 多发性周围神经病主要的临床表现有哪些?

答 多发性周围神经病主要有以下临床表现。

(1) 感觉障碍:受累肢体远端感觉异常,如针刺、蚁走、烧灼感、触痛等。与此同时或稍后出现肢体远端对称性深、浅感觉减退或缺失,呈或长或短的手套袜套样分布。

(2) 运动障碍:肢体远端对称性无力,轻重不等,可为轻瘫甚至全瘫。肌张力低下,腱反射减弱或消失。肌肉萎缩,在上肢以骨间肌、蚓状肌、鱼际肌为主;下肢以胫前肌、腓骨肌明显。垂足多见。后期可出现肌肉萎缩、肢体挛缩及畸形。

(3) 自主神经障碍:肢体末端皮肤对称性菲薄、光亮或脱屑、变冷、苍白或青紫、汗多或无汗、指甲粗糙、增厚,甚至皮肤破溃。

问题 3 何谓多发性周围神经病的病因治疗?

答 根据不同病因采用不同治疗方法。如铅中毒,应立即脱离中毒环境,阻止毒物继续进入体内,及时应用特殊解毒剂治疗;异烟肼中毒,除立即停药和加大输液量、利尿、通便外,大剂量维生素 B_6 的应用具有重要的治疗意义;对酒精中毒性者,禁酒是治疗的关键,并应用大剂量维生素 B_1 肌肉注射;糖尿病者应调整控制糖尿病的药物用量,严格控制病情发展;结缔组织疾病及变态反应性疾病可应用糖皮质激素治疗;感染所致者,应积极治疗原发疾病。

问题 4 多发性周围神经病主要治疗原则有哪些?

答 ①积极治疗原发病。陆女士应积极控制血糖。②对症选用营养神经药物,如维生素 B_{12}、维生素 B_1、维生素 B_6、辅酶Q10、神经生长因子等。③改善末梢循环,如应用活血中药、扩血管西药(如前列地尔)、抗氧化(如硫辛酸针剂)。

> 陆女士主诉:双足冰冷伴感觉减退,踢到硬物后出现流血等症状而不自知。护士观察其足部后发现,患者的双足皮温较低,呈紫红色,并伴有因感觉减退而造成的小伤口。

问题 5 为什么糖尿病周围神经病患者足部护理非常重要?

答 周围神经病可能会引起脚部感觉的缺失,对创伤反应迟钝,所以足部护理是日常生活中不可或缺的部分。如果没有仔细的观察和适当的护理,足部可能会产生比如压疮或溃疡等严重的问题,最终可能会因为感染造成严重的后果。

问题 6 **如何做好糖尿病周围神经病患者的足部护理?**

答 (1) 尽量避免赤脚行走。如果无法避免,在行走后要彻底检查脚趾和足底,尤其是在户外赤脚行走后。

(2) 患者所穿的鞋子一定要将脚趾完全保护起来。同时还要能支撑足底和足弓。最长的脚趾到鞋子头端必须要有 1/2 英寸(1 英寸=25.4 mm,一个大拇指的宽度)的长度空间。鞋面一定要柔软和易于弯曲的,内衬要光滑,没有皱褶和比较明显的缝合处。

(3) 穿新鞋时要注意预防水疱和溃疡的产生。每天检查足部有无发红的受压部分及有无容易弄伤足部的尖锐边缘和异物。

(4) 很多情况下足部在浸泡后会过度干燥,而足趾间却不容易收干。很多好的中草药浸泡剂可以帮助改善足部皮肤情况及缓解足部疼痛。但在浸泡后擦干足部时,更要仔细地将足趾间擦干。对于足部较硬的部位及格外干燥的部分,可以使用一些油剂,比如椰子油或乳木果油来保持皮肤的滋润,避免发生皲裂,但这些油剂不能在足趾间使用。

(5) 每天至少更换一次袜子,袜子的质地以棉质为宜。鞋内应垫有缓冲和吸汗作用的鞋垫。每天检查脱下的袜子,观察袜子上有无血迹或其他分泌物。这些迹象可显示足部可能有患者未感觉到的开放的伤口或溃疡。

(6) 足部的鸡眼和老茧是局部过度受压的表现。应检查所穿的鞋子是否合脚并注意减压。如果足部冰冷,可以通过加盖毯子或穿温暖的软靴等方式来保暖,不能使用热水袋。

(7) 每天检查足部及足趾间的皮肤情况。可以使用镜子来帮助观察双足各个部位的皮肤。也可以请家属帮助检查。如果发现任何没有感觉到疼痛的溃疡、割伤、红斑、水肿、流脓或水疱等情况,应立即告知医生。

> 患者经降糖、止麻、止痛等药物治疗后病情稳定,拟次日出院,但仍自觉双下肢疼痛且对睡眠有轻度的影响。

问题 7 **何谓神经病理性疼痛?**

答 国际疼痛协会将神经病理性疼痛(neuropathic pain)定义为周围和(或)中枢神经系统、原发和(或)继发性损害、功能障碍或短暂性紊乱引起的疼痛。

问题 8 **除药物治疗外,针对该患者神经性疼痛还可以给予哪些指导?**

答 精神紧张、焦虑、兴奋等因素可以加重神经性疼痛,放松疗法作为药物治疗的辅助疗法,是通过主观想象和客观措施达到肌肉松弛且精神安定的状态。通过放松疗法可以缓解因精神因素造成的疼痛。放松疗法的方法:让自己处于安静的环境中,以自己最舒服的姿势躺在床上,排除杂念,身心保持松弛状态,在休息过程中主动放松肌肉,使紧张情绪得到缓解。可以听着优美的音乐,一点点地放松自己,一点点地消除焦虑,达到一个平和的心理状态。

小结

多发性周围神经病是由多种病因引起的，损害对称上、下肢体末梢，从而引起的肢体远端对称性神经功能障碍的疾病。以四肢麻木、软瘫为主要特征，其中糖尿病性周围神经病为典型。护理的关键是安全护理及感觉异常的护理。护理多发性周围神经病患者时要关注其是否伴随有其他疾病，做好相应的护理。本案例中对于糖尿病性多发性周围神经病患者要做好患者的血糖监测及饮食管理。对于感应缺失区域皮肤的观察十分重要。

（许雅芳　俞　海）

神经外科篇

第十二章　中枢神经系统损伤

第十三章　中枢神经系统感染

第十四章　中枢神经系统肿瘤

第十五章　脑脊髓血管病

第十六章　先天性和后天性异常病变

第十七章　功能神经外科

第十二章　中枢神经系统损伤

第一节　头皮损伤

头皮损伤为原发性颅脑损伤中最常见的一种,包括头皮血肿、头皮裂伤和头皮撕脱伤。钝器常造成头皮挫伤、不规则裂伤或血肿;锐器常造成整齐的裂伤;切线方向的暴力或发辫卷入机器则可引起大片头皮撕脱伤。头皮损伤往往合并不同程度的颅骨及脑组织损伤,可成为颅内感染的入侵门户,引起颅内的继发性病变。

> **入院**:魏女士,45岁。患者于某日09:40,因在工厂操作不慎,长发辫从工作帽内滑出被高速转动机器卷入,造成左额颞顶枕头皮全层撕脱伤伴左耳撕脱,大量出血。急诊头颅CT示:"颅骨未见骨折,颅脑组织无损伤",拟诊"头皮撕脱伤",2小时后收治入神经外科重症监护室(NICU)。
> **体检**:GCS 10(E2M4V4),T 38℃,面色苍白,血压、脉搏测不到,R 34次/分,皮肤湿冷。面部表情疼痛评定法(face pain scale, FPS)评估疼痛为10分。左额颞顶枕头皮全层剥脱分离。

问题1 头皮有何解剖特点?

答　头皮是被覆在头颅穹隆部的软组织,分为5层(图12-1):皮肤、皮下组织、帽状腱膜、腱膜下层和骨膜层。其中皮肤与帽状腱膜被皮下组织紧密相连,而帽状腱膜下层很疏松。当头皮裂伤后,如果伤口容易分开说明已伤及帽状腱膜,达到腱膜下层。头皮血供丰富,动、静脉伴行。头皮裂伤后因皮下组织的头皮小梁支撑使伤口不能自动闭合,受损的血管不易收缩,出血难以停止而至小伤口大出血情况发生。但只要能及时止血、清创、缝合,头皮伤口愈合能力较身体其他部位强,且不易发生感染。

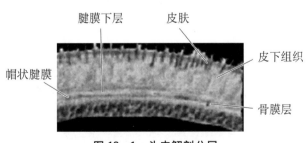

图12-1　头皮解剖分层

问题2 何谓头皮撕脱伤？有哪些临床表现？

答 头皮撕脱伤是最严重的头皮损伤，多因发辫被卷入转动的机器所致，使头皮自帽状腱膜下或连同骨膜一并撕脱。临床上主要表现为剧烈疼痛、大量失血及颅骨外露，同时要注意是否合并颈椎脱位及颅内损伤。患者常因剧烈疼痛和大量出血而发生休克，颅骨外露日久可并发颅骨感染或坏死。

问题3 头皮撕脱伤的现场急救处理方法有哪些？

答 ①现场加压包扎止血，用无菌敷料覆盖头部创口，加压包扎，给予确切有效的止血。②抗休克处理，现场立即开放两条输液通路，先晶体液后胶体液，尽快纠正休克状态；运送途中取中凹体位，时刻监测生命体征。③特别注意保护撕脱头皮，避免污染，用无菌敷料包裹，避水置于有冰块的容器内，随患者一同送往医院。争取在6~8小时内进行头皮再植手术。

问题4 患者目前出现了什么情况？如何急救及护理？

答 根据患者的临床表现，她处于急性失血性休克状态。①体位：取中凹头略后仰体位。②保持呼吸道通畅：遵医嘱给予鼻导管吸氧4 L/min，做好建立人工气道及呼吸机辅助呼吸的准备。③补充血容量：交叉配血同时积极止血处理。根据医嘱快速输入晶体液及胶体液约2 600 ml(2∶1)，收缩压维持在90 mmHg左右，尿量逐渐恢复至40 ml/h以上。④镇静镇痛：遵医嘱给予咪达唑仑10 mg加生理盐水至50 ml，微量注射泵推注，根据病情小剂量开始，控制Ramsay镇静评分≥3分。⑤完善急诊手术术前准备，留置导尿。

问题5 头皮撕脱伤有哪些手术治疗方法？

答 (1) 不完全撕脱：撕开的皮瓣尚有一部分基底和正常头皮相连，保留部分血液供应，争取在伤后6~8小时内清创后缝回原处。

(2) 完全撕裂：撕脱的头皮完全离体。①撕脱头皮无严重挫伤，结构上保持良好，创面干净，血管无严重拉扯损伤。应立即行头皮原位回植：吻合双侧颞浅动、静脉，保障再植头皮的血供及血液回流。无法进行头皮血管显微吻合术、头皮创面无明显污染、骨膜完整者，可将撕脱头皮削成薄层或中厚皮片一期植皮。②头皮连同骨膜一起撕脱，颅骨暴露，血管显微吻合失败。供应区皮肤缺损行一期植皮。筋膜转移区创面择期行二期植皮。伴有大面积颅骨暴露者，切除颅骨外板或在颅骨表面每间隔1 cm钻孔直接达板障层，待肉芽组织生长后二期植皮。

> **手术**：经抗休克、抗感染等对症治疗，患者T 36.2℃，P 116次/分，R 26次/分，BP 98/58 mmHg。当日14:20，在全麻下行"头皮原位回植术+左外耳郭成形术"(图12-2)。撕脱头皮左侧颞动、静脉残端分别与头颅左侧颞浅动额支及耳后浅静脉吻合，双侧动、静脉吻合比例为1∶1。切口沿间隔放置引流片，左、右颞部血管吻合部位周围留置皮下引流管2根。手术历时8.5小时，术中失血2 700 ml，输同型血4 000 ml，血浆600 ml。

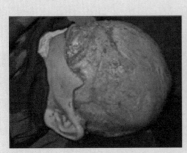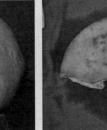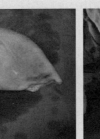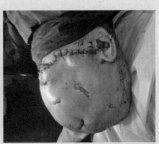

A. 剥脱头皮清创　　　　　　B. 剥脱离体头皮　　　　　　C. 头皮再植

图 12-2　头皮原位回植术＋左外耳郭成形术

术后：返回 NICU，患者 GCS 13(E3M6V4)。双侧瞳孔等大等圆，直径 3.5 mm，对光反射灵敏。T 37.8℃，P 114 次/分，BP 108/62 mmHg。左、右颞部皮下引流管各一根，口腔气管插管接呼吸机辅助呼吸，留置导尿。给予抗感染、止痛、镇静等对症治疗。

问题 6　患者头皮原位再植术后的治疗措施是怎样的？

答　①术后 1 周内使用血管解痉、改善微循环、抗凝药物应用，确保再植头皮成活率。②微波治疗：促进原位再植头皮血液循环，提升再植头皮成活率。③抗生素预防和控制感染。如有头皮出现分泌物，及时将分泌物送检，根据微生物培养及药敏结果选择有效抗菌药物。④支持疗法：输血、血浆或人血白蛋白。⑤镇静镇痛：术后持续镇静镇痛 72 小时。

问题 7　如何做好患者的术后护理？

答　(1) 病房环境：单人间病房，确保室温 25℃ 左右，相对湿度 60%，防止因温度过低引发再植头皮血管痉挛。患者进入病室前先用紫外线消毒，此后每晚紫外线空气消毒 1 次，每次 30 分钟，连续 5 天。消毒时注意防护眼睛和皮肤，避免紫外线灼伤。被服(包括枕头)每日更换并予高压消毒。控制人员流动，防止交叉感染。

(2) 卧位护理：抬高床头 30°～45°，便于静脉回流，减轻头面部水肿。更换体位时避免植皮区受压或牵拉，以减轻切口张力，利于皮片成活。

(3) 饮食：术后 6 小时即给予鼻饲肠内营养混悬液 1 000 ml/d 营养泵注入，从 30 ml/h 开始，根据患者适应情况，逐渐增速至 100 ml/h，量增至 1 500 ml/d。拔除胃管后改半流质糊状饮食，逐渐过渡到软食。

(4) 植皮区的伤口护理：①移植头皮覆盖薄层纱布，便于医护人员随时观察植入头皮肤色、温度，术后 48 小时内每小时一次观察头皮血运情况，之后根据医嘱。严密观察再植头皮的温度、颜色和毛细血管充盈反应。一旦发现再植头皮动、静脉血管危象先兆，及时告知医生。②保持敷料清洁干燥。早期渗血渗液明显时使用无菌大纱布垫于头下，如有潮湿及时更换。③保持皮下引流管通畅，定时从距离患者近侧逐渐往外负压式挤压导管，确保充分引流皮下积液，避免导管受压、折叠、扭曲。患者术后第 3 天负压引流<10 ml，引流液为淡黄色清亮的组织液，医生予以拔管；引流片逐步拔除。④微波治疗的护理：术后第 2 天开始，遵医嘱用微波照射植皮区，工作频率 2 450 MHz，微波输出功率 150～250 W；距离伤口部位

5～15 cm,30 min/次,tid,至拆线后2天止,以促进血液循环,减少渗出。使用微波照射时,注意保护患者眼睛,禁止照射到眼睛,防止眼睛角膜蛋白受热变性引发失明等严重后果。

(5) 镇静镇痛:使用止痛药时,严格观察患者呼吸及相关指征,防止呼吸抑制。

(6) 血管解痉、改善微循环、抗凝药物的应用:在输液过程中,合理安排输液顺序、速度及量。

(7) 预防及控制感染:遵医嘱给予抗菌药物。术后3～5天,严密监测体温及切口渗液情况,发现伤口渗液颜色非血性并伴体温升高时,应立即报告医生。

问题8 再植头皮动、静脉血管危象先兆有哪些临床表现?有何严重后果?

答 再植头皮动、静脉血管危险先兆包括动脉供血危象和静脉回流危象。前者表现为局部皮肤苍白干瘪,毛细血管充盈延长(＞5 秒)、皮肤弹性差;后者表现为局部皮肤暗紫肿胀,毛细血管充盈缩短(＜1 秒)。这些危象先兆可引起血管痉挛、供血不足、回流障碍,严重者的再植头皮发生坏死。

问题9 患者术后可能会出现哪些并发症及后遗症?

答 患者术后可能出现以下并发症及后遗症:①吻合血管危象,左耳再建不成活。②头皮愈合不良,皮下出血、积液,植皮失败。③头皮瘢痕愈合或瘢痕收缩、少发。④感染。⑤其他,如头痛、心理障碍等。

> **出院:** 患者GCS 15,头皮与肤色相同,再植成功,伤口拆线,I/甲愈合,四肢活动功能无障碍,医嘱予以出院。

问题10 哪些局部表现可表明植皮有效?

答 ①再植头皮外观:头皮肤色与身体肤色基本一致,弹性接近正常,双侧可触及颞浅动脉的搏动,头皮温度与皮肤温度基本相同。②头皮功能:除缝合部位有明显瘢痕外,术后3天非缝合部位可见毛发逐渐生长,随着时间的推移,可见头发生长范围越来越广。

问题11 针对患者的情况,应给予哪几方面的出院指导?

答 ①头部清洁:告诉患者注意保持头部清洁,拆线后1周后方可用温开水加婴儿洗发液洗头,动作轻柔。洗头时勿搔抓。②头皮按摩:术后1个月开始,经随访医生确认,可以使用钝梳子梳理头皮,每日多次,以促进血液回流及毛囊的再生。③形象指导:因头发生长没有原来浓密,较稀疏,指导患者尽量留短发,便于清洁处理。半年内不能烫发。进行户外活动时,可选用帽子或假发以保持形象,但室内应取下帽子或假发,以保持头皮干燥,预防头皮湿疹。④颜面部切口可适当涂以抗瘢痕药物,预防瘢痕增生。⑤患者左耳听力略有下降,偶有耳鸣情况。告知患者耳鸣可能3个月以后逐渐改善。⑥随访:每月1次,持续1年。

(陈超丽 邱燕美 胡 锦)

第二节 颅底骨折并发脑脊液漏

颅底骨折大多由颅盖部骨折延伸而来,少数可因为头部受挤压或着力部位位于颅底水平的外伤所造成。颅底骨折绝大多数为线性骨折。15%~40%合并脑脊液漏,在重型颅脑损伤中高达70%。这是由于颅底部硬脑膜与颅骨贴附紧密,颅底骨折常撕裂硬脑膜而导致脑脊液漏,成为开放性颅脑损伤。

颅底骨折按照骨折部位可分为前颅窝、中颅窝和后颅窝骨折。

问题1 前颅窝、中颅窝和后颅窝骨折的区别有哪些?

答 前颅窝、中颅窝和后颅窝骨折的区别见表12-1。

表12-1 颅底骨折的临床表现

骨折部位	脑脊液漏	淤斑部位	可能累及颅神经
前颅窝	鼻漏	眼眶、球结膜淤斑,"熊猫眼"	Ⅰ、Ⅱ
中颅窝	耳漏或有鼻漏	乳突区	Ⅶ、Ⅷ
后颅窝	无	乳突部、咽后壁	Ⅸ~Ⅻ(少见)

入院:陈先生,58岁,于某日10:00在人字梯上作业时跌落。急诊CT检查示颅底线形骨折(图12-3),当即收治入NICU。

查体:患者GCS 9(E2M4V3),右顶枕皮下血肿,头皮挫伤。口、鼻及右外耳道均有血性液体流出。右肩、肘部皮肤擦伤。

烟酒史:吸烟30年,平均15支/天;饮酒20年,平均每月1两白酒。

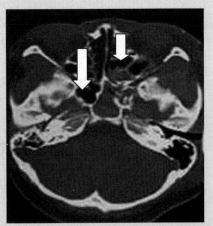

图12-3 水平位中颅底骨折CT表现

箭头所指为骨折部位

问题2 颅底骨折时,怎样鉴别单纯鼻腔、耳道出血或者脑脊液漏?

答 可收集漏出液进行下列检查以资鉴别。

(1) 葡萄糖氧化酶检测:当漏出液中葡萄糖的浓度与血清中葡萄糖的浓度比值为0.50~0.6时,该漏出液很可能是脑脊液;或漏出液中葡萄糖浓度>1.7 mmol也可明确诊断。

(2) β_2转铁蛋白检测:由于β_2转铁蛋白仅存在于脑脊液和内耳外淋巴液中,对脑脊液鼻漏诊断敏感性及特异性均高。

（3）β₂ 示踪蛋白检测：近年发现 β₂ 示踪蛋白，也仅存在于脑脊液和内耳外淋巴液中，其敏感度和特异度更高。

问题3 如何确定脑脊液漏的瘘口位置？

答 （1）鼻内镜检查：脑脊液持续外流时，内镜可直接发现脑脊液鼻漏的部位，脑脊液漏液量少或间断流出时，可以配合使用鞘内注射荧光素，以便发现漏口。检查时压迫双侧颈内静脉致颅压升高，有利于观察到漏口。

（2）高分辨率CT及CT脑池造影检查：高分辨率CT及三维CT成像技术行颅底重建，可直观地显示骨折情况，明确漏口部位。CT脑池造影检查特异性高，能直接显示脑脊液鼻漏的漏道形态、大小、位置及数量，但不能全面了解漏口情况，对骨质结构显示不清，与CT检查相结合，则更加完善。

（3）MRI检查：常采用脑脊液最易漏出的体位选择轴位、矢状位或冠状位的T1加权像/T2加权像脂肪抑制的快速自旋回波T2加权像，可确定病因及漏口部位。现广泛使用的MRI水成像技术，定位漏口准确（图12-4）。

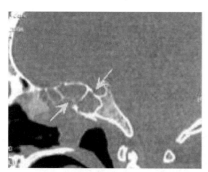

图12-4 MRI显示矢状位鼻窦骨折（箭头所指处）

问题4 颅骨骨折并发脑脊液漏治疗方法有哪些？

答 颅骨骨折并发脑脊液漏的治疗目的在于尽早闭合颅腔，防止逆行感染的发生。

（1）保守治疗：一般在2周内可自愈，重点预防颅内感染。可采用床头抬高30°卧位或遵医嘱体位。如果头高位脑脊液漏更明显，表示漏口过大，应改平卧位，防止脑脊液漏过度引发颅低压发生。

（2）腰大池引流：少数超过1周无愈合倾向并无颅内感染征象者可进行腰大池引流置管，以减轻硬脑膜破裂口的压力，促进硬脑膜的修复。

（3）手术：4周以上未自愈，可行手术修补硬脑膜，一般占外伤性脑脊液漏的2.4%。若有骨折片压迫视神经，应尽早手术清除，给视神经减压。

问题5 通过各项辅助检查，医生确诊患者为脑脊液鼻漏伴右侧耳漏，根据患者及家属的意愿和经济状况，医生可给予患者哪些保守治疗措施？

答 ①卧位：床头抬高30°患侧卧位，至少2周，防止脑脊液漏过度引发颅低压发生。②减少脑脊液分泌：予乙酰唑胺或20%甘露醇利尿脱水。③抗感染。④对症治疗：给予止血、止吐、降颅压、营养神经等药物治疗。⑤预防并发症：如癫痫、肺部感染、深静脉血栓以及尿路感染等。

问题6 患者在保守治疗期间的护理要点有哪些？

答 （1）卧位及活动：绝对卧床休息，床头抬高30°～45°或患侧卧位，保持漏口低位。

(2) 观察：①观察患者的生命体征、GCS 及瞳孔等。如有原因不明的高热、头痛、呕吐伴颈项强直，应警惕颅内感染的可能；若患者头痛加重，视力模糊，面色苍白，可能为颅内低压；若患者出现一侧或双侧瞳孔进行性散大伴对光反射消失，应警惕气颅或脑疝。发生以上症状，均应立即通知医生，配合处理。②脑脊液漏的观察：在外耳道口及鼻前庭放置干棉球，棉球渗湿后及时更换，并记录 24 小时浸湿的棉球数，观察脑脊液的颜色、性状并估计漏出液量。

(3) 饮食：选择清淡、营养、易消化的食物，多吃新鲜水果和蔬菜。不宜进食刺激性、坚硬、需用力咀嚼的食物，避免用力排便时腹压增高，致使颅内压增高。有颅内高压体征出现时，适当控制日常饮水量。

(4) 耳道、鼻腔和口腔护理：每日用生理盐水棉签擦拭外耳道及鼻腔，及时去除血迹及污垢，操作时避免棉签过湿导致液体反流入颅内。

(5) 皮肤护理：清洁右肩、肘部皮肤，评估擦伤程度，用无痛碘消毒，保持皮肤清洁。

(6) 宣教：告知患者头皮血肿可自行吸收，无需担忧。嘱咐患者禁忌动怒、烦躁，禁做屏气、咳嗽、擤鼻、抠鼻、挖耳、倒吸样咳痰、用力屏气排便等动作。

(7) 其他：按医嘱应用破伤风抗毒素和全身抗生素。

> **治疗**：患者保守治疗 1 周，脑脊液漏鼻漏仍存在，尤其用力、坐起进食时会自动渗流下。告知患者脑脊液漏易引发颅内感染发生，建议手术修补漏口。患者经过慎重考虑，拒绝手术治疗。遂行腰大池置管引流术。

问题 7 患者在腰大池置管引流期间的护理要点有哪些？

答 (1) 妥善固定引流管，保持引流系统密闭状态及引流功能正常。患者外出检查时要先关闭引流，检查结束，调整好体位及引流管高度后，再开放引流。

(2) 严格控制引流速度和量：引流滴液口高出侧脑室 10～15 cm，在此基础上，通过调节高度来控制引流速度，使引流均匀持续。按医嘱将总量控制在 200～240 ml/d，可酌情使用调节器，以避免短时间内引流过多过快。

(3) 观察：每日监测体温，观察有无低颅压或继发感染征象，如头痛、颈抵抗等。了解脑脊液生化及微生物培养结果。详细记录引流液的颜色、性质和量并详细记录。

(4) 拔管：脑脊液漏停止 2 天，医生关闭引流后，观察患者无头痛、脑脊液漏等情况，配合医生拔管。并继续观察有无脑脊液漏。

(5) 宣教：告知患者勿擅自改变卧位高度，不可随意调整引流袋位置，避免翻身时牵拉、扭曲使引流管脱出，导致引流不畅或引流功能丧失。若出现头痛等不适，需及时告知医护人员。

> **出院**：医生夹闭腰大池引流后无脑脊液漏及感染迹象，各项指标均在正常范围。次日拔除引流管，伤口愈合良好，未再有脑脊液漏迹象。遵医嘱予以出院。

问题 8 陈先生出院后需要注意哪些方面?

答 ①为防止颅骨骨折部位漏口受到力量的冲击再次发生脑脊液漏,告知患者半年内避免重体力劳动、突发用力、屏气、感冒、便秘用力排便、剧烈咳嗽、激烈运动、快速下蹲等情况。②出院后如非有感冒症状而出现耳、鼻流清水样液体,或无原因体温升高,应及时就诊。

(陈超丽　严胜男　胡　锦)

第三节　脑挫裂伤

原发性脑损伤是指暴力作用于头部时立即发生的脑损伤。通常原发性脑损伤可分为弥漫性脑损伤和局限性脑损伤。前者主要有脑震荡(concussion)、弥漫性轴索损伤(diffuse axonal injuries,DAI),后者主要指颅内血肿、脑挫裂伤、脑干伤等。

> **现病史:** 王先生,45岁。患者骑电瓶车与货车相撞致头部外伤,当即昏迷,送至急诊,即行头颅CT检查示"左侧顶叶脑挫裂伤,右额顶多发小血肿"。予止血、脱水等对症治疗。
> **既往史:** 无。
> **过敏史:** 无。
> **体检:** GCS 6(E1M3V2)。双瞳孔等大等圆,直径2.5 mm,对光反射均迟钝。无脸面伤,无其他合并伤。

问题 1 什么是脑挫裂伤?

答 脑挫裂伤是常见的原发性脑损伤,包括脑挫伤和脑裂伤。脑挫伤是指暴力作用于头部后,脑组织遭受破坏较轻,软脑膜尚完整。脑裂伤是指软脑膜、血管及脑组织同时破裂,伴有外伤性蛛网膜下腔出血。挫伤和裂伤常是同时并存的,故合称为脑挫裂伤。

问题 2 脑挫裂伤的临床表现有哪些?

答 (1) 意识障碍:是脑挫裂伤突出的临床表现之一,伤后多立即昏迷,由于伤情不同,昏迷时间由数分钟至数小时、数日、数月乃至迁延性昏迷不等。长期昏迷者多有广泛脑皮质损害或脑干损伤存在。

(2) 颅内压增高"三主征":头痛、呕吐、视神经乳头水肿。

(3) 库欣(Cushing)三联征:颅内压急剧增高时,患者出现血压升高、脉率变缓、呼吸亦加深变慢,即俗称的"两慢一高"症状。

(4) 脑膜激惹:表现为闭目畏光,卷曲而卧,早期的低热和恶心、呕吐亦与此有关。颈项抗力约于1周左右逐渐消失。如果持久不见好转,应注意有无颅颈交界处损伤或颅内继发感染。

问题 3 脑挫裂伤的影像学诊断方法有哪些?

答 (1) CT 扫描(图 12-5):为首选检查项目,能清楚地显示脑挫裂伤的部位、程度和有无继发损害,如出血和水肿情况。对脑挫裂伤与脑震荡可以作出明确的鉴别诊断。

(2) MRI 扫描(图 12-6):成像时间较长,一般少用于急性期颅脑损伤的诊断,但 MRI 具有密度分辨率高,层次清楚;有多种成像参数,获取信息量丰富等多种优点。如对脑干、胼胝体、颅神经的显示;对微小脑挫伤灶、轴索损伤及早期脑梗死的显示和鉴别诊断方面,MRI 检查有其独具的优势,是 CT 检查所不及的。一般脑挫裂伤只有在病变早期 CT 扫描阴性或等密度灶时,才考虑行 MRI 检查作为补充。

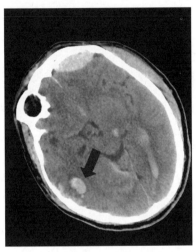
图 12-5 右颞叶脑挫裂伤 CT 表现

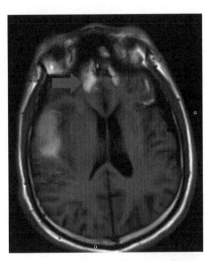
图 12-6 右额脑挫裂伤 MRI 表现

问题 4 脑挫裂伤患者的瞳孔变化是怎样的?

答 较轻的脑挫裂伤患者瞳孔多无变化。在颅脑外伤的瞬间,由于脑部受到强烈的刺激,可出现短暂的瞳孔散大,多为双侧性,很快恢复正常,说明脑皮质和自主神经没有持久的损害。若两侧瞳孔不等大:①伤后立即出现一侧瞳孔散大,对光反射迟钝或消失,但不伴有显著的意识障碍和肢体运动障碍,通常为脑挫伤合并动眼神经损伤或颅底骨折累及动眼神经所致;②一侧瞳孔散大,对光反射迟钝或消失,伴有意识障碍进行性加重和对侧肢体运动障碍,为严重脑水肿或严重颅内血肿引起;③合并颈部损伤时,可出现同侧瞳孔缩小,这是交感神经受损的表现。

问题 5 脑挫裂伤的治疗方法有哪些?

答 (1) 非手术治疗:防治脑水肿是治疗脑挫裂伤的关键,监测颅内压,维持脑灌注压 70 mmHg 左右。

(2) 手术治疗:主要是解决颅内压顽固性增高,可行手术清除挫伤脑组织并行去骨瓣减压术,但应尽可能保护功能区脑组织。

问题 6 如何通过 GCS 来判断患者的受伤程度？

答 见表 12-2。

表 12-2 颅脑损伤分级

级别	GCS	临 床 表 现
正常	15	定向力正常,无局灶性神经功能障碍
轻度	14～15	意识障碍<5 分钟,无局灶性神经功能障碍
中度	9～13	意识障碍≥5 分钟,局灶性神经功能障碍
重度	3～8	

手术： 完善各项检查后,患者在全麻下行"左侧开颅血肿清除＋颅内压(intracranial pressure, ICP)监测管置入术"。术中清除左侧脑内血肿约 20 ml,脑室放置 ICP 监测管一根,硬膜外置负压引流球一枚,术中未输血。

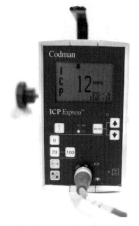

图 12-7 ICP 监测仪

问题 7 什么是 ICP 监测？有何意义？

答 ICP 监测是应用微型压力传感器将 ICP 力转换为电动势,进行测量和记录(图 12-7)。由于 ICP 值增高先于临床症状变化,ICP 监测对判断神经外科患者的病情变化,指导治疗,预后判断有重要价值。

ICP 正常值：成人 5～15 mmHg(0.7～2.0 kPa)；
儿童 3.5～7.5 mmHg(0.5～1.0 kPa)。

根据监测值可将 ICP 增高分为 3 级：轻度：15～20 mmHg；
中度：21～40 mmHg；
重度：>40 mmHg。

临床上多将 ICP>20 mmHg 并持续 15 min 以上作为治疗介入的阈值。

问题 8 ICP 监测有哪几种监测形式？

答 有以下几种监测形式：①脑室内压监测；②硬脑膜外压监测；③硬脑膜下压监测；④脑组织内监测。脑室内压监测是 ICP 监测的"金标准",并可酌情释放脑脊液缓解脑压或做生化检查和细菌培养。

术后： 返回 NICU,患者 GCS 4(E1M3VT),头部伤口接 ICP 监测管及一枚负压球,口腔气管插管,保留导尿,均固定妥。ICP 26 mmHg,给予外接脑室外引流管。遵医嘱予脱水、抗感染、止血、抗癫痫、祛痰等对症支持治疗。术后第 4 天拔除气管插管。

问题 9 患者的术后护理要点有哪些?

答 (1) 病情观察:遵医嘱观察 GCS、瞳孔、SPO_2、生命体征、ICP 及脑灌注压等(脑灌注压=平均动脉压−ICP,正常值为 60~80 mmHg)。

(2) 引流管管理:观察伤口及引流情况,遵医嘱保持脑室引流滴液口高于耳屏 15 cm,负压球自然引流。

(3) 体位:床头抬高 30°。气管插管及 ICP 监测期间,保持头轴位,避免前屈、过伸、侧转。

(4) 气道管理:患者口腔气管插管接氧气 4 L/min 吸入,按需吸痰,保持呼吸道通畅。拔除口插管后予鼻导管 2 L/min 吸氧,协助排痰。

(5) 营养管理:术后第二天按医嘱留置胃管,鼻饲流质。应用喂食泵控制鼻饲量,从 80 ml/h 开始,注意观察患者有无呕吐、反胃现象。一旦出现,暂停喂食,及时清理呕吐物,避免食物反流误吸。

(6) 预防潜在并发症:如颅内出血、高热、感染、癫痫、电解质失衡或消化系统障碍等的症状及体征。ICP 监测期间需注意防止测压管感染、堵塞、脱管、错位等情况。

> **出院:** 患者 GCS 11(E3M5V3),ICP 维持在 8~12 mmHg 之间,复查头颅 CT 扫描示"颅内术后改变",医生拔除 ICP 测压管。1 周后,患者 GCS 12(E3M6V3),半流质饮食,可坐起,但神志萎靡,存在言语交流障碍,遵医嘱转康复医院继续治疗。

问题 10 针对患者的现况,护士应给予他哪些方面的健康宣教?

答 ①伤口护理:可用婴儿洗发水洗头,但勿浸泡、搔抓或用力擦拭头部,尤其伤口周围。②合理饮食,给予清淡、易消化的食物,忌辛辣刺激性食物。③告知患者,为预防癫痫发生,仍需按医嘱服用抗癫痫药物,定期门诊随访以指导药物的减量或停服。④告知患者及家属,交流谈话时勿急躁,语句尽量简约、清晰。患者可从发单音、单词、短句、短文坚持渐进训练,反复巩固,语言功能可逐渐恢复。

(汪慧娟 胡 锦)

第四节 原发性脑干伤伴弥漫性轴索损伤

脑干损伤(brain stem injury)是指中脑、脑桥和延髓的损伤,常分为两种:原发性脑干损伤,即外界暴力直接作用下造成的脑干损伤;继发性脑干损伤,即继发于其他严重脑损伤之后,如脑疝或脑水肿引起脑干损伤。

弥漫性轴索损伤(diffuse axonal injuries,DAI)是闭合性颅脑损伤中的一种常见的原发性脑损伤,其特征为神经轴索断裂,临床上以意识障碍为其典型表现,诊断和治疗困难,预后极差。DAI 的发病原因以交通事故为多,其次为殴打伤,再次为坠落伤。目前倾向于认为脑震荡可能为 DAI 的最轻型。

> **现病史：** 李先生，39岁。患者过马路时被出租车撞倒，当即昏迷。急诊CT扫描示：原发性脑干伤、弥漫性轴索损伤，双额顶脑挫伤及脑内血肿，外伤性蛛网膜下腔出血。为进一步治疗收治入NICU。予降颅压、止血等对症支持治疗。
> **既往史：** 无。
> **过敏史：** 无。
> **体检：** 患者GCS 5(E1M3V1)，口插管接呼吸机辅助呼吸，双瞳孔等大等圆，直径4 mm，对光反射均迟钝，双侧病理症阳性。

问题1 脑干损伤可有哪些临床表现？

答 （1）意识障碍：原发性脑干损伤患者，伤后常立即发生昏迷，轻者对痛刺激有反应，重者呈深度昏迷，对各种刺激全无反应，腱反射、吞咽反射、咳嗽反射、角膜反射和瞳孔对光反射等均消失。若昏迷进行性加重，可能合并颅内血肿或其他原因导致的继发性脑干损伤。

（2）瞳孔：①中脑损伤初期两侧瞳孔不等大，伤侧瞳孔散大，对光反射消失；两侧损伤时，两侧瞳孔散大，眼球固定。②脑桥损伤时，可出现双瞳孔呈针尖样缩小，对光反射消失；③延髓损伤多表现为双瞳散大，对光反射消失。

（3）去皮质强直：表现为伸肌张力增高，两上肢过伸并内旋，下肢亦过度伸直，头部后仰呈角弓反张状。损伤较轻者可呈阵发性发作，重者则呈持续性发作。

（4）锥体束征：包括肢体瘫痪、肌张力增高、腱反射亢进和病理反射出现等。

（5）生命体征变化：呼吸及心血管功能的紊乱，交感神经系统功能障碍引发泌汗功能障碍，影响体热的挥发，导致高热。

（6）其他症状：可出现上消化道出血、顽固性呃逆、神经源性肺水肿。

问题2 如何确诊脑干损伤？

答 （1）有明确的头部外伤史。

（2）伤后多呈持续性昏迷，时间长短不一，数天至数年。

（3）去大脑强直。

（4）锥体束征，伤后立即出现单或双侧肢体病理反射。

（5）损伤局限者可出现以下定位征：①中脑损伤，意识障碍较为突出，双瞳大小无常，对光反射消失。②脑桥损伤，双瞳极度缩小，眼球同向偏斜或双眼向外侧散开，呼吸紊乱。③延髓损伤，呼吸抑制和循环紊乱。

（6）CT及MRI扫描：可见脑干肿胀，环池变窄或封闭，脑干内可见高或低密度影。

问题3 DAI可有哪些临床表现？

答 （1）意识改变：多伤后立即昏迷，昏迷程度深，持续时间较长，极少有清醒期，此为DAI的典型临床特点。

（2）神经系统检查：无明显的定位体征。

（3）瞳孔：可无变化。也可表现为一侧或双侧瞳孔散大，对光反射减弱或消失，双眼向病变对侧偏斜和强迫下视，或眼睛向四周凝视等。

(4) 颅内压：可正常或增高。

(5) DAI 单独存在较少，往往合并其他损伤，如颅内骨折、急性硬膜下血肿、蛛网膜下腔出血、脑室内出血及基底节区血肿等。

问题 4 根据 DAI 的临床表现，可分为几种类型？

答 DAI 昏迷超过 6 小时，可分为轻、中、重、特重 4 型（Levi 改良 DAI 分型）。

(1) DAI Ⅰ型（轻型 DAI）：昏迷 6~24 小时，患者入院时 GCS 6 分左右，但通常 3 天后可遵嘱活动。轴索损伤只见于显微镜下，CT 扫描均属正常，MRI 扫描可见出血点，近 80% 患者 3 个月内恢复良好，但遗忘、呆滞或烦躁症状将持续较久。

(2) DAI Ⅱ型（中型 DAI）：昏迷超过 24 小时，无去大脑强直和去皮质强直等明显的脑干症状。此种患者入院时 GCS 4~5 分者约占 60%，10 天左右可转醒，能睁眼，2~3 周后能遵嘱活动，约 35% 的患者恢复良好至中度残疾[格拉斯哥预后评分表（glasgow outcome scale，GOS）]。中度残疾表现为有记忆、思维、言语障碍、偏瘫、共济失调等，可独立生活及自理，但仍有欠缺，既往的工作或社会生活已不可能进行，也有部分患者死于并发症。

(3) DAI Ⅲ型（重型 DAI）：昏迷超过 72 小时，轴索损伤或破坏更为广泛而严重。可涉及间脑和脑干，除出现深昏迷、去皮质强直持续状态外，常伴有脑组织弥漫性肿胀。此型患者约占 DAI 的 1/3，病死率可达 34%~63%。

(4) DAI Ⅳ型（特重型 DAI）：该型以深昏迷和持续去大脑强直为表现特征。GCS 3~5 分，患者复苏后常双瞳固定、对光反射消失，且无脑干反射或软瘫。患者往往有交感神经系统亢进症状。临床上在数月后恢复到好或中度残疾等只占 6.2%，少数遗留严重智力缺陷或双侧肢体运动障碍等重度残疾（GOS 重度残疾表现为有意识，但不能独立生活。记忆力、注意力、思维、言语均有严重障碍，24 小时均需他人照料），植物生存及死亡率高达 75%。

问题 5 脑干损伤的治疗措施有哪些？

答 ①保护中枢神经系统：酌情采用亚冬眠疗法，降低脑代谢；积极抗脑水肿；使用激素及神经营养药物。②全身支持疗法：维持营养，预防和纠正水、电解质紊乱。③预防和处理并发症：最常见的是肺部感染、尿路感染和压疮。④对于继发性脑干损伤应尽早明确诊断，及时去除病因。⑤恢复期应着重于脑干功能的改善，可用促苏醒药物，高压氧舱治疗，增强机体抵抗力和防治并发症。

问题 6 DAI 的治疗措施有哪些？

答 ①密切观察病情：动态观察生命体征及神经系统体征，ICP 监测，血生化指标等。②呼吸道管理：保持呼吸道通畅，一旦出现呼吸困难和低氧血症，立即气管插管或气管切开，早期应用呼吸机，维持脑组织氧浓度，避免继发性损害。③降低颅内压：使用脱水药物，巴比妥药物，过度换气等方法降低颅压。④手术治疗：DAI 几乎都伴有弥漫性脑肿胀，可采用去骨瓣减压术；若继发颅内血肿，应做血肿清除术；脑室外引流也有一定的效果。

问题 7 颅脑损伤患者的急诊处理原则是什么？

答 ①正确评估伤情，与转运人员做好交接，了解患者受伤情况。②监测生命体征，对合并伤进行相关科室协调处理。遇到大批急诊或病情复杂,需要多方合作抢救的患者,及时通知有关上级。③对有手术指征患者,做好相应术前准备。抽血验血型、配同型血,验血常规、生化、凝血功能等,皮肤准备,CT、心电图检查等。④无手术指征患者送入神经外科相关病房,继续对症治疗和观察护理。

> **手术:** 完善各项检查后,患者在全麻下行"颅内血肿清除+ICP 监测探头置入术",清除脑内血肿约 35 ml,脑室放置 ICP 监测管一根,硬膜外置负压引流球一枚。术中输红细胞悬液 400 ml,血浆 600 ml。术后返回 NICU,患者 GCS 3(E1M2VT),口插管接呼吸机辅助呼吸,医嘱予脱水、止血、抗感染、防癫痫、营养及支持疗法。术后第 2 天患者胸部 CT 扫描示"左下肺炎症伴左侧胸腔积液",医生拔除口插管,行气管切开术,继续呼吸机辅助呼吸。

问题 8 患者术后的护理要点有哪些?

答 (1) 病情观察:予心电监测,每小时观察 GCS、瞳孔、ICP、伤口及负压引流情况,注意伤口敷料,观察有无渗血渗液。记录 24 小时出入液量,防止水、电解质紊乱,如有异常及时通知医生,警惕颅内再出血或颅内高压,甚至脑疝的发生。

(2) 体位:床头抬高 30°~45°,有利于减轻颅内高压,也可改善患者的呼吸。

(3) 呼吸道护理:保持呼吸道通畅,保证脑供氧。

(4) 营养:关注全身营养状况,有无低蛋白血症等。按医嘱给予肠内外营养。

(5) 预防感染:做好呼吸机相关性肺炎的预防措施,防止加重坠积性肺炎。按医嘱行痰培养,如有耐药菌感染,及时给予床旁隔离。同时做好各类导管的护理,防止颅内、血流及尿路感染的可能。

(6) 潜在并发症的预防和护理:癫痫、应激性溃疡及压疮等。

问题 9 呼吸机常见报警有哪些原因?如何处理?

答 见表 12-3。

表 12-3 呼吸机的报警与处理方法

报警项目	常见原因	处理方法
压力上限报警	① 呼吸道分泌物增加	① 吸痰
	② 管道曲折	② 调整管道位置
	③ 人机对抗或肺顺应性下降	③ 对症处理
压力下限报警	① 呼吸机回路脱落	① 检查各管道衔接处,使牢固连接
	② 气管导管套囊或呼吸管路漏气	② 更换套囊和管路
每分钟通气量上限报警	① 呼气监测传感器进水潮湿	① 予以擦净、干燥。操作中勿损伤传感器敏感部位
	② 患者通气过度	② 适当降低潮气量或触发灵敏度

续表

报警项目	常见原因	处理方法
每分钟通气量下限报警	① 套囊、管道、湿化器等漏气 ② 自主呼吸变弱	① 检查排除原因或更换管道 ② 适当增加通气量或应用呼吸兴奋药
温度报警	① 湿化器失控或传感器损坏 ② 湿化器内液体减少 ③ 管道或传感器未接好	① 先予更换,再请工程技术人员处理 ② 添加蒸馏水 ③ 对因处理
窒息报警	自主呼吸减弱,两次呼吸间隔时间长于设置的范围,呼吸机启动备用通气模式以保证最低的每分钟通气量	调整呼吸机模式和参数

问题 10 什么是呼吸机相关性肺炎?

答 呼吸机相关性肺炎(ventilator associated pneumonia,VAP),是指机械通气 48 小时后至拔管后 48 小时内出现的肺炎,是医院获得性肺炎的重要类型。

问题 11 VAP 的预防与控制措施有哪些?

答 ①床头抬高 30°~45°。②每 6 小时一次口腔护理,可用氯己定含漱液擦洗及冲洗,以减少或消除口咽部及胃腔上行的病原菌。③合理的气道湿化。④正确、及时、有效的吸痰能减少吸痰次数,降低对气管黏膜的机械性刺激。⑤定时检测气囊压力:维持气囊压力 25~30 cmH$_2$O 可有效封闭呼吸道,减少误吸的风险。⑥持续声门下吸引:机械通气时患者气囊上方和声门下方之间的潴留物难以清除,容易使 VAP 发生率升高,所以应予以患者有效的声门下吸引。⑦严格执行手卫生。⑧每日唤醒和评估能否脱机拔管。⑨预防应激性溃疡及深静脉血栓。

问题 12 机械通气患者何时可以撤机?

答 撤机指征:经过治疗导致呼吸衰竭的原发病明显改善,患者生命体征稳定、自主呼吸及咳嗽排痰有力、循环系统稳定,无心肺等重要器官并发症、血气分析结果正常,带管吸氧 1 小时后氧分压高于 60 mmHg。

问题 13 肠内营养有哪些常见并发症? 产生的原因是什么? 如何处理?

答 常见的肠内营养并发症可分为胃肠道、代谢性、感染性及机械性 4 类。其中胃肠道并发症是最常见的,其发生的原因及处理方法见表 12-4。感染性并发症主要是吸入性肺炎,其发生原因及预防方法见表 12-5。机械性并发症的发生原因及预防方法见表 12-6。代谢性并发症主要为血糖变化,故需遵医嘱严密监测血糖,具体发生原因及预防方法见表 12-7。

表 12-4 胃肠道并发症发生的原因及处理方法

并发症	原 因	处 理
恶心、呕吐、腹部绞痛	① 液体高渗 ② 输注过快 ③ 乳糖不耐受 ④ 细菌污染	① 稀释输入液 ② 降低输注速度,逐渐增加到可耐受 ③ 用无乳糖配方 ④ 注意无菌技术配置
腹泻、腹胀、肠蠕动亢进	① 营养液温度过低($<10℃$) ② 胃排空延缓或胃潴留 ③ 胃肠道梗阻	① 加热至 30~40℃ ② 检查胃内残留量,推注速度放慢,避免夜间灌注,服用胃动力药 ③ 停止输注,找出梗阻原因并予以纠正

表 12-5 感染性并发症发生的原因及处理方法

并发症	原 因	处 理
吸入性肺炎	① 床头未抬高 ② 鼻饲管位置不当 ③ 胃排空延迟或胃潴留 ④ 气管切开或气管插管的气囊压力不适当	① 床头抬高 30°~45° ② 鼻饲前及输注中确定鼻饲管位置 ③ 检查胃内残留量,推注速度放慢,避免夜间灌注,服用胃动力药 ④ 保持适宜的气囊压力:22~32 cmH_2O

表 12-6 机械性并发症发生的原因及处理方法

并发症	原 因	处 理
鼻、咽、食管损伤导致声音嘶哑	① 喂养管粗硬 ② 喂养管粗硬,压迫喉部黏膜,引起糜烂	① 改用细软管喂养管 ② 改用细软管喂养管,口腔护理给予足够水分,雾化吸入
周围皮肤问题	长期粘贴胶布致表皮破溃	① 定期更换胶布粘贴部位 ② 使用低过敏胶布 ③ 氧化锌软膏保护
喂养管堵塞	① 昏迷 ② 饮食黏稠未调匀 ③ 药品未研碎 ④ 喂养后未冲洗	① 管饲时抬高床头 30°~45° ② 采用黏度低的膳食并充分溶解 ③ 药品研碎,给药后用 30~50 ml 温开水冲洗管道一次,尽量避免与营养液混在一起 ④ 管饲前后温水冲管

表 12-7 代谢性并发症发生的原因及处理方法

并发症	原 因	处 理
低血糖	① 在治疗高血糖血症时突然停用喂养 ② 摄入糖太少	① 逐渐降低喂养速度 ② 增加葡萄糖摄入量
高血糖	① 应激状态 ② 高糖饮食,糖尿病	① 监测尿糖,必要时监测血糖 ② 应用胰岛素,增加饮水
电解质紊乱	体液不足,超负荷,大量电解质从肾和胃肠道丢失,膳食摄入量不足或过大,腹泻	定期行电解质检查,发现异常及时处理

> 出院:患者 GCS 6(E2M4VT),血气分析结果在正常范围内,SO_2 98%,停用呼吸机,气管切开,4 L/min 给氧。2 周后患者 GCS 8(E3M5VT),鼻饲肠内营养液,生命体征平稳,肺炎症状基本控制,遵医嘱转康复医院康复治疗。

问题 14 给予患者早期康复干预的目的是什么？可采用哪些方法？

答 患者生命体征平稳后即可给予早期康复干预,目的在于催醒,预防并发症的发生,减少后遗症和促进身体基本功能的恢复。可采用：卧床期的合适体位摆放、关节活动度训练、翻身、起坐、平衡训练、站立训练、步行训练等,以及患者的语言训练、认知训练、心理辅导等,还包括进食、穿衣、大小便护理、呼吸和皮肤管理等日常生活能力训练。

问题 15 患者即将转康复医院治疗,请问如何做好转院指导？

答 ①转交出院小结及出院医嘱单,建议患者家属可复印一份转交康复医院,以便延续治疗。②营养支持:指导家属鼻饲喂养方法及注意事项。③气切套管的护理:告知家属保持气切管路通畅的重要性。④做好皮肤护理,勤翻身,保持床单位整洁,注意骨隆突处的保护,防止压疮的发生。⑤防止肢体挛缩及畸形:可按摩瘫痪肢体,给予被动运动,尤其是关节处,翻身后保持身体功能位,预防足下垂。⑥导尿管的护理:每日清洁尿道口,定时夹管以训练膀胱功能。

小结

原发性脑干损伤患者往往同时伴发脑挫裂伤或颅内出血,其脑组织的病理学检查都存在轴索损伤,且伤情越重,轴索损伤越严重,由于临床症状相互参错,孰轻孰重难以辨明,往往患者的昏迷时间长、病死率高,治疗和康复需要有长期的打算,因此护理工作显得尤为重要。临床护理人员应熟悉疾病的病理生理改变、重视弥漫性脑肿胀、血管痉挛及缺氧性脑损害对患者的影响。对患者给予稳妥细心地治疗和护理,对家属提供切实有效的宣教,做好打持久战的准备,才能使患者有度过险境的希望。

（刘治平　胡　锦）

第五节　急性硬膜外血肿

急性硬膜外血肿(acute epidural hematoma)是位于颅骨内板与硬脑膜之间的血肿。好发于幕上半球凸面,约占外伤性颅内血肿的 30%。血肿以颞部最为常见,其次为额顶矢状窦旁,多为单发,多发性少见。一般有明显外伤史,血肿发生在着力点及其附近,经常伴有骨折。骨折损伤脑膜中动脉引致硬膜外血肿占 3/4,其次是损伤静脉窦、板障静脉而导致的血肿。临床主要表现为意识障碍、瞳孔改变、锥体束征及生命体征的变化。

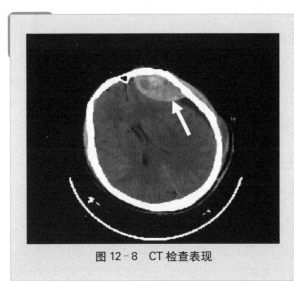

图 12-8　CT 检查表现

现病史：颜女士,28 岁。患者骑车时不慎被小轿车撞到,当时有一过性意识不清,救护车送至医院就诊。入急诊时,患者逐渐清醒,随即又出现昏迷。查头颅 CT 检查示"左额颞顶部硬膜外血肿,伴积气,左颞骨骨折、左颞部头皮血肿"(图 12-8)。胸部 CT 检查示"两肺纹理增多,未见明显骨折"。拟"急性硬膜外血肿"收治入 NICU。

既往史：无。

过敏史：无。

体检：GCS 8(E2M5V1),左外耳道流血,熊猫眼征。左面部散在擦伤,局部肿胀；左颞皮下血肿。

问题 1　**脑膜由外至内分为几层？**

答　脑膜由外向内分 3 层,依次为硬脑膜、蛛网膜和软脑膜。

问题 2　**硬膜外血肿与硬膜下血肿的解剖位置有何不同？**

答　硬膜外血肿：出血部位位于颅骨内板与硬脑膜之间的血肿；硬膜下血肿：出血部位位于硬脑膜和蛛网膜之间的血肿(图 12-9)。

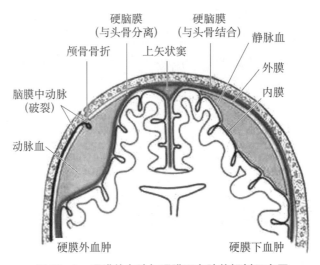

图 12-9　硬膜外血肿与硬膜下血肿的解剖示意图

(http://refer.biovip.com/doc-view-18910.html)

第十二章　中枢神经系统损伤

问题 3　颅脑出血可分为几类?

答　颅脑出血可分为:①硬膜外出血;②硬膜下出血;③脑实质出血;④脑室内出血。

问题 4　急性硬膜外血肿可有哪些临床表现?

答　(1) 意识障碍:受伤后意识改变有 5 种类型:①伤后持续清醒;②伤后持续昏迷;③伤后清醒随即昏迷;④伤后昏迷随即清醒;⑤伤后昏迷,有中间清醒期。

(2) 神经系统症状:血肿侧瞳孔逐渐散大、对光反射减弱或消失、对侧肢体完全或不完全瘫痪、去大脑强直等。

(3) 颅内压增高症状:Cushing 症、剧烈头痛、反复呕吐、躁动不安等。

问题 5　何谓中间清醒期?

答　硬膜外血肿的患者在受伤当时出现昏迷,经过数分钟或数小时后意识障碍好转,甚至完全清醒,继而因为硬膜外血肿的形成,脑受压引起再度昏迷。

问题 6　急性硬膜外血肿与急性硬膜下血肿有哪些区别?

答　见表 12-8。

表 12-8　急性硬膜外血肿与急性硬膜下血肿的区别

鉴别内容	急性硬膜外血肿	急性硬膜下血肿
原发脑损伤	可无或轻	常伴有较严重脑挫裂伤
出血来源	① 最常见:脑膜中动、静脉 ② 颅后窝:板障静脉出血 ③ 其他:静脉窦、上矢状窦、横窦和乙状窦	① 最常见:皮质小动脉和小静脉 ② 其他:桥静脉
颅骨骨折	90%伴有骨折	50%伴有骨折
意识障碍	多有中间清醒期	多为持续意识障碍
脑受压症状	多在伤后 24 小时以内	多在伤后 24~48 小时内
病变定位	多在着力点或骨折线附近	多在对冲部位
CT 检查	颅骨内板下梭形高密度影	硬膜下新月形或脑实质内不规则高密度影

问题 7　患者入院后的护理要点有哪些?

答　(1) 评估和观察:观察患者的意识、瞳孔、生命体征,有无脑脊液漏。评估患者有无因颞骨骨折损伤听神经而导致听力改变,如疑似有听力障碍,应及时告知医生。加强体温和感染相关生化指标的监测,及早发现感染征象。

(2) 体位:床头抬高 30°,避免左侧颞部受压。

(3) 伤口处理:面部擦伤处用生理盐水冲洗干净后,用无痛碘消毒。用生理盐水棉签清洁鼻腔及外耳道。告诉患者熊猫眼征无需特殊处理,眼周淤血可自行消退,左颞部头皮血肿可自行吸收,勿受压即可。

(4) 完善各项术前准备。

问题 8 **急性硬膜外血肿的手术指征?**

答 （1）硬膜外血肿＞30 ml,颞部＞20 ml,需立刻开颅手术清除血肿。

（2）硬膜外血肿＜30 ml,颞部＜20 ml,最大厚度＜15 mm,中线移位＜5 mm,GCS＞8分,无脑局灶损害症状和体征的患者可保守治疗。一旦出现临床意识改变、颅高压症状、瞳孔变化或复查 CT 发现血肿增大,都应立刻行开颅血肿清除手术。

手术：患者当日于急诊全麻下行"左侧颞顶部开颅血肿清除术"。术中见颞骨骨折,骨折线出血,形成游离骨瓣约 6 cm×5 cm,吸除硬膜外血肿 50 ml,硬膜外置负压引流球,还纳骨瓣,颅骨锁固定。PACU 复苏后返回 NICU。患者 GCS 11(E3M6V2),双瞳孔等大等圆,直径 2 mm,对光反射均灵敏。遵医嘱给予脱水、抗炎、抗癫痫等治疗。

问题 9 **患者术后的护理要点有哪些?**

答 （1）观察：术后观察 GCS、瞳孔及生命体征,询问患者有无自觉听力减退；注意头部负压球的引流量、颜色、性状及敷料情况。当短时间内出现血压下降、意识水平下降、瞳孔改变等异常,应警惕再出血,及时通知医生,复查头颅 CT。

（2）体位：床头抬高 30°,利于静脉回流。适当限制头部活动范围,避免过度活动牵拉头部引流管。

（3）饮食：术后第 1 天给予流质饮食,后逐步过渡至普食。选择高热量、高蛋白、易消化饮食,无特殊禁忌,避免辛辣刺激性食物。

（4）面部擦伤护理：患者左外耳道出血已自行停止,清除外耳郭陈旧性血迹,保持面部清洁。告诉患者勿用手搔抓面部痂皮。

（5）活动：术后第 1 天即可床上活动,逐渐过渡至下床活动。活动时注意保护头部,特别是颞部骨折处,避免再次意外损伤。

出院：术后第 3 天复查头颅 CT,提示颅内术后改变。术后第 5 天,患者 GCS 15,听力正常。左面部擦伤结痂部分已逐渐脱落,露出新鲜皮肤,肿胀消退。左外耳道未再次有血性液体流出,熊猫眼征消退,头皮血肿已吸收。体温正常,生化检查无感染征象。四肢肌力 5 级,可下床活动。遵嘱予出院。

问题 10 **健康宣教的内容有哪些?**

答 （1）休息与活动：嘱患者注意休息,每日可在家属陪伴下做散步等运动量较轻的活动,保证充足睡眠。

（2）饮食：无特殊禁忌。一般给予优质蛋白、高维生素、易消化的食物,以增加营养,提高自身免疫力。

（3）伤口护理：头部伤口保持清洁,勿抓挠。一般伤口拆线后即可用婴儿洗发水洗头,发现伤口有红、肿、热、痛时应及时就诊。嘱患者勿搔抓面部痂皮,注意保护新鲜的皮肤组织,近期内勿用彩妆。

(4) 药物:按医嘱服用丙戊酸钠,监测血药浓度,遵嘱减量或停药。

(5) 定期复查,复查前如有头痛、意识改变、左耳道有液体流出等,应及时就诊。

(郑红云 胡 锦)

第六节 慢性硬膜下血肿

慢性硬膜下血肿(chronic subdural hematoma)是指因轻微头颅外伤导致颅内皮质血管和(或)桥静脉撕断引起出血,血液积聚于硬膜下腔,伤后3周以上出现症状。为老年颅内血肿中最常见的一种,其发生率约占颅内血肿的10%、硬膜下血肿的25%。血肿常发生于额颞半球凸面,积血量可达100~300 ml,以单侧多见,双侧者占20%~25%。男性多于女性,男女之比约为5∶1。

现病史:薛先生,72岁。1个月前行走时不慎自行跌倒,当时意识清楚,无明显头痛、头晕。外院头颅CT检查未见明显异常。近1周出现头痛、右侧肢体乏力,走路不稳,症状进行性加重。我院头颅CT扫描示"左侧额颞顶慢性硬膜下血肿"(图12-10),予急诊收治入院。
既往史:无。
体检:GCS 15(E4M6V5),右侧肢体肌力4级,左侧肢体肌力5级。

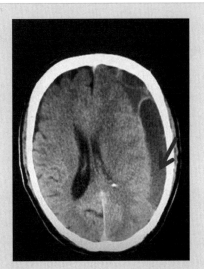

图12-10 头颅CT扫描示左侧额颞顶慢性硬膜下血肿(箭头处)

问题1 老年人发生颅脑损伤的危险因素有哪些?

答 老年人步态的协调性及平衡的稳定性下降,使发生跌倒的概率增大。跌倒是导致老年人颅脑损伤的最危险因素,其次是车祸。据统计老年人颅脑损伤仅占同期颅脑损伤患者的8%~15%,但病死率却高达35%~70%。

问题2 硬膜下血肿形成按时间可分为几类?

答 按时间可分为:急性血肿(<3天);亚急性血肿(3天~3周);慢性血肿(>3周)。

问题3 老年人外伤后发生慢性硬膜下血肿的机制是什么?

答 老年人硬脑膜与颅骨粘连附着紧密,不易剥离,且多有生理性脑萎缩。萎缩后的脑组织使蛛网膜下腔扩大,桥静脉相对拉长并充盈,增加了血管的易损性。此外,老年人本身血管硬化、弹性差、脆性大,出血后难自止,因此即使遇到轻微惯性力作用于颅脑也可引起出血。血液积聚于硬脑膜下腔,硬脑膜内的炎性反应会产生包膜,通过一系列生化改变使血肿腔内失去凝血功能,导致包膜内间断或连续出血。此过程较缓慢,一般需3周以上。

问题4 慢性硬膜下血肿与急性硬膜下血肿的临床表现有哪些区别?

答 见表12-9。

表12-9 慢性硬膜下血肿与急性硬膜下血肿临床表现的区别

临床表现	慢性硬膜下血肿	急性硬膜下血肿
外伤史	多不明确或轻微	明确
颅内压增高症状	以慢性颅内压增高症状为主。常于伤后1~3个月后逐渐出现头痛、视物模糊	颅内压增高症状出现较早,脑疝症状出现较快
局灶性症状	肢体乏力、轻偏瘫、失语	偏瘫、失语
精神智力症状	逐渐出现记忆力减退、智力迟钝、精神失常	伤后即刻昏迷,程度逐渐加深

问题5 患者入院后的护理要点有哪些?

答 ①观察:每4小时一次观察GCS、瞳孔、生命体征、四肢肌力及头痛程度。②完善各项术前准备。③健康教育:患者因高龄、步态不稳易发生跌倒,应做好家属及患者的防跌倒宣教。讲解手术相关知识,缓解患者紧张情绪。

问题6 慢性硬膜下血肿的手术指征有哪些?

答 慢性硬膜下血肿手术指征:①临床出现高颅压症状和体征,伴有或不伴有意识改变和大脑半球受压体征。②CT或MRI扫描显示单侧或双侧硬膜下血肿厚度>10 mm,单侧血肿导致中线移位>10 mm。③无临床症状和体征,CT或MRI扫描显示单侧或双侧硬膜下血肿厚度<10 mm、中线移位<10 mm的患者可采用动态临床观察。

> **手术:** 患者在基础麻醉并局部麻醉下行"左侧额颞顶部慢性硬膜下血肿钻孔置管引流术"。术中于左侧顶结节处钻孔,切开硬膜后见铁锈色血性液溢出,置入血肿腔引流管,反复盐水冲洗术腔至冲洗液清亮,依次缝合切口。术毕返回病房。患者GCS 14(E3M6V5),双瞳孔等大等圆,直径2mm,对光反射均灵敏。遵医嘱给予抗感染、抗癫痫等治疗。

问题7 患者术后的护理要点有哪些?

答 (1) 观察:患者可因颅内压骤降引起继发性的硬膜外或硬膜下出血。术后加强观察GCS、瞳孔及生命体征。比较患者右侧肌力、肢体运动及头痛情况是否较术前好转。注意头部血肿腔引流管的引流量、颜色、性状及敷料情况。若出现血压下降、意识、瞳孔改变等异常,应考虑有再出血可能,需及时通知医生复查头颅 CT。

（2）体位:患者取平卧位或头低足高位。嘱患者尽可能头偏向患侧,便于血肿腔内残余液体的引流及脑组织膨胀复位。适当限制头部活动范围,避免过度活动牵拉头部引流管。

（3）引流管的护理:引流管最高点应低于血肿腔的位置以便于引流物的排出。保持引流管的通畅、无菌。引流液多为暗红色陈旧性积血。引流速度不宜过快,以免导致颅内压骤降引起桥静脉撕裂发生继发性硬膜下血肿。

（4）饮食:术后 6 小时即予流质饮食,后逐步过渡至普食。选择优质蛋白、多膳食纤维、易消化饮食,无特殊禁忌,避免辛辣刺激性食物。

（5）预防肺部感染:老年患者易并发肺部感染,住院期间应注意观察是否出现发热、咳嗽、咳痰等肺部感染征象,鼓励床上活动。

> **出院:** 术后第 3 天患者复查头颅 CT,提示颅内血肿吸收。医生予拔除头部血肿腔引流管。1 周后患者 GCS 15,四肢肌力 5 级,遵嘱予出院。

问题8 如何做好患者的出院宣教?

答 ①头部伤口:保持拆线后的伤口清洁,可以用婴儿洗发水洗发,但避免浸泡伤口。②活动与锻炼:活动前需注意环境安全,避免剧烈或大幅度的活动。③家庭设施的评估,建议在室内增设防滑设施,如洗澡时使用防滑垫或沐浴椅,由专人看护,做好防跌倒宣教。④门诊随访:告知患者及家属术后该疾病仍有一定的复发率,易发生在术后 1~3 个月。在此期间若出现头痛、头晕、肢体进行性偏瘫或伴有精神症状时等应及时门诊随访。

小结

慢性硬膜下血肿好发于老年患者,常由跌倒造成轻微头部外伤史引起,当时易被忽视,直至出现头痛、肢体轻度偏瘫等症状后才入院就诊。血肿量小、无手术指征时可采用止血、促进血肿吸收等保守治疗方式,手术则以钻孔引流为首选。术后需严密观察病情、给予对症护理的同时,警惕颅内继发性出血、肺部感染等并发症的出现。但有文献报道,老年患者行钻孔引流术后,因高龄、脑萎缩、血肿包膜厚、凝血功能障碍等因素仍有 3.7%~38% 的血肿复发率。因此,出院时应告知患者若出现慢性颅高压症及血肿压迫引起的相应症状时应及时就诊。

同时,随着社会老龄化趋势的发展,跌倒成为引起老年人意外死亡的首要原因。据统计 75 岁以上老年人意外死亡中跌倒导致的死亡占 70%。加强防跌倒工作的宣传,帮助采取有效的防护措施,能有效降低跌倒发生率,提高老年人的生活质量。

（黄　妍　胡　锦）

第七节　开放性颅脑损伤、复合伤并发肺栓塞

开放性颅脑损伤(penetrating intracranial injury，PII)是指由锐器、严重钝器打击或由火器穿透头皮、颅骨、硬膜和脑组织直接或间接与外界相通的创伤。按致伤物的不同可分为非火器伤和火器伤，两者均易造成颅内感染和出血。随着社会的发展，交通事故和工伤意外的发生率越来越高，开放性颅脑损伤已逐渐成为神经外科常见的急危重疾病之一，发生率达17%。

> **病史：**王先生，54岁。患者下班回家途中意外从摩托车上摔倒，摩托车刹车手柄从右侧眼眶直插入大脑深部，左侧小腿被摩托车的排气管烧伤，当场昏迷。急诊头颅CT扫描示"异物从右侧眼眶插入颅内，右额颞颅内血肿，外伤性蛛网膜下腔出血，颅骨骨折"。左小腿外侧5 cm×10 cm烧伤，未见四肢及躯干、骨盆骨折。
> **既往史：**无。
> **体检：**GCS 4(E1M2V1)，右侧眼眶内有异物插入，无血性液体和脑脊液流出，左侧瞳孔直径3 mm，对光反射迟钝，右侧瞳孔有异物插入无法观察，四肢肌张力正常，双下肢病理征阳性。

问题 1　何谓非火器性颅脑开放伤？

答　非火器性颅脑开放伤是指由锐器或钝器严重打击造成的开放性颅脑损伤，常见的锐器为刀、斧、锥、剪、钉、匕首或竹竿等长条状异物。

问题 2　非火器性颅脑开放伤有哪些临床表现？

答　(1) 意识障碍：取决于脑损伤部位和程度。局限性开放伤未伤及脑重要结构或无颅内高压患者，通常无意识障碍；而广泛性脑损伤，脑干或下丘脑伤，合并颅内血肿或脑水肿引起颅内高压者，可出现不同程度的意识障碍。

(2) 局灶性症状：脑损伤部位不同，可出现偏瘫、失语、癫痫、同向偏盲、感觉障碍等。

(3) 颅内高压症状：创口小、创道内血肿和(或)合并颅内血肿以及广泛性脑挫裂伤而引起严重颅内压升高者，可出现头痛、呕吐、进行性意识障碍，甚至发生脑疝。

问题 3　如何区分多发伤、多处伤、复合伤和联合伤？

答　(1) 多发伤：是指单一因素造成的2个或2个以上解剖部位(根据简明创伤分级标准2005版所指的9个部位，即头、面、颈、胸、腹及盆腔、脊柱脊髓、上肢、下肢及体表)的损伤，其严重程度则视创伤严重度评分(injury severity score，ISS)而定，凡ISS>16者定为严重多发伤。目前临床上通常所说的多发伤实际上就是指的严重多发伤。

(2) 多处伤：同一部位或同一脏器的多处损伤。例如，腹部肝脾损伤、小肠多处穿孔、体表多处裂伤等。多处伤伤情不一，轻者不需处理，重者可致死。

(3) 复合伤：两种以上致伤因素同时或相继作用于人体所造成的损伤。如核爆炸时冲

击伤合并辐射、烧伤,机械伤合并化学、生物武器伤等。

(4) 联合伤:指同一致伤因素所引起的两个相邻部位的连续性损伤。常见的有胸腹联合伤、眶颅联合伤等。从广义上讲,联合伤亦称多发伤。

问题 4　烧伤如何分类?

答　一般根据烧伤患者的烧伤深度和严重程度进行分类,同时对烧伤面积进行估计。

(1) 根据烧伤深度分:目前普遍采用的是三度四分法,为Ⅰ度、浅Ⅱ度、深Ⅱ度和Ⅲ度。

1) Ⅰ度烧伤:又称红斑烧伤,仅伤及表皮浅层。表现为皮肤红斑,轻度红肿,干燥无水疱,局部温度微高,2～3 天内症状消退,不留瘢痕。

2) 浅Ⅱ度烧伤:伤及表皮的生发层甚至真皮乳头层,有大小不一的水疱形成,泡壁较薄、内含黄色澄清液体。去疱皮后,创面基底潮红、湿润、水肿,感觉过敏,局部温度增高。如无继发感染,一般经 1～2 周愈合,亦不留瘢痕。

3) 深Ⅱ度烧伤:伤及皮肤真皮层,表皮下积薄液或水疱较小,疱壁较厚。去疱皮后,创面稍湿,基底苍白与潮红相间,痛觉迟钝,有拔毛痛,局部温度略低。如无感染,一般需 3～4 周自行愈合,常留有瘢痕。

4) Ⅲ度烧伤:又称焦痂性烧伤。伤及皮肤全层,可达皮下、肌或骨。创面无水疱。无弹性,干燥如皮革样或呈蜡白、焦黄色甚至炭化成焦痂,痂下水肿,痂下创面可见树枝状栓塞的血管。创面修复依赖于手术植皮或皮瓣修复。

(2) 按烧伤的程度分类。

1) 轻度烧伤:总面积在 9% 以下的Ⅱ度烧伤。

2) 中度烧伤:总面积在 10%～29% 之间的Ⅱ度烧伤;或Ⅲ度烧伤面积不足 10%。

3) 重度烧伤:总面积达 30%～49%;或Ⅲ度烧伤面积达 10%～19%;或虽Ⅱ度、Ⅲ度烧伤面积不足上述比例但有下列情况之一者:发生休克等严重并发症;吸入性烧伤;复合伤。

4) 特重烧伤:总面积达 50% 以上,或Ⅲ度烧伤面积达 20% 以上。

问题 5　烧伤面积如何估计?

答　中国九分法:在 100% 的体表总面积中,头颈部占 9%(9×1)(头部、面部、颈部各占 3%);双上肢占 18%(9×2)(双上臂 7%,双前臂 6%,双手 5%);躯干前后包括会阴 1% 占 27%(9×3)(前躯 13%,后躯 13%,会阴 1%);双下肢(含臀部)占 46%(双臀 5%,双大腿 21%,双小腿 13%,双足 7%)(9×5+1)。

问题 6　患者左小腿外侧的烧伤如何分类?

答　患者左小腿外侧的烧伤面积 5 cm×10 cm,表皮下有一 2 cm×6 cm 水疱,疱壁较厚,去疱皮后创面稍湿,基底苍白与潮红相间,痛觉迟钝,局部温度略低,属于深Ⅱ度轻度烧伤。

问题 7　开放性颅脑损伤的治疗原则是什么?

答　对颅脑损伤的创面进行清创处理,变开放伤为闭合伤;再按闭合伤处理原则对脑挫裂伤、脑水肿及感染进行综合治疗。

问题8 患者由救护车送入急诊,作为急诊护士,如何给予救护?

答 (1) 预检处开放绿色通道,通知神经外科、五官科、放射科、检验科等科室做好接诊准备。

(2) 患者进入抢救室后,取平卧位抬高床头15°～30°,搬动患者时,固定头部,多人协作严禁触动外露车把手,保持气道通畅,给予吸氧,维持静脉通路,做检查时专人固定头部。

(3) 接心电监护,观察患者的生命体征、血氧饱和度、意识、瞳孔、GCS、疼痛等情况。遵嘱每10～15 min观察一次。如一侧瞳孔散大,对光反射迟钝或消失,提示脑受压;双侧瞳孔大小多变,或出现眼球分离,提示有脑干损伤;如果先一侧瞳孔散大,后双侧散大,对光反射消失,眼球固定,患者呈深昏迷,持续昏迷并进行性加重证明伤情严重,应积极采取措施抢救。

(4) 迅速了解受伤史,全面地进行全身和受伤肢体创口检查,检查及处理烧伤,左小腿外侧予冷敷后清创处理,同时常规给予破伤风抗毒血清1 500 U肌肉注射。

(5) 做好相应的术前准备:查血型、做交叉配血试验、备皮等。

(6) 向患者家属做好解释工作,安抚其情绪,做好术前宣教及疾病宣教。

> **手术**:患者在急诊全麻下行"颅内异物取出术+右额颅内血肿清除术+ICP监测探头置入术+气管切开术",车把手插入右眼球内未伤及颅神经和血管,术中将右眼球摘除并缝合眼睑,右侧脑室置ICP监测管及脑室外引流管,硬膜下腔置负压球1只。术中未输血。术后返回NICU,GCS 3(E1M2VT),气管切开接呼吸机辅助呼吸,CPAP模式,氧浓度40%,予抗炎、止血、抗癫痫、对症支持等治疗。遵医嘱予咪达唑仑60 mg静脉注射,3 ml/h维持;盐酸瑞芬太尼1 mg静脉注射q12h。患者于术后第3天拔除头部负压球,术后第5天拔除ICP监测管及脑室外引流管。

问题9 患者的术后护理要点有哪些?

答 (1) 病情观察:严密观察瞳孔、意识、GCS、肢体活动、ICP等。脑室外引流及负压引流期间,保持引流通畅,注意观察引流液的色、质、量,如有引流出鲜红色血液或引流量增多,应立即通知医生。观察患者自主呼吸及机械通气情况,监测患者的凝血功能、血气分析和其他生化指标。

(2) 体位:ICP监测期间,抬高床头30°,注意ICP零点的位置。ICP监测探头拔除后,给予头高30°～45°卧位。

(3) 按医嘱予以镇静镇痛治疗。

(4) 眼部护理:取健侧卧位,观察患者瞳孔的变化,右眼处敷料加压包扎,观察有无渗血、渗液,保持敷料清洁干燥。按医嘱使用抗生素眼药水及眼药膏,保持眼部清洁滋润。遵医嘱使用糖皮质激素,注意交感性眼炎的发生。

(5) 左小腿烧伤:按医嘱给予暴露疗法,抬高下肢,保持病室温度28～32℃,相对湿度50%～60%,外涂5%～10%磺胺嘧啶银洗必太糊剂,每天1～2次。

(6) 预防感染:观察患者的体温波动情况,及时了解患者的脑脊液及血常规的指标,严格无菌操作,加强营养支持治疗,增强患者抵抗力。预防呼吸机相关性肺炎。

(7) 预防深部静脉血栓形成(DVT)及肺栓塞:患者昏迷,由于左小腿烧伤,左侧无法穿弹力袜,也无法使用间歇充气压力泵,更要警惕 DVT 的可能。配合康复科给予床上活动,肢体保持功能位、预防足下垂,及早发现肺栓塞早期征象。

问题 10 如何做好患者镇静镇痛治疗期间的护理?

答 (1) 正确进行疼痛及镇静评估。按镇静镇痛治疗规范,每小时进行疼痛评估连续 4 次后,每 4 小时评估一次并记录,每小时评估 Ramsay 镇静评分(表 12 - 10)。根据评估分值,按医嘱进行镇静镇痛药物剂量的调整,警惕镇静过浅或过深。

(2) 药物护理:按照医嘱予以咪达唑仑(咪唑安定)60 mg 微泵推注,3 ml/h 维持,盐酸瑞芬太尼 1 mg 静脉注射 q12h。使用期间需严密观察患者的心率、血压、呼吸、SpO_2、意识等,观察有无自主呼吸抑制及血压下降等症状。

(3) 配合医生进行每日唤醒和呼吸同步:每日定时唤醒可以避免镇静、镇痛过度,减少相关并发症,提高镇静、镇痛治疗的安全性,减少机械通气时间、ICU 滞留时间和住院时间。按医嘱每天 7:30 暂时停止所有镇痛、镇静药物输注,观察患者生命体征及意识的变化,以便医生查房时判断患者有无停止镇静镇痛治疗的可能。

表 12 - 10 Ramsay 镇静评分

分数	表现	分数	表现
1	患者焦虑,躁动不安	4	患者入睡,轻扣其眉反应敏捷
2	患者合作,清醒冷静	5	患者入睡,轻扣其眉反应迟钝
3	患者只对命令有反应	6	患者呈深睡或麻醉状态

术后第 3 天,患者 T 38.8~40.2℃,血常规检查显示白细胞计数 19×10^9/L(正常值 $4 \sim 10 \times 10^9$/L),中性粒细胞 84.5%(正常值 40%~75%),C 反应蛋白 176 mg/L(正常值 3.25~8.20 mg/L),降钙素原 4.6 ng/ml(正常值≤0.05 ng/ml)。脑脊液化验显示白细胞 980×10^6/L[正常值 $(0 \sim 8) \times 10^6$/L],糖 1.8(正常值 2.5~4.5 mmol/L),蛋白 12 000 mg/L(正常值 120~600 mg/L),氯化物 99 mmol/L(正常值 120~132 mmol/L)。术后 1 周脑脊液培养显示鲍曼不动杆菌 4+。遂行腰大池持续引流。

问题 11 根据化验结果提示患者存在颅内感染,颅内感染的诊断标准有哪些?

答 ①高热、头痛、呕吐、脑膜刺激征阳性。②脑脊液白细胞>10×10^6/L,外周血白细胞>10×10^9/L。③脑脊液中糖定量<2.25 mmol/L,蛋白定量>0.45 g/L。④脑脊液细菌培养阳性。

问题 12 颅内感染的治疗方法有哪些?

答 ①抗感染治疗:使用高效广谱抗生素,联合用药。②鞘内给药:透过血脑屏障达到相应的血药浓度。③降颅压治疗:使用甘露醇等脱水药物。④手术治疗:腰大池引流;侧脑室穿刺储液囊置入术;双侧脑室引流冲洗。

问题 13 医生给予了哪些措施以控制患者的颅内感染？相关护理措施有哪些？

答 医生予行腰大池持续引流，并行鞘内注射多粘菌素 5 mg，予美罗培南加替加环素多联抗生素静脉给药，配合甘露醇脱水及全身营养支持疗法。

护理措施如下。

（1）高热护理：护士应密切监测患者的体温，及时给予物理降温措施，同时做好基础护理，预防压疮和其他并发症的发生。

（2）腰大池持续引流护理：保持腰大池持续引流通畅，尤其是鞘内注射后需夹闭引流管 2 小时，期间严密观察患者的 GCS 及有无脑膜刺激征表现，警惕颅内压增高。开放引流后要注意观察引流是否通畅，引流液的色、质、量。如有引流不畅或颅内压增高的表现，应立即通知医生，遵医嘱做好相应处理。

（3）药物护理：美罗培南静脉滴注时间需大于 30 分钟。替加环素应严格按医嘱 q12h 静脉滴注，输注期间不可通过同一静脉通路推注地西泮和奥美拉唑。两种药物都有引起过敏反应及恶心、呕吐等胃肠道反应的可能，用药期间需着重观察。

（4）营养支持：按医嘱实施肠内、外营养，增加患者抵抗力。

问题 14 颅脑损伤患者实施亚低温治疗或常温治疗的目的是什么？

答 控制体温能降低脑组织代谢，减少脑组织耗氧量和乳酸堆积，抑制乙酰胆碱等内源性毒性物质对脑组织的损害作用，减轻脑水肿症状，降低颅压，保护血脑屏障。脑温每降低 1℃，脑耗氧量可减少 6.7%，颅内压降低 5%～6%，从而促进脑细胞功能的恢复。

问题 15 常温治疗的概念？相比亚低温治疗有何优点？

答 控制性常温是采取措施将顽固性高热控制在 36.0～37.5℃，在降低高热患者核心体温的同时，控制或抑制其潜在的不良反应。相比亚低温，控制性常温实施方便、无需复温，不会发生免疫抑制和凝血功能障碍，预防发热还可以预防与发热相关的炎性反应。

问题 16 使用冰毯降温期间有哪些注意事项？

答（1）正确连接设备，检查机器性能。将冰毯铺于患者肩部到臀部之间，不要触及颈部，以免因副交感神经兴奋而引起心跳过缓。

（2）严密观察患者生命体征的变化，如发生寒战、面色苍白、呼吸、脉搏、血压变化、皮肤发绀等应立即停止使用。患者出现寒战时可给予保暖措施，遵嘱加用冬眠或镇静药物，防止肌肉收缩导致能耗及氧耗增加，减少患者的不适感。

（3）使用冰帽降温时，患者双耳及后颈部应垫上干毛巾或棉布，以免发生冻伤。定时翻身拍背，以每小时翻身 1 次为宜，以避免低温下皮肤受压，血流循环速度减慢，局部循环不良而产生压疮。保持床单位清洁干燥、平整；若冷凝水弄湿床单，及时更换。

（4）颅脑损伤病患多有外伤史，对于患者带入的易引起压疮部位的皮肤损伤，予以水胶体敷料等保护性材料外敷保护，减少低温对受损皮肤的不良影响。每班评估并做好交班。

> 术后第 10 天,患者突发呼吸急促,口唇发绀,咯血性痰,面色苍白,大汗淋漓,P 144 次/分,R 36 次/分,BP 86/50 mmHg,SpO_2 79%。测血气分析示:pH7.41(正常值 7.35~7.45),SpO_2 79%(正常值 95%~98%),PCO_2 3.4 kPa(正常值 4.65~5.98 kPa),PO_2 6.6 kPa(正常值 10.64~13.3 kPa)。查血凝血功能示:PT12.9 s(正常值 10.9~13.5 s),APTT 34.5 s(正常值 20.3~32.3 s),D-二聚体6.16 FEUmg/L(正常值≤0.55 FEumg/L),FDP 13.8 s(正常值<5 s)。肺 CT 扫描示"急性右肺动脉栓塞"。

问题 17 何谓肺栓塞?最常见的急性肺栓塞是哪一类?

答 肺栓塞(pulmonary embolism,PE)是由内源性或外源性栓子阻塞肺动脉引起肺循环和右心功能障碍的临床综合征,包括肺血栓栓塞、脂肪栓塞、羊水栓塞、空气栓塞、肿瘤栓塞等。

肺血栓栓塞症(pulmonary thromboembolism,PTE)是最常见的急性肺栓塞类型,由来自静脉系统或右心的血栓阻塞肺动脉或其分支所致,以肺循环和呼吸功能障碍为主要病理生理特征和临床表现,占急性肺栓塞的绝大多数,通常所称的急性肺栓塞即 PTE。

问题 18 请问 PTE、DVT 与 VTE 之间的关系?

答 深静脉血栓形成(deep venous thrombosis,DVT)是引起 PTE 的主要血栓来源,DVT 多发于下肢或骨盆深静脉,脱落后随血流循环进入肺动脉及其分支。肺部血栓栓塞(PTE)常为 DVT 的并发症。VTE 系静脉血栓栓塞症(venous thromboembolism),PTE 和 DVT 是同一疾病病程中两个不同阶段的临床表现,因此统称为 VTE。

问题 19 肺栓塞有哪些易患因素?

答 易患因素包括患者自身因素(多为永久性因素)与获得性因素(多为暂时性因素),6 周至 3 个月内的暂时性或可逆性危险因素可诱发 VTE。常见的易患因素中,强易患因素包括重大创伤、外科手术、下肢骨折、关节置换和脊髓损伤等;中等易患因素包括膝关节镜手术、自身免疫性疾病、遗传性血栓形成倾向、炎症性肠道疾病、肿瘤、口服避孕药、激素替代治疗、中心静脉置管、卒中瘫痪、慢性心力衰竭或呼吸衰竭、浅静脉血栓形成;弱易患因素包括妊娠、卧床>3 天、久坐不动(如长时间乘车或飞机旅行)、老龄、静脉曲张等。

随着研究的深入,不断发现新的易患因素,VTE 与动脉疾病尤其是动脉粥样硬化有着共同的危险因素。VTE 风险贯穿妊娠全程,包括体外受精、妊娠初期 3 个月及产后 6 周。感染是患者住院期间发生 VTE 的常见触发因素,输血及促红细胞生成药物也与 VTE 发生率升高有关。

问题 20 急性肺栓塞的临床表现有哪些?

答 急性肺栓塞缺乏特异性的临床症状和体征,临床表现取决于栓子的大小、数量、栓塞的部位及患者是否存在心、肺等器官的基础疾病。多数患者因"肺梗死三联征"(呼吸困难、胸痛、咯血)而疑诊为急性肺栓塞。

(1)胸痛:是急性肺栓塞的常见症状,多因远端肺栓塞引起的胸膜刺激所致。

(2) 呼吸困难：在中央型急性肺栓塞患者中急剧而严重。既往存在心力衰竭或肺部疾病的患者，呼吸困难加重可能是急性肺栓塞的唯一症状。

(3) 咯血：提示肺梗死，多在肺梗死后 24 小时内发生，呈鲜红色，数日内发生可为暗红色。

(4) 晕厥：不常见，有时是急性肺栓塞的唯一或首发症状。

(5) 体征：主要表现为呼吸系统和循环系统的体征，特别是呼吸频率增加（＞20 次/分）、心率加快（＞90 次/分）、血压下降及发绀。其他呼吸系统体征还包括肺部听诊闻及湿啰音及哮鸣音、胸腔积液等。急性肺栓塞致急性右心负荷加重，可出现肝脏增大、肝颈静脉反流征和下肢水肿等右心衰竭的体征。

问题 21 急性肺栓塞的辅助检查方法有哪些？

答 （1）CT 肺动脉造影（CT pulmonary arteriography）检查：是诊断急性肺栓塞的重要无创检查技术。

（2）超声心动图检查：能提供急性肺动脉高压、右室功能障碍或右心血栓的证据，是最有用的初始检查方法。

（3）肺动脉造影检查：是诊断急性肺栓塞的"金标准"。

（4）其他检查：经食管超声心动图可发现肺动脉及其主要分支的血栓，而床旁下肢超声可检测近段 DVT。放射性核素肺通气灌注扫描在诊断亚段以下急性肺栓塞中具有特殊意义。已知存在遗传性易栓症的 VTE 患者其一级亲属在发生获得性易栓疾病或存在获得性易栓因素时建议行相应遗传性缺陷检测。

问题 22 如何确诊急性肺栓塞？

答 参照欧洲心脏病学学会（ESC）《2014 年急性肺栓塞诊疗指南》，我国推荐对怀疑急性肺栓塞的患者采取"三步走"策略，首先进行临床可能性评估，然后进行初始危险分层，最后逐级选择检查手段明确诊断。

（1）临床可能性评估：常用的临床评估标准有加拿大 Wells 评分（表 12-11）和修正的 Geneva 评分（表 12-12）。

表 12-11 Wells 评分标准

项　目	原始版/分	简化版/分
既往肺栓塞或 DVT 病史	1.5	1
心率≥100 次/分	1.5	1
过去 4 周内有手术或制动史	1.5	1
咯血	1	1
肿瘤活动期	1	1
DVT 临床表现	3	1
其他鉴别诊断的可能性低于肺栓塞	3	1

注：三分类法（简化版不推荐三分类法）中总分 0～1 分为低度可能，2～6 分为中度可能，≥7 为高度可能。二分类法中，对于原始版评分标准而言 0～4 分为可能性小，≥5 分为可能；对于简化版评分标准而言 0～1 分为可能性小，≥2 分为可能

表 12-12 Geneva 评分标准

项　　目	原始版/分	简化版/分
既往肺栓塞或 DVT 病史	3	1
心率		
75～94 次/分	3	1
≥95 次/分	5	2
过去 1 个月内手术史或骨折史	2	1
咯血	2	1
肿瘤活动期	2	1
单侧下肢痛	3	1
下肢深静脉触痛和单侧肿胀	4	1
年龄>65 岁	1	1

注:三分类法中,对于原始版评分标准而言总分 0～3 分为低度可能,4～10 分为中度可能,≥11 分为高度可能;对于简化版评分标准而言 0～1 分为低度可能,2～4 分为中度可能,≥5 分为高度可能。二分类法中,对于原始版评分标准而言 0～5 分为可能性小,≥6 分为可能;对于简化版评分标准而言 0～2 分为可能性小,≥3 分为可能

(2) 初始危险分层:对可疑急性肺栓塞的严重程度进行初始危险分层以评估其早期死亡风险(住院或 30 天病死率)。主要根据患者当前的临床状态,只要存在休克或持续低血压即为可疑高危急性肺栓塞。

(3) 检查:首选 CT 肺动脉造影。如因患者或医院条件所限无法行 CT 肺动脉造影时,则首选床旁超声心动图检查。对于临床概率为低、中或急性肺栓塞可能性小的患者,进行血浆 D-二聚体检测,以排除急性肺栓塞。

问题 23 急性肺栓塞如何治疗?

答 (1) 血流动力学和呼吸支持:纠正急性右心衰竭,防治休克,改善氧合和通气功能。

(2) 抗凝治疗:以预防早期死亡和 VTE 复发,静脉注射肝素应为此类患者接受抗凝治疗的首选。中危或低危 PE 患者皮下注射低分子肝素或磺达肝癸钠为首选治疗。

(3) 溶栓治疗:溶栓是高风险 PE 患者的首选治疗。

(4) 外科血栓清除术:溶栓禁忌患者,若手术技术和条件充足,推荐肺血栓清除术。

(5) 经皮导管介入治疗:可考虑作为手术替代治疗,适用于溶栓绝对禁忌证的患者。

问题 24 护士如何给予急救配合?

答 (1) 体位:休克卧位,抬高患肢以利静脉血的回流。

(2) 观察:每 15～30 分钟观察一次病情变化。持续多参数监护仪监护,严密观察心率、心律、呼吸、血压、血氧饱和度的变化,同时观察患者发绀、胸闷、憋气、胸部疼痛有无改善,有无咳嗽及尿量等情况。准确记录 24 小时出入量。

(3) 呼吸道护理:观察患者的呼吸情况,按需吸痰,吸痰时动作轻柔,避免加重缺氧。PEEP 过高可能导致胸腔内静脉回流减少,使血流动力学不稳定的急性肺栓塞患者的右心功能恶化。观察患者的吸气末平台压力是否小于 30 cmH_2O,以尽量减少不良血流动力学效应。

(4) 维持血容量:按嘱匀速输液。因患者血压低,遵嘱予生理盐水 60 ml+去甲肾上腺素 10 mg 静脉微泵推注,5 ml/h 维持血压。

（5）密切观察抗凝药物的疗效及不良反应：按医嘱予以低分子肝素钠 4 100 U 皮下注射 q12h，使用期间需了解患者凝血功能，注意有无出血倾向，如牙龈出血、血尿、皮肤有无出血点及淤斑等，如有出血征象应立即通知医生。

（6）及时与家属沟通：护理人员要协同医生，及时告知家属患者当前的状况，对患者家属进行疏导和安慰。

> **转院：** 当天经积极抢救治疗后，14:00，患者 GCS 6(E2M4VT)，左侧瞳孔直径 3 mm，对光反射迟钝，心率 122 次/分，呼吸机辅助呼吸，呼吸频率 23 次/分，血压 96/55 mmHg，SpO_2 94%。应患者家属要求转当地医院继续治疗。

问题 25 该患者出院时需要做哪些准备工作？

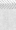 ①做好患者家属的出院宣教，备齐出院带药，向家属交代该患者目前的病情及主要用药，注重患者隐私、注意保暖，取得家属的理解。②与转运工作人员交接，交代患者病情及用药记录，备好呼吸机，备足抢救药品。③稳妥地搬运患者，注意保持导各管通畅，切勿扭曲受压或发生导管滑脱。

小结 ....

含有开放性颅脑损伤的复合伤患者病情一般较重，致死率和致残率较高。在整个疾病过程中常出现的两个死亡高峰期。一是原发性创伤导致的严重脏器功能损害，如贯穿伤、烧伤，大量失血致失血性休克、创伤性凝血功能障碍等；二是炎症反应导致的继发性损伤，如神经炎症反应致脑水肿、颅高压，肺部炎症致 ARDS，深静脉血栓形成，缺血再灌注致多脏器损伤；以及继发感染致感染性休克，等等。急性创伤的救治方面以治疗为主，因此在这一阶段护理人员主要任务是积极配合医生进行抢救，密切观察生命体征。而在病程后期，随着患者全身炎症反应加重，PE 等并发症发生的风险增高。护士要掌握多学科疾病的基本病理生理改变，以便在患者出现病情变化时能协助医生迅速做出基本判断，随时做好抢救准备；同时还需熟悉各科护理知识，能准确地为患者提供针对性护理。

（姜莉丽　胡　锦）

第八节　颅骨缺损

颅骨缺损(defect of skull)是指患者由于先天性或后天性形成的颅骨封闭不全或缺损。先天性颅骨缺损部分源于幼儿在两三岁，颅骨未完全形成密闭空间，部分患者是由于先天性脑膜、脑膨出,阻碍颅骨生长和闭合导致。后天性颅骨缺损大部分由脑外伤引起,部分患者由颅压高引起,需要去骨瓣减压所致。

现病史: 谈先生,35岁。患者因车祸致脑外伤,在外院行开颅血肿清除+去骨瓣减压术。术后左侧额顶颞颅骨缺损(图12-11),为行颅骨塑形术收治入院。体检:GCS 15,双瞳孔等大等圆,直径2.5 mm,对光反射灵敏,四肢肌力5级,右手握拳乏力。

既往史: 车祸致脑外伤后左侧额顶颞颅骨缺损半年伴癫痫大发作1次。

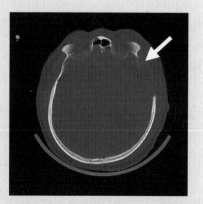

图12-11 颅骨缺损CT表现

箭头所指为术后颅骨缺损处

问题1 简述颅骨的组成。

答 颅骨由8块脑颅骨和15块面颅骨组成。

(1) 脑颅骨:由成对的颞骨和顶骨,不成对的额骨、筛骨、蝶骨和枕骨组成,它们围成颅腔,形成颅盖与颅底。临床上常见颞骨缺损。

(2) 面颅骨:为颅的前下部分,形成面部的基本轮廓,并参与构成眼眶、鼻腔和口腔。

问题2 哪些原因可引起颅骨缺损?

答 (1) 颅脑外伤:是最常见的原因,以青少年多见,主要有以下类型。①交通事故、工伤和日常生活意外等所致的颅骨损伤和清创手术后所致颅骨缺损。②火器伤,但因多伴有致命的脑损伤,患者存活而需颅骨重建少。③生长性骨折,指儿童(通常<3岁)闭合性线性骨折伴硬膜裂伤。

(2) 去骨瓣减压术后:见于颅内各种占位性病变、脑缺血或弥漫性脑损伤的脑水肿及脑肿胀等造成颅骨缺损。

(3) 骨髓炎:如化脓性颅骨骨髓炎或开颅的骨瓣发生骨髓炎。

(4) 颅骨肿瘤侵犯所致缺损。

(5) 颅骨先天性畸形,如狭颅症或脑膜脑膨出。

问题3 哪些颅骨缺损的患者需要行修补术?

答 (1) 缺损大小:直径≥3 cm的大脑凸面的颅骨缺损。

(2) 缺损部位:前额部颅骨缺损虽小但影响美观;位于颞和枕部的小颅骨缺损因有肌肉和头发遮盖,可以不补。

(3) 神经心理障碍患者:与缺损大小无关,通过颅骨成形术,增强患者自信心。

问题 4　颅骨缺损患者，如需行颅骨修补术，一般间隔多久？

答　①原发性或继发性颅骨肿瘤切除后，一期修复颅骨缺损；若不能一期修复，在伤口愈合 1～3 个月后进行。②伴脑积水、脑肿胀所致颅内压增高患者，必须待颅内压正常和神经系统症状稳定。③有明显或潜在感染的患者，如头皮感染、局灶性骨髓炎、脓肿存在；颅骨缺损区与鼻旁窦相通，伴头颅平片有积气，至少间隔 6～12 个月。④头皮愈合不良，如头皮薄或血供差延迟颅骨修补。⑤＜4 岁儿童如硬脑膜外层的骨膜完整，观察 1 年，因为有颅骨再生可能。⑥单纯凹陷性或粉碎性颅骨骨折做塌陷性摘除术后，即可同期一次手术完成。

问题 5　患者的术前护理要点有哪些？

答　(1) 注意安全防护：颅骨缺损部位注意保护脑组织，建议患者下床后佩戴头盔，以防外力损伤或跌倒的发生。

(2) 预防癫痫：遵嘱按时、按量服用抗癫痫药物(如丙戊酸钠缓释片)。

(3) 骨窗观察护理：骨窗是去掉骨瓣后遗留的颅骨缺损部分，通过骨窗表面变化可反应颅内压的变化。

> **手术**：患者在全麻下行颅骨修补术，手术取原切口，暴露左侧额颞部骨窗，取预塑形钛板 4 cm×5 cm 固定于骨窗，周边钛钉固定稳妥，皮下置负压引流管一根。术中未输血。

问题 6　应用于临床的颅骨修复材料主要有哪些？

答　主要有自体骨、同种异体骨、异种骨和人工材料移植如钛合金和钛网、羟基磷灰石(属于钙磷陶瓷)、聚甲基丙烯酸甲酯(俗称有机玻璃)、高密度多孔聚乙烯高、聚醚醚酮(全芳香族半晶态热塑性高分子材料)等，现在多采用钛网修复。

问题 7　钛网修复的优缺点是什么？

答　优点：钛网具有良好的生物组织相容性，比重轻，强度好，塑性效果好，并发症少，因不含有铁原子而不被磁场磁化，不影响 CT 或 MRI 检查。钛网孔间的连续抗拉力强、耐冲击能力也强。

缺点：少数患者对钛金属有过敏反应以及价格昂贵。

问题 8　何谓预塑形钛板？

答　即数字化成形钛网，采用钛板预塑形技术，将头颅薄层 CT 扫描数据传入计算机工作站，进行三维重建，并制成模型，以健侧数据为参考标准计算出颅骨缺损的形状与大小，根据上述数据将钛板经过变形和裁剪"塑形"制成三维修补用钛板。

> **手术**：患者于 PACU 复苏后返回 NICU，GCS 15，双瞳孔等大等圆，直径 2.5 mm，对光反射灵敏，头部伤口敷料弹力帽固定，负压球引流液为血性，保留导尿通畅。术后预防性应用抗生素、止血、脱水等治疗。次日行 CT 检查(图 12-12)无异常，返回病房。

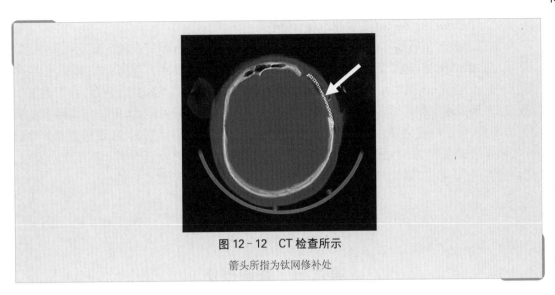

图 12-12 CT 检查所示

箭头所指为钛网修补处

问题 9 颅骨缺损手术后可有哪些并发症？

答 材料外露并感染、皮下积液、癫痫、硬膜下及脑内血肿等。

问题 10 导致头皮切口感染和材料（钛网）外露原因是什么？

答 ①钛网塑形差，与骨窗缘贴合不紧密，局部突起长期顶压头皮造成切割溃疡。②头皮缝合时张力过大。③局部皮瓣分离过薄血供差甚至坏死。④皮缘反复电凝止血致坏死。⑤修补术未按原切口入路致头皮缺血坏死。

问题 11 颅骨修补术后可能发生哪些并发症？如何观察和护理？

答 （1）颅内血肿：常发生于颅骨修补术后 12～24 小时内。护士需密切观察患者意识、瞳孔及生命体征，关注伤口及负压引流情况，警惕颅内高压的发生，发现异常及时通知医生。

（2）皮下积液：是颅骨修补最常见的并发症，主要表现为头部伤口局部，面颊、颈、耳后出现肿胀，有压痛，局部有波动感。少量积液可待自行吸收。若医生抽取皮下积液、加压包扎伤口后，患者可因包扎过紧导致头部不适，护士应做好解释工作，保证有效压力。

（3）局部感染（切口或头皮）：观察伤口局部有无红、肿、渗液及体温变化。

（4）钛板外露：每班观察伤口局部皮肤情况，指导患者如何自检。

（5）脑脊液漏：与术前硬脑膜愈合欠佳或术中分离不当形成的硬脑膜破瘘口有关。术后注意观察伤口渗血渗液情况。避免咳嗽、打喷嚏及用力屏气等引起颅内压升高。

问题 12 若出现钛板外露，应如何处理？

答 钛板外露可通过局部换药、控制感染、取出钛板、局部皮瓣转移修复等处理。

出院： 患者 GCS 15，伤口愈合佳，局部无畸形，四肢活动正常，肌张力正常，无感觉障碍，未发生癫痫。各项血生化指标均正常，已下床活动，遵嘱予出院。

问题 13 针对患者的出院康复宣教内容有哪些?

答 ①患者半年后原部位第二次手术,因此拆线时间延长,嘱其出院1周后来院拆线。期间需注意头部清洁,勿搔抓头皮,勿浸润头部伤口。外出时佩戴内面光洁的帽子,以免牵扯切口和(或)痂皮。②钛网的网孔有利于肉芽组织贯穿生长固定,但其融合、强固需要时间,近期内仍需避免外力撞击,避免剧烈运动。虽然钛网耐冲击强度大,但与正常颅骨的强度差异不大,今后需避免暴力撞击所修补颅骨部位。③嘱患者继续按时、按量服用抗癫痫药物(如丙戊酸钠缓释片)。服药期间不能单独外出、登高、游泳及开车等,以防意外发生。④癫痫的宣教。⑤定时门诊随访,术后1个月复查头颅CT,以了解愈合情况。

(陆 琳 胡 锦)

第九节 脊髓损伤

脊髓损伤(spinal cord injury)是指由于各种致病原因(外伤、肿瘤、感染等)引起的脊髓结构功能损害,出现损伤平面以下运动、感觉、括约肌及自主神经功能障碍。

脊髓损伤的年发病率表现为进行性增长的特点,据文献报道全世界每年新发生脊髓损伤约50万人,男女比率为(3~4):1,且以青壮年男性占主体。损伤原因包括交通伤、跌伤、高处坠落伤、运动相关的损伤以及暴力伤等。根据致病因素分创伤性及非创伤性两大类。脊髓损伤主要包括颈段损伤、胸段损伤、胸腰段损伤以及腰骶段损伤,其中颈段损伤最为常见,其次是胸腰段,损伤严重程度与致伤原因密切相关。脊髓损伤患者易伴发各种内外科并发症,呼吸系统并发症是较严重的常见并发症之一,也是致残和死亡的主要原因。

脊髓损伤是严重的致残性疾病,在全球已呈现高发生率、高致残率、高耗费和低龄化的"三高一低"的局面。

> **现病史:** 欧阳先生,38岁。患者于半年前无明显诱因下出现背部持续性疼痛,夜间明显,无双下肢放射痛。5天前,患者出现双下肢麻木、无力,呈进行性加重,伴行走障碍及排尿困难,拟"胸7结核伴脊髓不完全损伤(ASIA=D)、重度营养不良"由门诊收入院。
> **既往史:** 2年结核性胸膜炎病史。
> **体检:** 患者消瘦,BMI 14.69,贫血貌,脊柱生理曲度消失,未及明显侧凸。腰椎活动受限,上胸椎椎体棘突压痛,腰椎双侧椎旁肌紧张。乳头平面以下躯体及双下肢浅感觉减退,双侧髂腰肌、股四头肌、足拇指背伸肌肌力4级,双侧胫前肌、跖屈肌肌力5级。双侧膝反射、跟腱反射亢进,双侧直腿抬高试验及直腿抬高加强试验阴性。

问题 1 患者脊髓损伤的病因是什么?

答 病因是胸椎结核,病变侵蚀椎体,导致椎体骨结构破坏,造成后凸畸形,病变破坏椎间盘,椎间隙高度变窄,寒性脓肿的形成压迫脊髓或神经根,造成脊髓损伤。

问题2 什么是脊柱结核?

答 脊柱结核是结核分枝杆菌侵犯脊柱的一种继发性病变,结核病灶累及椎间盘及椎体,以腰椎受累多见。结核分枝杆菌到达椎体的传播途径分为血行传播、淋巴传播及局部组织蔓延。

问题3 脊柱结核的临床表现有哪些?

答 (1) 全身症状:起病大多缓慢,常有不同程度低热、全身不适、食欲缺乏、倦怠无力等症状。

(2) 局部症状:疼痛、脊柱活动受限、脊柱后凸畸形、寒性脓肿和窦道形成、脊髓受压症状。

问题4 胸髓损伤的临床表现有哪些?

答 损伤平面以下的运动、感觉、膀胱和直肠功能障碍,下肢弛缓性瘫痪,反射消失或减弱。

问题5 如何通过 ASIA 评分来判定脊髓损伤程度?

答 美国脊柱损伤协会(American Spinal Injury Association,ASIA)残损分级见表 12-13。

表 12-13 ASIA 残损分级

级别	临床表现
A	完全性损害:在骶段 S4~S5 无任何感觉和运动功能保留
B	不完全性损害:在神经平面以下包括 S4~S5 存在感觉功能,但无运动功能
C	不完全性损害:在神经平面以下存在运动功能,且平面以下至少一半以上的关键肌肌力<3 级
D	不完全性损害:在神经平面以下存在运动功能,且平面以下至少一半的关键肌肌力≥3 级
E	正常:感觉和运动功能正常

注:当一个患者被分级为 C 或 D 级时,他/她必须是不完全性损害,即在骶段 S4~S5 有感觉或运动功能存留。此外,该患者必须具备如下两点之一:①肛门括约肌有自主收缩;②运动平面以下有 3 个节段以上运动功能保留。

问题6 为什么MRI是患者首选的影像检查方法?

答 ①脊柱矢状面 MRI 图像(图 12-13)可直接观察脊髓损伤的全貌和周围软组织及骨性结构受损的程度。根据脊髓内信号的变化,精确判断脊髓的损伤程度,在显示脊髓受压、椎间盘损伤、髓内病变和椎管内出血方面明显优于 CT 扫描。②MRI 扫描显示脊柱结核非常敏感,尤其是增强 MRI 扫描,能在病变早期发现病灶并显示病灶范围(图 12-14)。

问题7 脊髓损伤的治疗原则是什么?

答 早期治疗、早期复位减压、预防及治疗并发症、功能重建与康复。

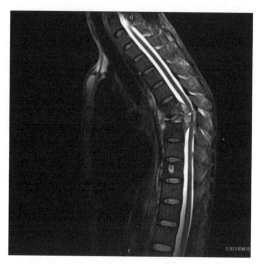

图 12-13 MRI 平扫所示 T2 胸椎病变伴椎管内占位

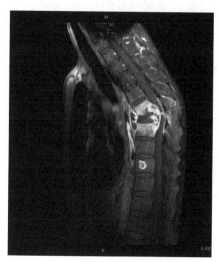

图 12-14 MRI 增强所示胸椎结核伴椎旁脓肿

问题 8 脊柱结核的治疗原则是什么？

答 ①抗结核药物治疗：早期、联合、规律、适量、全程。②手术：清除病灶、解除神经压迫、重建脊柱稳定性。

问题 9 根据患者的病史，请问治疗方案应包含哪些内容？

答 抗结核治疗，积极手术清除病灶，神经减压，预防并发症，营养支持，康复治疗。

问题 10 脊髓损伤的常见并发症有哪些？

答 ①肺部感染、肺不张；②泌尿系统感染；③静脉血栓形成；④压疮；⑤体温调节障碍：高热、低温；⑥直立性低血压、低钠血症；⑦关节挛缩、僵直、失用性肌萎缩，肌张力障碍；⑧骨质疏松等。

问题 11 配合医生的治疗方案，患者入院后的护理措施有哪些？

答 (1) 宣教：告知患者术前抗结核治疗需要 2～4 周的时间才能有效控制结核感染症状，降低结核播散概率，加强手术清除结核病灶效果；且患者存在贫血和营养不良，需要时间加强营养支持。请患者积极配合，耐心等待手术。

(2) 卧位：严格卧床休息，轴线翻身，防止加重病情。注意保持肢体处于功能位置。

(3) 病情观察：重点监测脊髓损伤进展程度、结核控制情况及全身营养状况。严密监测生命体征，双下肢肌力有无进行性下降，感觉平面有无变化，反射是否消失，大、小便控制情况；按医嘱抽血查血常规、肝及肾功能、红细胞沉降率(ESR)和 C 反应蛋白。

(4) 营养支持：入院后及时予营养风险筛查和评定，协同营养科共同指导患者的饮食方案，予低脂少渣半流质加预消化型肠内营养混悬液。按医嘱给予肠外营养及输注新鲜血液。

(5) 抗结核药物：向患者讲解药物治疗的重要性，用药原则和方法，严密观察服药疗效和不良反应。注意抗结核药物与食物之间的相互影响,忌烟、酒及海产品等。利福平可引起胃肠道反应,应早晨空腹服用,服药后排泄物呈橘红色属正常现象。

(6) 疼痛护理:患者存在持续性背部胀痛,夜间明显,指导其采取放松技巧及其他缓解疼痛的非药物方式。按医嘱口服非类固醇抗炎止痛药物,辅以镇静药物。

(7) 排便护理:患者入院当晚出现尿潴留,给予留置导尿。便秘和失禁交替出现,应谨慎使用缓泻剂,患者便秘时可采用腹部按摩、开塞露等协助排便。大便失禁时及时清理粪便,注意保护肛周皮肤。

(8) 皮肤护理:患者消瘦,双下肢感觉肌力减退,排便障碍,卧床期间应注意皮肤的保护,预防压疮。嘱患者擦浴时水温不可过高,不使用热水袋,以免烫伤。

(9) 术前训练:呼吸功能训练,指导患者有效咳嗽、呼吸训练器的用法等;俯卧位训练。

手术: 患者营养状况逐渐改善,查血红蛋白 107 g/L,白蛋白 33.7 g/L,ESR 和 C 反应蛋白正常。患者在全麻下行"胸 7 病灶切除 + 减压融合内固定术"。术中刮除病灶,使硬膜囊充分减压,钛网内填入脊柱减压处未被感染的正常骨头,两端填充人工骨,修剪成合适长度后置入 T7 骨槽内固定。胸背部切口内放置负压引流一根。术中失血 1 800 ml,输红细胞悬液 1 600 ml,血浆 600 ml。术后 1 周 X 线片所示见图 12 - 15。

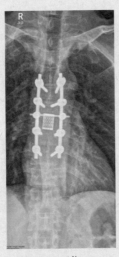 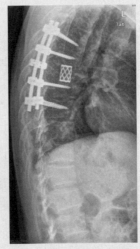

A 正位　　B 侧位

图 12 - 15　术后 1 周 X 线片显示病灶清除后内固定位置良好

问题 12　**什么是人工骨?与自体骨及异体骨相比,有何优缺点?其材料有哪些基本要求?**

答　人工骨是指可以替代人体骨或者修复骨组织缺损的人工生物材料,可对骨组织起修复、替代作用。与自体骨及异体骨相比,人工骨材料来源充足,排斥反应轻,但愈合过程缓慢,骨修复不完全易导致内固定松动、断裂。

人工骨材料须满足以下基本要求:①具有良好的生物相容性;②具有合适的力学性能;③有微孔结构,使新生骨组织得以长入;④其吸收速度与新骨生长速度大致保持同步;⑤易于加工成所需的大小和形状。

问题 13 该手术术后可能有哪些常见并发症?

答 ①术后出血;②脊髓损伤;③脑脊液漏;④内固定松动、断裂;⑤感染:切口感染、窦道形成、经久不愈;⑥压疮、泌尿系统感染、肺部感染、深静脉血栓形成等卧床并发症。

> **术后**:返回 NICU,患者 GCS 15,双瞳孔等大等圆,直径 3 mm,对光反射灵敏。后背部术区敷料贴敷完好,胸背部切口接负压引流管一根,引流液呈暗血性,留置导尿,左颈内静脉接自控镇痛泵。双下肢浅感觉减退较术前好转,双下肢髂腰肌、胫前肌及拇背伸肌力 0 级,反射活跃,肌张力较高。双下肢直腿抬高试验阴性,病理征阴性。遵医嘱予脱水、止血、抗炎、保护胃黏膜等对症支持治疗。

问题 14 患者的术后护理要点有哪些?

答 (1) 病情观察:注意观察患者双下肢感觉、运动及反射功能,与术前相比较,发现损伤平面上升或加重者及时报告医生。观察负压引流情况,警惕有无活动性出血,若引流量多且呈淡红色,伴有头痛、恶心等症状,考虑脑脊液漏的发生,也应及时与医生沟通。

(2) 体位护理:轴线翻身,以保持脊柱稳定,肢体处于功能位。

(3) 药物治疗:继续按医嘱实施抗结核治疗方案,观察药物疗效和不良反应。

(4) 饮食护理与营养支持:尽快恢复经口进食,从低脂少渣半流质逐渐过渡到普食。卧床期间导致肠蠕动减慢,可能导致腹胀,禁食产气多的豆类、奶类食物。

(5) 静脉自控镇痛护理:保持泵管通畅,固定妥当,确保使用正常。了解使用的药物名称、总剂量、单次给药剂量及锁定时间等,告知患者使用方法和注意事项。观察患者生命体征、意识、疼痛情况及镇痛效果,注意有无恶心、呕吐、眩晕、呼吸抑制等不良反应。

问题 15 患者功能锻炼应何时开始?

答 术后应尽早进行功能锻炼,早期在床上进行四肢的关节运动和肌肉力量的锻炼,以防肌肉萎缩和关节僵硬;呼吸功能训练、排尿排便功能训练。逐步锻炼,床上翻身、坐、立、行,甚至游泳、慢跑等。原则:全身和局部兼顾;以主动活动为主;辅以必要的被动活动;锻炼活动应循序渐进,以患者不感到疲劳和疼痛为度,视病情和患者情况可分解动作练习。

> **出院**:患者背部切口拆线,I/甲愈合。双下肢浅感觉减退较术前好转,针刺感存在,双下肢髂腰肌、股四头肌肌力 3 级,双侧胫前肌肌力 2 级,左侧踇背伸、踇屈肌力 2 级,右侧踇背伸、踇屈肌力 2 级,双下肢肌张力较高,双下肢直腿抬高试验阴性,病理征阴性。遵医嘱转康复医院继续治疗。

问题 16 针对患者的现况,护士应给予他哪些方面的健康宣教?

答 (1) 饮食指导:高热量、高蛋白、高维生素、易消化饮食,以改善营养状况,增强机体抵抗力。

(2) 药物指导:按医嘱坚持服用营养神经药物、抗结核药物,切不可随意停用,密切观察药物不良反应,定期门诊随访,检查血象、ESR、肝和肾功能,以便根据病情调整药物。

(3) 体位指导:定时翻身,保持皮肤清洁,避免局部组织长期受压,以免发生压疮。卧床期间均需轴线翻身,避免扭曲脊柱加重病情。保持肢体处于功能位,以避免足下垂等并发症。

(4) 支具护理:一般情况下,手术采用器械内固定后,可以获得脊柱即刻的稳定性,但为了确保制动效果,患者起床活动,需佩戴胸腰椎固定支具3个月左右。复诊时通过检查X线片或CT,经医生确认病灶区已实现了骨性融合后,可考虑去除支具。

(5) 心理指导:告知患者脊髓损伤、脊柱结核病程较长,需要坚持治疗、康复锻炼,保持开朗、乐观情绪,积极配合治疗,及早康复。

(6) 定期门诊随访复查,如有不适随时就诊。

(许方蕾　第荣静　胡　锦)

第十三章 中枢神经系统感染

第一节 脑脓肿

脑脓肿(intracerebral abscess)是各种化脓性细菌侵入脑实质内所形成的脓肿。它可使脑组织遭受直接的破坏,是一种严重的颅内感染性疾病。脑脓肿可发生于任何年龄,但以儿童和青壮年多见,男性多于女性。常合并有化脓性脑膜炎、硬膜下及硬膜外脓肿。近20年来,由于神经影像诊断的发展,如CT和MRI的应用,微生物特别是厌氧细菌检出率的提高,有效抗生素和微侵袭外科技术的应用,脑脓肿的诊断和治疗水平显著提高。脑脓肿如未及时诊治,死亡率和病残率仍较高。近年来由于条件感染如获得性免疫缺陷、器官移植、恶性肿瘤化疗等情况的增多,脑脓肿发生率又有增高趋势。

> **现病史:** 祁先生,45岁。患者1个月前无明显诱因出现头晕、头痛,无恶心、呕吐、肢体无力等,遂就诊于当地医院行头颅CT检查示:左额占位。后进一步行PET-CT检查示:左额占位,代谢增强。又行头颅MRI检查示:左额占位(图13-1),考虑脑脓肿可能性大,遂给予抗感染、脱水治疗,头痛症状可短时间缓解。近期患者开始出现嗜睡,自发病以来体温未见异常。为进一步诊治收入神经外科。
> **既往史:** 否认食物、药物过敏史。
> **个人史:** 吸烟20余年,每日10支。

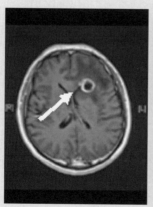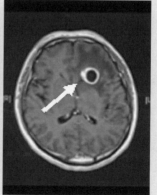

图13-1 MRI示脑脓肿

问题1 脑脓肿的病因分几种类型?

答 脑脓肿大多数继发于颅外感染,少数因开放性颅脑损伤或开颅术后感染所致。根据感染来源可分为以下几种。

（1）直接来自邻近化脓性病灶的脑脓肿：其中以慢性化脓性中耳炎或乳突炎并发胆脂瘤引起者最常见，称耳源性脑脓肿。额窦或筛窦炎可引起同侧额叶突面或底面的脓肿，称鼻源性脑脓肿。

（2）血源性脑脓肿：多因脓毒血症或远处感染灶经血行播散到脑内而形成，其发病率正逐渐增高。此类脓肿通常多发，常分布于大脑中动脉供血区。

（3）创伤性脑脓肿：在开放性颅脑损伤中，脓肿发生常与异物和碎骨片进入脑实质有关，细菌也可从骨折裂缝侵入。脓肿部位多位于伤道或异物所在处。

（4）医源性脑脓肿：因颅脑手术后感染所引起，如发生于开颅术、经蝶（或筛）窦手术、立体定向术、脑室分流术后感染。

（5）隐源性脑脓肿：来源不明。可能因原发感染灶很轻微，已于短期内自愈或经抗生素药物治愈。但当时已有细菌经血行潜伏于脑内，一旦人体的抵抗力减弱，潜伏的细菌就繁殖成脑脓肿。另一种可能是原发病灶深在隐蔽，常不引起人们注意，如慢性咽部感染、压疮感染等。

问题2　脑脓肿的典型临床表现有哪些?

答　多数患者具有下列典型表现，即全身急性感染性症状、颅内压增高症状及脑部局灶性症状。

（1）全身症状：近期感染或慢性中耳炎急性发作史，患者有发热、头痛、全身乏力、肌肉酸痛、嗜睡、倦怠等表现。

（2）颅内压增高症状：脑脓肿所引起的脑疝较脑瘤者发展更加迅速，有时以脑疝为首发症状而掩盖其他定位征象。

（3）脑定位症：与脓肿所在部位有关。如颞叶脓肿可出现欣快、健忘等精神症状，对侧同向偏盲、轻偏瘫、感觉性失语或命名性失语（优势半球）等；小脑脓肿的头痛多在枕部并向颈部或前额放射，还常有一侧肢体共济失调、强迫性头位和脑膜刺激征等，晚期可出现后组颅神经麻痹。

问题3　脑脓肿危象是指什么?

答　脑疝形成和脓肿破溃是脑脓肿的两种危象，均可使病情急剧恶化，如不能及时治疗常导致患者死亡。

问题4　急性爆发性脑脓肿的概念是指什么?

答　少数急性脓肿的早期即出现昏迷甚至迅速死亡，又称为急性爆发性脑脓肿，多见于细菌毒力很强或机体抵抗力很差的患者。

问题5　脑脓肿破溃引起的后果及患者的表现?

答　脑脓肿可溃破引起急性化脓性脑膜脑炎、脑室管膜炎，这常发生于脓肿接近脑室或脑表面，因用力、咳嗽、腰穿、脑室造影、不恰当的脓肿穿刺等使脓肿溃破。患者表现突然寒战、高热、意识障碍、脑膜刺激征、角弓反张、癫痫等，脑脊液内白细胞明显增多，甚至可呈脓性，颇似急性化脓性脑膜炎，但其多有局灶性神经系统体征，病情更凶险，预后不良。

问题 6 **脑脓肿的临床诊断依据有哪些?**

答 ①患者有化脓性感染灶,并有近期的急性或亚急性发作史。②颅内占位病变表现。③在病程中曾有全身感染的表现。④影像学检查提示为脑脓肿。

问题 7 **脑脓肿患者使用抗生素的原则和注意事项是什么?**

答 ①用药要及时,剂量要足。一旦诊断,即全身给药(最好在取得脓肿标本后)。②开始时选用抗菌谱广的药,以后根据细菌培养和药敏结果改用敏感抗生素。③用药持续时间要够长,必须体温正常、脑脊液和血常规正常后方可停药。在脑脓肿手术后应用抗生素,时间不应少于 6 周。

问题 8 **脑脓肿的手术治疗方法有哪些?**

答 (1) 穿刺抽脓术:穿刺法简便安全,既可诊断、又可治疗,适用于各种部位的脓肿。

(2) 脓肿切除术:经穿刺抽脓失败者、多房性脓肿、小脑脓肿或脓腔内有异物者以及真菌性脓肿均应行脓肿切除术,对脓肿破溃者也应紧急开颅切除脓肿,并清洗脑室内积脓。

问题 9 **患者的术前护理要点有哪些?**

答 (1) 高颅压症状的观察:该患者病程已有一段时间,随着脓肿的形成增大症状持续性加重。需观察头痛的程度、持续时间、是否伴有 Cushing 症以及患者意识的情况。预防脑疝的发生。

(2) 局灶症状的观察:该患者脓肿的部位在左侧额叶,需观察患者是否有性格改变、癫痫发作、对侧肢体瘫痪、运动性失语等。

(3) 其他:患者在术前已出现嗜睡症状,需保证其安全,预防跌倒、坠床的发生。

手术:患者在全麻下行左侧脑脓肿穿刺引流术。导航下穿刺病灶,抽吸脓液,见黄色稠厚脓液,送检。反复冲洗后结束手术,术后患者生命体征稳定,送 PACU(图 13-2)。

术后:返回 NICU,GCS 15,双瞳孔等大等圆,直径2.5 mm,对光反射灵敏,双侧肢体肌力 5 级。头部伤口敷料弹力帽固定,保留导尿通畅。予以脱水、抗感染、抗癫痫、抑酸等治疗。次日晨返回病房。

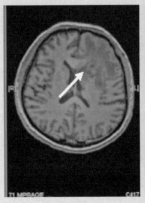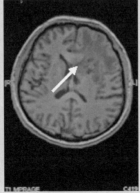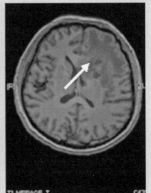

图 13-2 脑脓肿术后 MRI 表现

问题 10 患者术后的观察要点有哪些?

答 ①监测体温的变化。及时处理高热,给予物理降温。遵医嘱使用抗生素,观察用药疗效。注意营养和维生素的补充,维持水、电解质平衡。②观察患者有无癫痫发作。保持环境安静,限制访客。如有癫痫发作按癫痫的护理。③病情的观察。密切观察意识、瞳孔、生命体征、四肢活动度的变化。抬高床头 15°~30°,遵医嘱按时按量使用脱水药物,观察用药效果。观察伤口有无渗血、渗液。

问题 11 脑脓肿会复发吗? 复发的原因和复发后的处理原则有哪些?

答 部分患者会复发,脑脓肿复发率为 5%~10%。主要原因是:①手术治疗不彻底,有残留的脓腔;②未发现的小脓腔逐渐扩大;③引起脑脓肿的原发病灶未根除;④脓腔内有异物或存在硬脑膜漏;⑤抗生素选用不当和持续使用时间不够;⑥穿刺引流不当。处理原则与一般脑脓肿相同。

出院: 患者术后第 3 天,生命体征平稳,体温平稳,伤口敷料干燥,转当地医院继续治疗。

问题 12 患者出院宣教的内容有哪些?

答 ①患者在出院时伤口未拆线,告知患者拆线时间、注意头部伤口的保护和清洁。拆线后 2 周可用温水清洁头部。②使用抗生素的时间:建议出院后继续使用抗生素抗感染治疗 6~8 周。必须体温正常、脑脊液和血常规正常后方可停药。③合理的使用和保护静脉。④先选用抗菌谱广的抗生素,等待细菌培养和药敏结果,根据细菌培养和药敏结果改用敏感抗生素。⑤根据医嘱按时按量服用抗癫痫药物,勿自行停药。⑥术后定期复查 CT 并随访。

(沈劲松 邱天明)

第二节 脑曼氏裂头蚴病

曼氏裂头蚴病在亚洲国家是一种常见的人寄生虫病,尤其是在中国、韩国、日本和泰国有较高的发病率。最早关于裂头蚴的记载是在李时珍的《本草纲目》中。在中国几乎所有的裂头蚴病都是由曼氏迭宫绦虫的中绦期裂头蚴在人体寄生,所致的一种人兽共患性寄生虫病。脑裂头蚴病是曼氏裂头绦虫的幼虫寄生于脑的疾病,该虫在脑内移动损害不同区域的功能而产生临床变化多端的症状,病理检查多数能获得虫体及肉芽肿。我国脑裂头蚴病占曼氏裂头蚴病的 10% 左右。

现病史: 黄先生,20 岁。患者 8 年前无明显诱因下突发癫痫大发作,表现为意识不清,眼睑上翻,牙关紧闭,数分钟后缓解。当地医院行 MRI 检查,考虑脑脓肿,给予抗感染、抗癫痫治疗。5 年前再次癫痫大发作,未明确诊断,仍予以抗癫痫治疗。去年出现书写功能减退,言语欠流利,予外院就诊。血清及脑脊液检查示抗曼氏裂头蚴抗体阳性,为进一步诊治收治入院。

既往史： 有食用田鸡、蛇等野生动物史。

影像学检查： MRI检查见图13-3。

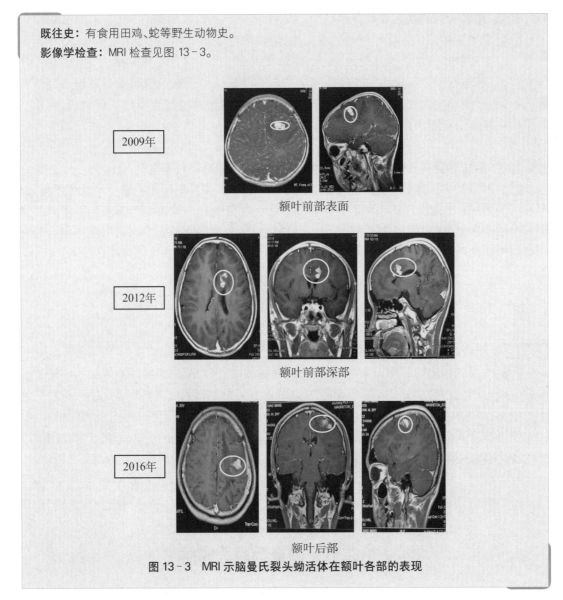

图13-3 MRI示脑曼氏裂头蚴活体在额叶各部的表现

问题1 曼氏裂头蚴的传播途径？

答 曼氏裂头蚴病是由曼氏迭宫绦虫幼虫引起的人畜共患寄生虫病。人可作为它的第二中间宿主、转续宿主或中间宿主，可通过吞食或接触感染有裂头蚴的第二中间宿主如蛙、泥鳅、鳝鱼等，或蛇、鸟等转续宿主以及饮用受剑水蚤污染的生水而感染。

问题2 曼氏裂头蚴在我国的分布区域？

答 以浙江、广东及福建等东南沿海地区多见。

问题 3 曼氏裂头蚴的病理学特点？

答 ①虫体长 5～11.5 cm 不等。②虫体是实体，无体腔，具有特征性的体壁。③虫体内有散在分布的圆形或椭圆形的石灰小体及束状纵行肌纤维。④头节存在特征性的口裂。⑤虫体周围脑组织内散在新旧不一的多发性小脓肿。

问题 4 曼氏裂头蚴如何进入颅内？

答 第一种可能：口→消化道→腹腔→胸腔、纵隔→颈部→经神经管周围间隙向上移行→枕大孔、颈静脉孔→颅内。

第二种可能：口→消化道→胸壁血管→血液循环→脑部血管末梢定居发育。

问题 5 曼氏裂头蚴按感染途径分类？

答 皮肤裂头蚴病、眼裂头蚴病、口腔面部裂头蚴病、内脏裂头蚴病、脑及中枢神经系统裂头蚴病。脑及中枢神经系统裂头蚴病是最严重的类型。

问题 6 脑及中枢神经系统裂头蚴病好发部位？

答 好发部位依次为额顶叶、枕叶、丘脑、基底节和脑干。

问题 7 诊断脑曼氏裂头蚴病的"金标准"是什么？

答 血清及脑脊液检查示抗曼氏裂头蚴抗体阳性。

问题 8 脑曼氏裂头蚴病的临床表现有哪些？

答 癫痫反复发作、进行性头痛、肢体瘫痪、失语、认知障碍、发热以及其他局灶性神经功能缺损症状。以癫痫反复发作最为常见（占 70%）。

问题 9 脑曼氏裂头蚴的 MRI 表现有哪些？

答 ①脑内多发小结节病灶，该病灶 T1WI 呈低信号，T2WI 呈高信号。②小结节病灶周围多有大片脑水肿。③小结节样病灶可呈小环状、小结节状、串珠样、轨道状或管状强化。④活虫从受累脑叶迁徙到其他脑叶后，原发脑叶发生脑萎缩。⑤脑曼氏裂头蚴活虫可以跨脑叶、跨中线迁徙。

问题 10 脑裂头蚴要与哪些疾病鉴别？

答 需与以下疾病鉴别：脑囊虫病、脑血吸虫性肉芽肿、脑结核、脑淋巴瘤样肉芽肿、脑脓肿和脑转移瘤。

问题 11 针对患者的术前护理要点有哪些？

答 ①保持环境安静、安全，室内热水壶、火炉、锐利器械等应远离患者，避免强光刺激。②癫痫发作时应有专人护理，并加以防护，以免坠床及碰伤。③不可测量口温，可采取腋温。④遵嘱使用抗癫痫药物。⑤避免劳累，保证睡眠。

手术：患者在全麻下行脑曼氏裂头蚴活体取出术。术中出血约 400 ml，未输血。

术后：患者于 PACU 复苏后返回 NICU，GCS 15，双瞳孔等大等圆，直径 2.5 mm，对光反射迟钝。头部伤口敷料弹力帽固定，负压球引流液为淡血性，保留导尿通畅。予脱水、止血、抗感染、抗癫痫等治疗。次日行床旁 CT 检查无异常，返回病房。

　　术后第 3 天患者突发两眼上翻 1 分钟，伴双上肢抽搐及意识丧失（图 13-4）。遵嘱急查血丙戊酸钠浓度。血丙戊酸钠 48.77 μg/ml。遵嘱口服卡马西平抗癫痫治疗；3 天后查患者血卡马西平浓度为 6.99 μg/ml。

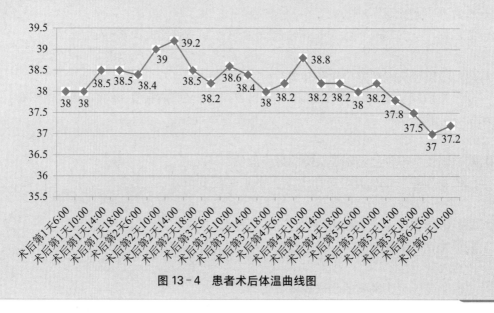

图 13-4　患者术后体温曲线图

> **问题 12**　血丙戊酸钠浓度及卡马西平浓度的正常值是多少？

答　血丙戊酸钠浓度正常值 50～120 μg/ml。血卡马西平浓度正常值 6～12 μg/ml。

> **问题 13**　卡马西平和丙戊酸钠的不良反应有哪些？

答　卡马西平的不良反应：复视、共济失调、白细胞计数减少、嗜睡、皮疹。丙戊酸钠的不良反应：消化道反应、肝功能损害、震颤、反应迟钝、脱发。

> **问题 14**　针对患者的术后护理要点有哪些？

答　①病情观察：观察重点为瞳孔及意识情况。观察过程中有异常发现（瞳孔大小、意识改变、肢体瘫痪、血压不稳等）及时通知医生。②术后遵嘱给予抗癫痫药，观察疗效。给予床栏保护，注意安全。专人看护。③体位：予患者床头抬高 20°～30°，以利颅内静脉回流，减少充血性脑水肿，降低颅内压。④高热护理：每 4 小时测量 1 次体温，遵嘱使用降温措施，并 30 分钟后复测体温；该患者体温＞39℃。遵嘱使用了吲哚美肛栓半粒纳肛，注意药物降温后引起的大量出汗可引起的虚脱。鼓励患者多饮水，给予高热量、高维生素、高蛋白、易消化的饮食；嘱患者卧床休息，减少活动；加强口腔护理和皮肤护理。

出院: 患者 GCS 15,能下床活动,伤口拆线后予出院。

问题 15 **脑曼氏裂头蚴患者的癫痫出院宣教要点有哪些?**

答 ①出院时为患者制作便于携带的疾病识别卡,使患者在医院外再次出现癫痫发作时可及时得到他人的救护。②服药指导。患者术后仍需继续服用抗癫痫药物1年,并告知患者或其家属不可自行停药、调药、加量或减量,以防癫痫发作。尽可能避免应用可能诱发癫痫的药物,如青霉素、氨苄西林、注射用亚胺培南司他丁钠、氯喹、异烟肼等。③酒精会降低癫痫药物的血药浓度。禁止饮用一切酒类和含酒精的饮料。④保持情绪稳定。远离强噪声,强光刺激,强烈异味刺激的工作场所。⑤癫痫患者也可以运动,如散步、慢跑等。但不要过于激烈,如进行游泳、登山、跳水、赛车等运动。也尽量不要骑单车,防止发作时摔伤。

问题 16 **脑曼氏裂头蚴患者的出院宣教要点有哪些?**

答 加强宣传曼氏裂头蚴的传播途径。养成良好的生活习惯,改变陋习,如生吞青蛙、蛇胆治病、蛙肉、蛇皮敷疮口、龋齿镇痛。不饮生水,不在河沟、池塘洗浴及游泳等。不生食肉类食品,生吃果蔬要洗净。

(王晓静　邱天明)

第十四章 中枢神经系统肿瘤

第一节 脑胶质瘤

胶质瘤(glioma)是来源神经上皮组织最常见的颅内原发肿瘤。神经上皮组织来源的肿瘤主要是指神经胶质细胞和神经元细胞在不同分化期中所发生的肿瘤,统称为胶质瘤和神经元细胞瘤。神经上皮组织来源的肿瘤占成人原发性颅内肿瘤的50%~60%,在成年中发病率为8/10万。在各类神经胶质细胞瘤中以星形细胞肿瘤最多见(75%),其次分别为少突胶质细胞肿瘤(8.8%),室管膜细胞瘤(7.3%),髓母细胞瘤(3%),其余各型肿瘤均不到0.1%。

胶质瘤是最常见的原发恶性脑肿瘤,其发病机制尚不明了,目前已确定的两个危险因素为暴露于高剂量电离辐射和罕见综合征相关的高外显率基因遗传突变。胶质瘤2年和5年的生存率分别为36.2%和27.6%。年龄和肿瘤病理类型是非常重要的预后因素,其他预后因素包括病情、手术切除程度和肿瘤位置等。

现病史: 冯女士,32岁。患者2年前行"左额颞胶质瘤切除术",1个月前出现精神萎靡,复视,头痛伴恶心、呕吐,甘露醇脱水后缓解,无癫痫、意识丧失及其余不适主诉。复查MRI示"第三脑室受压,考虑胶质瘤复发"(图14-1),为进一步治疗收入院。

既往史: 患者2年前因"左侧面部麻木1个月"入院,左侧颞叶占位,考虑胶质瘤可能。行肿瘤切除术,大部分切除。病理示,"(左额颞叶)星形细胞瘤(WHO Ⅱ级)",分子病理"IDH突变型,1p/19q不缺失"。患者术后行替莫唑胺化疗6个疗程,定期随访。

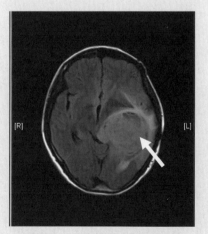

图14-1 脑胶质瘤MRI表现

箭头所示为复发左额颞叶胶质瘤

问题1 胶质瘤是如何分类的?

答 根据《WHO中枢神经系统肿瘤分类(2016版)》胶质瘤的病理类型分为:弥漫性星形细胞瘤和少突胶质细胞瘤、其他类型星形细胞肿瘤、室管膜类肿瘤、其他胶质瘤、神经元和神经元-胶质混合瘤。

问题 2 胶质瘤是如何分级的？

答 根据《WHO 中枢神经系统肿瘤分类(2016 版)》胶质瘤分为Ⅰ～Ⅳ级。WHO 分级为Ⅰ～Ⅱ级的胶质肿瘤统称为低级别胶质瘤；WHO 分级为Ⅲ～Ⅳ级的胶质肿瘤统称为高级别胶质瘤，其中以胶质母细胞瘤(glioblastoma，GBM)最常见。

问题 3 胶质瘤的常见临床表现有哪些？

答 (1) 癫痫：为低级别胶质瘤常见的首发症状。
(2) 局灶性神经症状：由占位效应引起的局灶性神经功能异常或缺失。
(3) 颅内压增高表现：头痛、呕吐、视神经乳头水肿等。

问题 4 胶质瘤的辅助检查有哪些？

答 胶质瘤的辅助检查以磁共振成像(magnetic resonance imaging，MRI)平扫加增强检查为主，电子计算机断层扫描(computed tomography，CT)检查为辅。MRI 平扫加增强检查可明确胶质瘤侵犯范围，帮助进行肿瘤定位及定性，有利于手术切除和预后评估。

问题 5 什么是分子病理？

答 分子病理是分子生物学和病理学相结合的产物，是从分子水平运用客观的科学证据来作出病理诊断。包括运用分子和遗传学方法对肿瘤进行诊断和分类，设计和验证某些分子生物学标记，来预测对治疗的反应、评估预后等。

问题 6 常见的分子生物学标记物有哪些？

答 常见分子生物学标记物及其临床意义见表 14-1。

表 14-1 常见分子生物学标记物及其临床意义

分子生物学标记物	临 床 意 义
IDH-1	● 诊断、提示预后 ● IDH-1 突变型预后好于 IDH-1 野生型
Ki-67(MIB-1)	● 细胞增殖指数 ● 提示预后
MGMT	● 提示预后、预测用药效果 ● 常见于高级别胶质瘤 ● MGMT 甲基化对烷化类化药物敏感
1p/19q LOH (染色体 1p/19q 杂合性缺失)	● 诊断、提示预后、预测用药效果 ● 预后好，对烷化类化疗药物敏感

问题 7 该患者的术前护理要点有哪些？

答 ①病情观察，观察有无生命体征及意识状态的改变，有无颅内高压、神经功能障碍的症状等。②疼痛护理,定期评估和分析头痛的原因、性质和程度,遵医嘱给予镇痛、脱水药物或非药物治疗。提供安静舒适的环境。③体位,抬高床头15°～30°,以利于颅内静脉回流,降低颅内压。④保持大便通畅,勿用力排便、剧烈咳嗽,防止颅内压增高。⑤饮食,给予营养丰富、易消化的食物,纠正水、电解质紊乱,改善全身营养状况。⑥做好安全护理,预防跌倒。

手术: 患者在全麻导航下行左侧颞叶胶质瘤切除术。肿瘤最终镜下大部切除,留置负压引流管一根,术中出血约400 ml,未输血。

问题8 胶质瘤的治疗原则是什么?

答 胶质瘤的治疗以手术切除为主,结合放疗、化疗等综合治疗。手术治疗的基本原则为最大范围安全切除肿瘤,即在最大限度保存正常神经功能的前提下,最大范围手术切除肿瘤病灶。"最大范围的安全切除"有利于放疗和化疗,有助于延缓复发,延长生存时间,提高生存率。近年来,神经导航技术、术中MRI(iMRI)、荧光显像和术中电生理等各种辅助技术和方法为实现"最大范围的安全切除"提供保障。

问题9 什么是"安全"？不能安全全切肿瘤者该怎么办?

答 安全是指术后卡氏功能状态评分(Karnofsky performance status, KPS)(表14-2)>70分。对于不能安全全切肿瘤者可酌情采用肿瘤部分切除术、开颅活检术或立体定向(或导航下)穿刺活检术,以明确肿瘤的组织病理学诊断。

表14-2 卡氏功能状态评分(KPS)

体力状况	评分
正常,无症状和体征	100分
能进行正常活动,有轻微症状和体征	90分
勉强能进行正常活动,有一些症状和体征	80分
生活能自理,但不能维持正常生活和工作	70分
生活能大部分自理,但偶尔需要别人帮助	60分
常需要人照料	50分
生活不能自理,需要特别照顾和帮助	40分
生活严重不能自理	30分
病重,需要住院和积极的支持治疗	20分
重危,临近死亡	10分
死亡	0分

术后： 患者于 PACU 复苏后返回 NICU，GCS 15，双瞳孔等大等圆，直径 2.5 mm，对光反射灵敏，言语流利，双侧肢体肌力 5 级。头部伤口敷料用弹力帽固定，负压球引流液为血性，保留导尿通畅。予脱水、止血、抗感染、抗癫痫等治疗。术后第 1 天，复查头颅 MRI（图 14-2），转入病房，继续治疗。

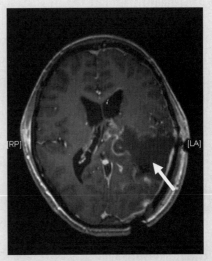

图 14-2　左颞叶胶质瘤术后 MRI 增强表现

问题 10　患者术后护理要点有哪些？

答　①给予抬高床头 15°～30°，术后 1～3 天以半卧位为主，适当增加床上活动，3 天后适当屋内活动。②病情观察，如出现意识障碍、双侧瞳孔不等、对侧肢体瘫痪等，提示有颅内血肿或脑水肿的危险。③妥善固定负压引流管，防止导管脱落或折叠。观察引流液的色、质、量。若引流液鲜红、黏稠，怀疑活动性出血，应及时通知医生；若引流液为粉红色水样液体，怀疑为脑脊液，需调节负压引流的压力。④监测体温变化，防止伤口、肺部及泌尿系统的感染。

脑疝，再次手术： 术后第 2 天，患者出现嗜睡，反应迟钝，左瞳孔直径 3.5 mm，对光反射消失，右瞳孔直径 2 mm，对光反射灵敏，GCS 7(E2M4V1)，右侧肢体偏瘫。查头颅 CT 检查示"硬膜下血肿"。考虑硬膜下血肿，诱发小脑幕切迹疝。遵医嘱予甘露醇静脉快速输注，完善术前准备。当日在全麻下行血肿清除术 + Ommaya 植入术。术后患者于 PACU 复苏后返回 NICU，GCS 15，双瞳孔等大等圆，直径 2.5 mm，对光反射灵敏，言语流利，双侧肢体肌力 5 级。继续予脱水、止血、抗感染、抗癫痫、神经营养等治疗。

问题 11　什么是脑疝？

答　正常颅腔内某一分腔有占位性病变时，该分腔的压力比邻近分腔的压力高，脑组织从高压区向低压区移位，被挤到颅内附近的生理孔道或非生理孔道，使部分脑组织、神经及血管受压，脑脊液循环发生障碍产生相应的症状群，这一危及患者生命的紧急情况谓之脑疝综合征，简称脑疝。

问题 12　形成脑疝的原因有哪些？

答　颅内任何部位占位性病变发展到一定程度均可导致颅内各分腔因压力不均而诱发

脑疝。引起脑疝的常见病因有:①损伤引起的各种颅内血肿,如急性硬脑膜外血肿、硬脑膜下血肿、脑内血肿等;②各种颅内肿瘤,特别是位于一侧大脑半球的肿瘤和颅后窝肿瘤;③颅内脓肿;④颅内寄生虫病及其他各种慢性肉芽肿;⑤先天因素,如小脑扁桃体下疝畸形;⑥医源性因素,如对颅内压增高的患者行腰椎穿刺,释放脑脊液过多、过快,导致颅内各分腔之间的压力差增大,也可促使脑疝的形成。

问题 13 **脑疝是如何分类的?**

答 按照脑疝部位,将脑疝分为常见的 3 类。①小脑幕切迹疝(又称颞叶沟回疝):为幕上的颞叶的海马旁回、钩回通过小脑幕切迹被推移至幕下,或小脑蚓部及小脑前叶从幕下向幕上疝出;②枕骨大孔疝(又称小脑扁桃体疝):为小脑扁桃体及延髓经枕骨大孔推挤向椎管内;③大脑镰下疝(又称扣带回疝):为一侧半球的扣带回经镰下孔被挤入对侧颅腔。

问题 14 **小脑幕切迹疝的临床表现是什么?**

答 (1) 颅内压增高症状:有剧烈头痛,烦躁不安,频繁的恶心、呕吐。

(2) 意识改变:表现为嗜睡、浅昏迷至深昏迷,对外界的刺激反应迟钝或消失。

(3) 瞳孔改变:两侧瞳孔不等大,同侧瞳孔先短暂缩小继而散大,对光反射减弱或消失。此外,同侧还可有眼睑下垂、眼球外斜等。

(4) 运动障碍:多数对侧肢体偏瘫并有锥体束征改变,少数发生在同侧。

(5) 急性颅内压增高时的生命体征改变:血压升高,脉缓慢有力,呼吸缓慢而深,体温升高。如在上述情况发生后未能采取有效的措施,则病情继续恶化。对侧瞳孔也按上述规律变化,瞳孔散大,对光反射消失,且出现去大脑强直,进而形成枕骨大孔疝致呼吸、心跳停止。

问题 15 **发生小脑幕切迹疝后应该如何处理?**

答 脑疝是由于急剧的颅内压增高造成的,在做出脑疝诊断的同时应按颅内压增高的处理原则进行应急处理(图 14-3)。

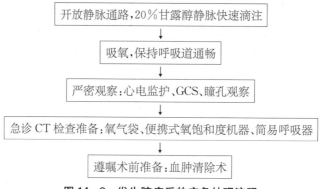

图 14-3 发生脑疝后的应急处理流程

化疗:病理报告示"(左额颞)继发胶质母细胞瘤细胞,IDH1 突变型(WHO Ⅳ级)"。血常规、血生化指标均正常,于第 2 次术后第 12 天开始口服替莫唑胺进行化疗。

第十四章 中枢神经系统肿瘤

问题 16 胶质瘤术后常用的化疗药物有哪些?

答 烷化剂(如替莫唑胺、丙卡巴肼)、亚硝脲类(如洛莫司汀、卡莫司汀、尼莫司汀)、长春碱类(如长春新碱)、鬼臼毒类(如替尼泊苷、依托泊苷)、铂类抗肿瘤药物(如顺铂、卡铂)。

问题 17 替莫唑胺是哪一类化疗药物?

答 替莫唑胺是甲基化药物,也被认为是第 2 代烷化剂,是恶性胶质瘤化疗的一线药物。口服具有良好的生物利用度和血脑屏障通透性,毒副反应较轻,无蓄积作用,耐受性好。可单药化疗,也可联合化疗及放疗同时进行。

问题 18 替莫唑胺主要的不良反应有哪些?

答 替莫唑胺主要的不良反应有恶心、呕吐、脱发、皮疹、疲乏、便秘、抽搐、肝功能异常、中度骨髓抑制等。骨髓抑制为非蓄积性,一般 1~2 周内可恢复。

问题 19 患者化疗期间的注意事项有哪些?

答 ①在化疗期间及化疗前后,应检查血常规和肝、肾功能。一般每周检查 1~2 次。②当出现血象下降,白细胞计数 $<3.0\times10^9/L$,血小板计数 $<8.0\times10^9/L$,严重的肝、肾功能损害时,应停止化疗。③化疗前按医嘱给予止吐药物。鼓励患者进食清淡、营养丰富、易于消化的食物,合理安排饮食比例和时间。餐前 30 分钟避免进行口腔护理及治疗,以免刺激或诱发恶心、呕吐。④密切观察口腔黏膜情况,保持口腔清洁,加强口腔护理,可用含有氯己定的漱口水漱口。

> **出院**:患者 GCS 15,体温正常,能下床活动,伤口拆线后予出院。

问题 20 针对该患者的出院宣教要点有哪些?

答 ①化疗期间注意事项。②鼓励患者进食清淡、营养丰富、易于消化的食物,合理安排饮食比例和时间。多食水果和蔬菜,保持排便通畅。③头部伤口的保护与清洁:拆线后可以用低刺激洗发液洗发,洗发时动作轻柔,勿搔抓及摩擦切口。切口处如有血痂,不可剥脱,待其自然脱落。术后 3~4 周切口痊愈后可戴假发或帽子,但要保证清洁。如有切口红肿、疼痛或渗漏等症状及时复诊。④低级别胶质瘤患者每 3~6 个月随访一次,持续 5 年,以后每年至少随访一次。高级别胶质瘤患者在放疗结束后 2~6 周应随访一次,以后每 1~3 个月随访一次,持续 2~3 年,之后随访间隔时间可适当延长。随访内容包括:全身情况、认知和精神心理状况、神经系统体征及体格检查、必要的实验室检查、影像学复查,以及对肿瘤引起或治疗相关性的病征进行监测和处理,包括类固醇激素的使用及其不良反应、抗癫痫药物的使用及其不良反应、放疗和化疗的近期及远期不良反应等。

(张 璐 邱天明)

第二节　语言区胶质瘤唤醒麻醉下手术后并发癫痫

脑皮质功能区涉及运动、语言、视觉等重要功能,手术中一旦损伤将会出现明显功能缺失。对于胶质瘤,手术中肿瘤的切除程度是影响预后的重要因素之一。既要尽可能多地切除肿瘤,又要尽量保留运动、语言等重要神经功能,因此脑功能区胶质瘤的手术一直是神经外科的一大挑战。

近年来随着神经影像学、神经导航、术中神经电生理监测技术在临床中的应用和发展,神经外科手术已经由传统的解剖学模式向现代解剖—功能模式转化,大大提高了手术质量和手术效果。术中唤醒状态下皮质及皮质下直接电刺激技术是目前大脑功能区定位的"金标准"。术中唤醒麻醉则是为了实现术中唤醒而采取的一种新型麻醉方式。在这种方式下进行的手术称为唤醒手术或清醒手术。唤醒手术帮助外科医生在可以检测和保护患者重要功能的情况下最大限度的切除病灶,有效避免术后永久性神经功能损伤的发生,提高患者术后生存质量。

现病史: 朱先生,50岁。患者1个月前无明显诱因下开始出现不规则头痛,无明显头晕、恶心、呕吐等,无意识丧失,无四肢抽搐,无肢体感觉活动障碍等不适。外院行头颅 CT 及 MRI 检查后提示"左颞(语言区)占位(图14-4),胶质瘤可能"。收治入院。
既往史: 否认手术史、外伤史、过敏史。

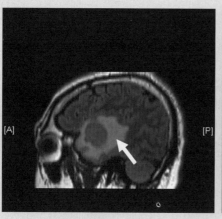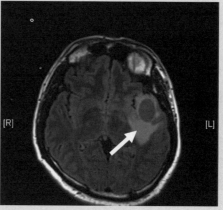

图14-4　左侧颞叶(语言区)胶质瘤影像学表现

问题1　语言区在大脑的什么部位?

答　语言中枢主要涉及以下几个区域:优势半球的额下回后部(Broca 区)——运动型语言中枢;优势半球颞上回后部1/3区(Wernicke 区)——感觉型语言中枢、额上回内侧后部(SMA 区)、额中回及额下回的后部(运动前区)、部分顶下叶(如角回、缘上回)。

手术： 患者在术中唤醒麻醉下行左颞恶性肿瘤切除术。术中行皮质直接电刺激定出语言区（图14-5），予脑棉保护，避开语言区扩大切除肿瘤。术中磁共振成像（iMRI）扫描，证实肿瘤已达预期切除范围（图14-6）。术中失血少，未输血。

病理报告示： （左颞）间变星形细胞瘤，WHO Ⅲ级，IDH1 表达阴性。

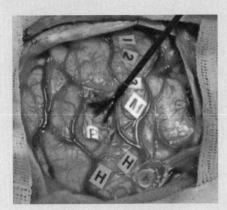

图14-5 语言区定位

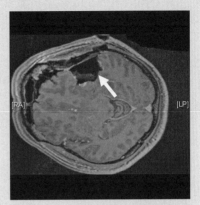

图14-6 iMRI 扫描显示肿瘤达预期切除范围

问题2 什么是术中唤醒麻醉？

答 术中唤醒麻醉（asleep-awake-asleep，AAA）是指在手术过程中的某个阶段要求患者在清醒状态下配合完成某些神经测试及指令动作的麻醉技术。与传统全麻相比，AAA 在脑功能定位及保护方面有明显的优越性，尤其在语言功能区占位患者的手术中，术中唤醒是目前实现语言功能检测的唯一途径。

问题3 AAA 技术适用于哪些患者？

答 适用于脑功能区占位患者，包括胶质瘤、动静脉畸形、功能区顽固性癫痫、脑深部核团和传导束定位、难治性中枢性疼痛的治疗等。

问题4 唤醒状态下切除功能区胶质瘤的适应证与禁忌证有哪些？

答 适应证：①累及脑功能区的胶质瘤。②年龄一般不小于14周岁（取决于患者的认知与自控能力）。③无明确的精神病史或严重精神症状。④意识清醒，认知功能基本正常，术前能配合完成指定任务。⑤自愿接受唤醒麻醉手术者。

禁忌证：①年龄小于14周岁（相对禁忌）或心理发育迟滞的患者。②明确精神病史。③认知功能差，术前不能配合完成指定任务。④严重心、肺、肝、肾功能障碍，不能手术者。⑤其他不适合接受神经外科开颅手术的禁忌证。⑥拒绝接受唤醒麻醉手术者。⑦经麻醉科评估有气道梗阻风险者。

问题5 术中唤醒全麻期间或术后主要并发症有哪些？

答 ①唤醒麻醉期躁动；②呼吸道梗阻或呼吸抑制；③高血压与心动过速；④癫痫发

作；⑤恶心、呕吐及误吸造成支气管痉挛；⑥颅内压增高及脑膨出；⑦低温与寒战；⑧唤醒麻醉后心理障碍；⑨突发的心、脑血管事件，如心绞痛或心梗、脑血管意外等。

问题6　什么是神经功能评估？

答　术前神经功能评估（表14-3）是了解病变对患者功能影响程度的有效方法，对制订手术计划有重要指导意义。同时，亦可作为判断手术对患者功能影响的有力证据。

表14-3　神经功能评估方法

序号	项目
1	标准神经系统查体
2	基本状态评价：Karnnofsky评分（KPS）
3	利手判定：爱丁堡利手检查
4	一般认知功能检查：①简易精神状况量表（MMSE）；②蒙特利尔认知评估量表（MoCA）
5	智力测验：韦氏成人/儿童智力测验；瑞文标准测验
6	优势半球判定：BOLD-fMRI功能偏侧化指数；WADA试验（有创）
7	汉语语言功能评价常用量表有：①中国康复研究中心失语症检查法（CRRCAE）；②北京大学第一医院汉语失语测验（ABC）；③北京医院汉语失语症检查；④西部失语症检查（WAB）中文版
8	生活自理能力评价：日常生活动能力评分（ADL）
9	心理、精神状态评价：抑郁自评量表（SDS）、焦虑自评量表（SAS）、症状自评量表（SDL90）、简明精神病评定量表（BPRS）
10	其他高级神经认知学检查：根据需要，选择连线测验、威斯康星卡片分类测验、汉诺塔测验等

问题7　患者术前准备包括哪些方面？

答　（1）常规术前准备。

（2）术前宣教：由手术医生、麻醉医生、神经心理医生和护士详细向患者及家属交代全麻唤醒手术的相关事宜。包括：①全麻唤醒手术的流程。②术中唤醒下功能监测技术对脑功能区定位及保护的重要性。③手术及麻醉的潜在风险和并发症。④手术中可能存在的不适感，如口干、憋尿、寒战、头部不适。⑤根据术中需要完成的任务，进行术前模拟练习。

> **术后：** 患者返回NICU，GCS 11（E4M6V1），双瞳孔等大等圆，直径2.5 mm，对光反射灵敏，言语不能，双侧肢体肌力5级，头部伤口敷料用弹力帽固定，保留导尿通畅。予脱水、止血、抗感染、抗癫痫等治疗。术后第1天，改口服丙戊酸钠抗癫痫治疗。术后第6天，语言功能逐渐恢复，言语能发单音节。术后第7天，能言语，不流畅，呈电报文。术后第8天，言语较前流畅。

问题8　什么是失语症？

答　失语症是指由于神经中枢病变损伤导致抽象信号思维障碍，而丧失口语、文字的表达和理解能力的临床症状群。

问题 9 失语症是如何分类的？有哪些临床表现？

答（1）运动性失语：又称表达性失语。表现为口语表达障碍，自发性语言为非流畅性，说话费力，语量减少，严重者可完全说不出，呈呜咽状态。

（2）感觉性失语：又称感受性失语。表现为患者听觉正常，但不能听懂他人或自己评议的意义，虽有说话能力，但词汇、语法错误紊乱，常答非所问，讲话内容无法使人真正了解，但常能正确模仿他人语言。

（3）传导性失语：表现为复述不能，理解和表达完好。

（4）命名性失语：表现为命名不能。

（5）完全性失语：表现为所有语言功能明显障碍。

（6）失读：表现为语言功能正常，可自动发言、复述口语、理解口语，但不能理解文字，多伴有失写、失算、体象障碍、空间失认等。

（7）失写：表现为能抄写，不能自发书写或写出的句子有遗漏或错误。

问题 10 术后出现言语障碍患者的护理要点有哪些？

答 ①判断患者失语的类型及程度，选择合适的沟通方式。②做好心理护理，关注患者情绪变化，多与患者交流，介绍成功案例，帮助树立康复信心。③针对影响言语功能恢复的病因护理，如预防颅内压增高、脑水肿和脑血管痉挛的护理等。④根据失语的类型，尽早开展康复训练。

> **癫痫发作**：术后第 3 天患者癫痫发作，四肢抽搐，意识丧失，持续 3 分钟，予丙戊酸钠注射液 0.8 g 静脉注射，2 分钟后症状缓解，30 秒后再次发作，予 NS20 ml + 地西泮 10 mg 静脉注射，3 分钟后症状缓解。加强脱水治疗，增加左乙拉西坦片 0.5 g 口服对症治疗。后未再发生癫痫。

问题 11 什么是癫痫？

答 癫痫是一种由多种病因引起的慢性脑部疾病，以脑神经元过度放电导致反复性、发作性和短暂性的中枢神经系统功能失常为特征。

问题 12 癫痫发作的分类有哪些？

答 局灶性癫痫起源、全面性起源、未知起源三大类（表 14 - 4）

表 14 - 4 2017 国际抗癫痫联盟新版癫痫发作分类

局灶性起源	全面性起源	未知起源
运动性	运动性	运动性
自动症、失张力发作、阵挛发作、癫痫性痉挛、过度运动发作、肌阵挛发作、强直发作	强直-阵挛发作、阵挛发作、强直发作、肌阵挛发作、肌阵挛-强直-阵挛发作、肌阵挛-失张力发作、失张力发作、癫痫性痉挛	强直-阵挛发作、癫痫性痉挛
非运动性	非运动性（失神发作）	非运动性

局灶性起源	全面性起源	未知起源
自主神经发作、行为终止、认知发作、情绪发作、感觉性发作	典型发作、非典型发作、肌阵挛发作、眼睑肌阵挛伴失神	行为终止
局灶性进展为双侧强直-阵挛		其他无法分类

问题 13 神经外科术后早期癫痫有什么危害？

答（1）增加颅内出血的风险：术后癫痫引起全身骨骼肌收缩，血压上升，易引起颅内出血。

（2）加重脑水肿：癫痫发作时呼吸暂停导致脑缺氧，加重脑水肿。

（3）严重影响患者康复：每次癫痫发作都会影响脑功能，并会增加晚期癫痫发生的可能性。如进一步发展为癫痫持续状态，可危及生命。

问题 14 什么是癫痫持续状态？

答 癫痫持续状态（status epilepticus，SE）是指癫痫连续发作之间患者意识尚未完全恢复又频繁再发，持续 30 分钟以上。

问题 15 控制 SE 的首选药物是什么？

答 控制 SE 首选苯二氮䓬类药物（BDZs），如地西泮（DZP）、劳拉西泮、咪达唑仑（MDZ）等。

问题 16 静脉注射 DZP 的注意事项有哪些？

答 ①DZP 是快速型镇静药物，其血药浓度下降很快，一般使用后 1～3 分钟起效，作用时间 15～30 分钟，若用药后癫痫发作持续，则 10 分钟后可加用第 2 次剂量。②DZP 有呼吸抑制作用，静脉注射时不可过快，同时监测呼吸变化及血氧饱和度。③DZP 清除半衰期较长，多次用药易发生累积效应，导致呼吸抑制及过度嗜睡。

问题 17 癫痫发作时的急救处理有哪些？

答（1）快速准确评估：查看患者意识状态、生命体征、瞳孔大小，发作起始时间、持续时间，判断发作类型。

（2）保持呼吸道通畅：保持头部向一侧偏斜，避免窒息及误吸，给予氧气吸入。

（3）注意保护，防止意外伤害：就地平卧，注意保护头部，避免舌咬伤，不要过度用力按压患者，以免造成骨折。

（4）对症治疗：开放静脉通路，遵医嘱使用抗癫痫药物。

出院：患者 GCS 15，体温正常，能下床活动，伤口拆线后予出院。

问题 18 患者出院宣教要点有哪些?

答 (1) 头部伤口的保护与清洁。

(2) 与癫痫相关宣教:①避免癫痫诱发因素:忌过饥、暴食、烟、酒、咖啡、浓茶、辛辣等刺激性食物;避免过度劳累、睡眠不足;避免噪声、强光等刺激。②不要从事开车、电工、高空作业、机械操作等职业。③用药指导,按时按量正确服药,不可擅自换药、增药、减药、停药。④定期复查血药浓度。

(3) 做好心理护理。

(4) 定期门诊随访。

> **小结**
>
> 唤醒状态下切除脑功能区胶质瘤是目前国内外神经外科手术领域探讨的热点与难点问题。这类手术的关键是术中病变和功能区定位,术中唤醒下皮质及皮质下直接电刺激技术被认为是目前大脑功能区定位的"金标准"。由于唤醒手术的特殊性,需要患者术前有足够的心理准备及极高的配合度。良好的、充分的术前沟通,是保证患者术中配合的重要因素之一。术后出现的部分神经功能障碍,大多会随着脑水肿的消退而恢复,护理人员应给予患者充分的心理护理。癫痫作为术后常见并发症之一,正确的用药指导,发作时的应急处理同样也是神经外科护理人员不可或缺的技能。

(张 璐 邱天明)

第三节 髓母细胞瘤术后并发小脑性缄默

儿童中枢神经系统肿瘤多为原发性,其好发部位和肿瘤性质与成人不同,小脑肿瘤发生率仅次于鞍区和大脑半球,排儿童肿瘤第 3 位。小脑肿瘤以蚓部好发,占 71.97%,小脑半球肿瘤占 28.03%。小脑蚓部肿瘤中 70.50% 为髓母细胞瘤,26.30% 为星形细胞肿瘤,3.20% 为血管母细胞瘤。髓母细胞瘤属于原始神经外胚叶肿瘤,为一种神经母细胞瘤,位于后颅窝者。

小脑肿瘤术后并发症包括颅内出血、急性脑水肿、小脑性缄默、吞咽功能障碍、肺部感染、运动功能障碍等。其中,小脑性缄默发病率为 7%~50%。小脑性缄默严重程度与后遗症相关,而术后共济失调、语言障碍、运动功能障碍、认知功能障碍等遗留症状给患者及其家庭造成较大困扰。

现病史：患者，男，9岁，无明显诱因行走左侧偏斜半年余，加重2周，收入院。患者1周前有晨起饭后头痛伴呕吐、乏力，呕吐后头痛好转，无视物模糊，无复视等。MRI片示"小脑蚓部占位，伴幕上脑室扩张"。患病以来患者精神好，食欲可，早醒，梦呓，大、小便正常，无体重明显下降。初步诊断：小脑蚓部恶性肿瘤。

既往史：幼时有无故摔伤史。

专科体格检查：指鼻测验：左侧欠准确，右侧欠准确；闭目难立征：阳性。

问题 1 后颅窝解剖结构是怎样的？

答 后颅窝(posterior cranial fossa)包括小脑、脑干、第四脑室及相关血管，颅神经Ⅴ、Ⅵ、Ⅶ、Ⅷ、Ⅸ、Ⅹ、Ⅺ、Ⅻ经脑干传导入大脑皮层(图14-7)。

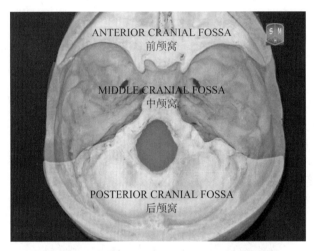

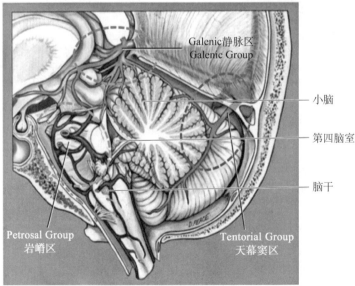

图 14-7 后颅窝解剖示意图

图片来源：T. Matsushima, Microsurgical Anatomy and Surgery of the Posterior Cranial Fossa: Surgical Approaches 249 and Procedures Based on Anatomical Study

问题 2 儿童脑肿瘤的临床表现有哪些？

答 主要症状为颅高压、局灶症状和癫痫。①由于小儿肿瘤好发于后颅窝和中线，故早期易阻塞脑脊液循环通路而出现脑积水，导致颅内压增高等症状。②局灶症状是由位于脑功能区、脑干周围或脑干内部的病灶压迫脑组织所致。③位于皮质的良性或偏良性病灶引起癫痫的可能性较大。

问题 3 髓母细胞瘤的临床表现有哪些？

答 病程较短，平均约 8 个月；由于髓母细胞瘤生长隐蔽，早期症状缺乏特征，常被忽略。①首发症状：头痛(68.75%)、呕吐(53.75%)、走路不稳(36.25%)。之后出现复视、共济失调、视力减退。②体征：视神经乳头水肿、眼球震颤、闭目难立、展神经麻痹等。③儿童与成人患者症状、体征一致，严重呕吐、病理征及腱反射改变多见于儿童患者，视物模糊、四肢无力多见于成人患者。

问题 4 髓母细胞瘤的治疗原则及预后如何？

答 (1) 治疗原则：①以显微外科手术切除为主，力争做到肿瘤的全切除或次全切除。②髓母细胞瘤对放疗较为敏感，尤其对于次全切。术后应行全脑脊髓放疗。③髓母细胞瘤复发患者能够再次手术者应手术，如有蛛网膜下腔肿瘤播散，则只能化疗。④术后有脑积水患者则需行脑室腹腔分流。

(2) 预后：髓母细胞瘤 5 年生存率为 50%~60%，10 年生存率为 28%~33%。儿童患者的 5 年生存率显著低于成人。患者的发病年龄、肿瘤的临床分期和治疗措施与患者的预后有关。年龄越小，预后越差。

问题 5 髓母细胞瘤临床分级如何？

答 Chang 等根据肿瘤术中所见，将肿瘤进行 TM 临床分期(表 14-5)。

表 14-5 髓母细胞瘤 Chang 分期

分期	表现
T1	肿瘤直径≤3 cm，局限于小脑蚓部或小脑半球
T2	肿瘤直径>3 cm，侵犯一个邻近结构或部分占据第 4 脑室
T3a	肿瘤侵犯两个邻近结构或充满第 4 脑室
T3b	肿瘤起源于第 4 脑室并充满第 4 脑室
T4	肿瘤长入导水管，侵犯中脑或向下长入枕骨大孔影响上颈髓
M0	无转移
M1	镜下见脑脊髓液中有肿瘤细胞
M2	肿瘤在颅内蛛网膜下腔播散，肉眼可见
M3	肿瘤在脊髓蛛网膜下腔有播散
M4	肿瘤有神经系统以外的转移

手术： 全麻下行小脑蚓部肿瘤切除术，术中发现肿瘤起源于小脑蚓部，血供丰富，部分肿瘤组织与脑干、延髓面粘连，显微镜下次全切除。术中病理示：经典型髓母细胞瘤。

术后： 术后第1天06:00患儿GCS 12(E3M5V4)下降为7(E1M4V2)，双侧瞳孔等大等圆，对光反射迟钝，左眼呈内收位。患者口角流涎，吞咽动作减少。T 39.1℃，BP 110/68 mmHg，HR 92次/分，R 22次/分，左上肢肌力1级，左下肢肌力4级，右侧肢体肌力5级。通知医生遵嘱予急行头颅CT检查示"术后改变，无出血、水肿"，考虑缄默可能。

问题6　患者术后病情观察要点有哪些？

答　①观察颅神经功能以及四肢活动变化，评估患者意识状态。②患者肿瘤血供丰富，术中出血较多，观察有无缺血性脑梗死，监测CVP，结合血压，判断血容量是否正常。③监测生命体征，控制与预防感染。

患者表情淡漠、查体不合作、拒食、人格改变、情感不稳定、自主活动减少或有精神症状，出现语言功能的变化和异常。患者有明显的行为异常时，应加强观察，注意结合影像学检查，区别病情变化与小脑性缄默症的发生。

问题7　小脑髓母细胞瘤术后并发症有哪些？

答　包括颅内出血、急性脑水肿、急性脑积水、小脑性缄默、吞咽功能障碍、眼睑闭合不全、肺部感染、运动功能障碍、脑梗死等。其中，儿童脑肿瘤术后小脑性缄默发病率为7%～50%。该患者术后出现小脑性缄默、吞咽功能障碍、肺部感染、运动功能障碍4种并发症。

问题8　患者左眼内收的原因是什么？

答　患者展神经受损，眼球不能向外转动，出现内收。展神经为运动神经，起自脑桥展神经核，在脑桥延髓沟中线两旁出脑，向前行经眶上裂入眼眶，支配同侧眼外直肌。

问题9　什么是小脑性缄默？

答　小脑性缄默(cerebellar mutism syndrome，CMS)是缄默的一种，以语言障碍为主，常合并口咽运动障碍和精神改变的一组暂时性临床综合征。多见于后颅窝肿瘤术后，偶继发于小脑出血、炎性反应及创伤。

问题10　小脑性缄默的发病机制及影响因素？

答　(1) 发病机制：目前较公认的机制之一为小脑齿状核的损伤和水肿，术后立即出现缄默症可能是直接损伤齿状核造成。其次为脑干受侵或受压，而小脑蚓部切开是否导致小脑性缄默尚存争议。

(2) 影响因素：多项研究发现，年龄、肿瘤直径、髓母细胞瘤与小脑性缄默的发生相关。此外亦有研究发现肿瘤与脑干界面不清楚、术后未发生急性脑积水、左利手、术前言语功能障碍与小脑性缄默的发生也存在相关性。

问题11　小脑性缄默有何临床特点？

答　小脑性缄默多发生于儿童，约占90%。潜伏期多为术后1～3天；具有自限性，平均持续时间7~8周。儿童患者及成人患者比较,潜伏期及持续时间无显著差异。小脑性缄默具有以下临床表现。

(1) 神经症状与行为改变:缄默期间患者意识清楚,但缺乏行为主动性,记忆力、理解力和问题处理能力下降。

(2) 口咽部肌肉运动不能:表现为经口进食减少,吞咽及咀嚼运动不协调,无初始运动,但运动后功能基本正常。

(3) 球麻痹症状:言语困难、发声障碍、进食困难三主证,可以出现病理性脑干反射、锥体束征阳性、排尿不连续及尿潴留。

问题12 **小脑性缄默的治疗与预防措施是什么?**

答 目前尚无疗效确切的治疗方法。可通过以下方法预防:①术前合理设计手术入路,尽可能避免蚓部切开。②术中操作轻柔,尽可能减少对脑干及齿状的损伤。③肿瘤切除过程中,尽量避免阻断小脑半球及脑干的供血动脉。④肿瘤切除后,尽可能做到严密修补硬脑膜,避免脑脊液漏和感染的发生。⑤术后根据病情使用抗血管痉挛药物,防止术后出现急性血管痉挛。⑥恰当使用脱水药物,避免因使用脱水药而导致血管微循环障碍。⑦术后及时行头部相关影像学检查,及时给予相关对症支持治疗。

> **术后:**术后第2天患者GCS 9(E2M5V2),能发出简单呻呀声及哭泣。体温升高(38~39.5℃),考虑肺部感染,吞咽功能异常引起可能性大。予气管切开,气囊压32 cmH$_2$O,同时留置胃管。术后第11天患者体温平稳,可遵嘱伸舌,左上肢肌力1级,左下肢肌力4级,右侧肢体肌力5级。肺部感染较前好转,拔除气切套管后转出监护室。

问题13 **气管切开的最佳实践推荐是什么?**

答 2016年澳大利亚JBI循证卫生保健中心(The Joanna Briggs Institute)对气管切开的最佳实践推荐包括A级推荐(强推荐)2项,B级推荐(弱推荐)8项。包括:

(1) 早期气管切开可以降低呼吸机相关性肺炎的发生率但并不能降低死亡率(Grade A)。

(2) 如果临床决策需气切,早期切开比晚期切开效果更佳(Grade A)。

(3) 内套管应每日更换,必要时增加更换频率(Grade B)。

(4) 每班监测气囊压并记录(Grade B)。

(5) 气切伤口应保持清洁、干燥防止感染(Grade B)。

(6) 气道吸痰的频率应该根据患者情况决定,考虑的因素有痰液的黏稠度和量、患者精神和肌肉反应状态、自主咳嗽反射及咳嗽、咳痰效果(Grade B)。

(7) 为降低误吸引起的院内肺炎的发生,气管切开患者在鼻饲饮食时应抬高床头45°(Grade B)。

(8) 气切处敷料应该每日更换,必要时增加更换敷料频次,更换敷料时应至少由两人操作(Grade B)。

(9) 清洁造口处及更换敷料前应评估造口及造口周围皮肤情况(Grade B)。

(10) 气切处敷料应是无磨损材料制成(Grade B)。

问题 14 气管切开患者的护理措施有哪些?

答 (1) 气切套管应妥善固定,气切伤口处敷料如遇污染及时更换。

(2) 用生理盐水纱布或棉球清洁气切伤口及周围皮肤,操作要轻柔;同时,观察并记录伤口处皮肤有无发红、渗出、出血,有无感染的发生,如有无脓性分泌物、伤口处有无疼痛、有无脓肿等。

(3) 每班监测并记录气囊压力,气囊压力值维持在 20~25 mmHg(27~33 cmH$_2$O)。

(4) 空气吸入严重损害气道湿度,增加下呼吸道感染的概率,诱发痰液阻塞气道。应给予患者持续气道湿化。

(5) 由于吞咽功能障碍,患者口腔分泌物较多,及时吸出口腔内聚积的分泌物,降低吸入下呼吸道的潜在风险。

(6) 避免深部吸痰,因深部吸痰与气道黏膜损伤和炎症相关,可能诱发支气管黏膜出血进而继发气道阻塞。

问题 15 如何进行言语功能康复护理?

答 小脑性缄默长期言语损伤实质上是运动肌受损和小脑共济失调性构音障碍。患者言语功能的康复护理,可根据言语功能障碍的类型(表 14-6),在评估言语功能基础上由少到多、由易到难、由简到繁,从词句、短句到长句,循序渐进、反复进行言语功能训练。

言语功能障碍分级:①有反应,即对语言诱导、听力刺激和各种表情动作反应快;②反应迟钝,即对各种诱导、刺激反应缓慢;③无反应,即对各种诱导、刺激均无反应。

言语康复护理包括:①训练形式多样化,如文字阅读训练、发音训练等。②唇运动训练,如鼓腮、抿嘴,反复练习;舌运动训练。③给患者播放其喜欢的音乐及其他节目刺激言语。④训练过程中,注意声音由轻到强,发音锻炼由慢到快,逐渐"唤醒"患者的知觉,诱发正确发音。

表 14-6 言语功能障碍的类型

项目	纯粹的构音障碍	运用不能性言语障碍
特点	言语感知和神经认知功能正常,上颚、唇、舌发音运动正常,但是不能按要求模仿舌或唇部运动	伴随短暂性构音障碍,患者表现为程序记忆和运用障碍。是小脑对感知觉刺激、组织的再认知功能缺陷。表现为言语缓慢、声音单调、缺乏韵律
康复	康复项目应基于旨在帮助词语输出再组织,整合协调训练和感觉运动	康复目的是强化儿童语音意识、声音再现,加强他们的序列规划,应包括听觉和视觉刺激项目

出院: 术后第 16 天患者 GCS 12(E4M6V2),双侧瞳孔等大等圆,直径 2.5 mm,对光反射灵敏,左眼仍呈内收位,仅仅可发出简单咿呀声及哭泣;左上肢肌力 1 级,左下肢肌力 4 级,右侧肢体肌力 5 级,遵嘱出院。

问题 16 小脑性缄默的预后如何?

答 小脑性缄默具有暂时性、可愈性,一般持续 1~6 个月,尚未见有持续性缄默的报道。一般精神症状与运动障碍恢复较早,其次尿潴留、口咽部肌肉运动恢复,继发性构音障碍多在1~3个月内痊愈。Robertson等的前瞻性研究发现缄默症的严重程度与其1年后遗留症状相关。重度缄默的患者中92%遗留有共济失调,66%存有语言障碍,59%遗留有认知功能障碍,而中度缄默组上述3项指标分别为:78%、25%和17%。本例患儿术后2个月来院复查,缄默症状已明显好转。

问题 17 患者出院护理要点有哪些?

答 (1) 小脑性缄默患者的认知功能,如整体智力、加工速度、广泛注意、工作记忆、执行过程、认知效能、听觉处理、空间关系显著差于没有出现小脑性缄默的患者,应充分告知患者照顾者,接纳患者。

(2) 小脑性缄默患者学业成绩方面,如口语、广泛性阅读、拼写、数学计算能力、数学推理显著差于非小脑性缄默患者,患者回归社会、家庭、学校不宜操之过急。

(3) 患者照顾者因患者认知功能和智力的退行,会产生无助、无望、无力感,充分告知患者照顾者疾病及预后相关知识,协助照顾者联系儿童治疗/康复中心,给予心理支持。

(4) 患者因反应迟钝而被过多人询问是否需要帮助而产生烦恼、挫败感,学龄期患者甚至会出现自卑心理。医务人员需协助构建社会支持系统,接纳患者,促进患者的自我接纳。有研究建议采取音乐疗法,或建立院内持续康复项目,对患者进行物理疗法、职业疗法、及一对一心理援助。

(5) 定期复查。患者除遗留症状外,可能会发生迟发型脑积水。若患者出现头痛、恶心、呕吐、意识改变等症状,应及时就医。

(陈 红 邱天明)

第四节 脑膜瘤

脑膜瘤(meningioma)是起源于蛛网膜上皮细胞的良性肿瘤。约占原发于颅内肿瘤的30%,是仅次于胶质瘤的颅内第二发病率的肿瘤。主要分布在大脑凸面、矢镰旁、前中颅底、天幕和后颅底。矢状窦旁脑膜瘤(parasagittal sinus meningioma)为常见的颅内脑膜瘤之一,多见于中老年人,男性略多于女性。其多为球状肿瘤,大小不等,表面有光滑完整的包膜覆盖或与大脑镰粘着。矢状窦旁脑膜瘤基底附着在上矢状窦外侧壁,可累及凸面硬脑膜和重要皮层引流静脉的一组脑膜瘤。

现病史: 王先生,53岁。患者2周前无明显诱因下出现头痛,但无恶心、呕吐及肢体抽搐乏力等症状。当地医院行头颅MRI检查示"右额顶矢状窦旁脑膜瘤"(图14-8),收入院。

既往史: 无。

烟酒史: 无。

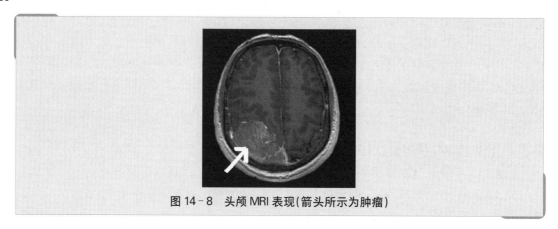

图 14-8 头颅 MRI 表现(箭头所示为肿瘤)

问题 1　脑膜瘤是如何分类及肿瘤分级的?

答　根据《WHO 中枢神经系统肿瘤分类(2016 版)》脑膜瘤的病理分类和肿瘤分级分为以下 3 类。

(1) WHO Ⅰ级(良性脑膜瘤):脑膜上皮细胞型、纤维型、过度型、砂砾型、血管瘤型、微囊型、分泌型、淋巴浆细胞丰富型及生化型。

(2) WHO Ⅱ级(非典型脑膜瘤):脊索瘤样型、透明细胞型及不典型。

(3) WHO Ⅲ级(恶性脑膜瘤):间变型、横纹肌样型及乳头状型。

问题 2　脑膜包括哪几层,主要功能是什么?

答　脑膜包括硬脑膜、蛛网膜和软脑膜 3 层组织,后 2 层脑膜相互粘连,在胚胎发育后期形成蛛网膜和硬脑膜。蛛网膜的特殊结构是蛛网膜绒毛,它在脑脊液循环通路的吸收环节中起重要作用。蛛网膜本身无血管,硬脑膜血供有重要临床意义,是脑膜瘤赖以生存的条件。

问题 3　脑膜瘤的临床表现有哪些?

答　脑膜瘤为良性肿瘤,生长缓慢,病程长,一般为 2～4 年。以头痛和癫痫为首发症状。根据肿瘤位置不同,还可以出现视力、视野、嗅觉或听觉障碍及肢体运动障碍等症状。

问题 4　矢状窦旁或大脑镰脑膜瘤的临床表现有哪些?

答　肿瘤发生的部位见图 14-9。按肿瘤与矢状窦旁或大脑镰旁脑膜瘤相粘的部位分前、中、后 1/3 共 3 种。

(1) 前 1/3 肿瘤:有长时间的头痛、视力减退、颅内压增高、精神症状和癫痫发作等症状。

(2) 中 1/3 肿瘤:出现对侧肢体的瘫痪,对侧上肢或下肢的局限性瘫痪,也可出现对侧肢体感觉障碍等症状。

(3) 后 1/3 肿瘤:除颅内压增高症状外,局限体征可不明显,有时可有对侧下肢的感觉异常,如针刺感、发热感,这种感觉可呈发作性。

问题 5　脑膜瘤的辅助检查有哪些?

答　早期患者通过头颅 CT 或 MRI 增强检查就可明确诊断。

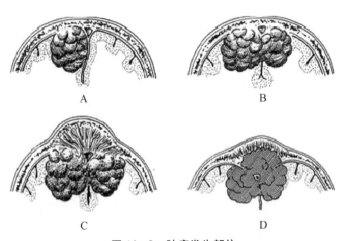

图 14-9 肿瘤发生部位
A. 位于矢状旁窦一侧；B. 向两侧生长；C. 位于颅顶部；D. 肿瘤外突

(1) 磁共振静脉造影(MRV)：观察静脉窦回流和侧支循环情况。可用于检查矢状窦(镰)旁脑膜瘤。

(2) 磁共振动脉造影(MRA)：观察动脉、Willis 动脉环及各分支。可用于检查颅底脑膜瘤。

问题 6 脑膜瘤的病因有哪些？

答 脑膜瘤的病因迄今不完全清楚，但脑膜瘤的发生可能有外源性因素，如病毒性感染、放射照射、外伤、遗传因素；内源性因素，如激素、生长因子等。

问题 7 患者的术前护理要点有哪些？

答 ①病情观察，观察有无意识状态的改变及颅内高压的症状。②疼痛护理，定期评估和分析头痛的原因、性质和程度，遵医嘱给予镇痛、脱水药物或非药物治疗。提供安静舒适的环境。③做好心理疏导，消除焦虑情绪。④加强安全护理，预防跌倒。⑤训练患者床上大、小便，避免术后不习惯引起的便秘、尿潴留等现象。

> **手术**：王先生在全麻下行右额顶矢状窦旁脑膜瘤切除＋矢状窦重建术，术中诊断为右额顶矢状窦旁脑膜瘤，达 Simpon Ⅰ 全切肿瘤，证实矢状窦引流通畅，留置负压引流管 1 根。术中出血量约 1 200 ml，术中输注红细胞悬液 800 ml，血浆 600 ml。

问题 8 脑膜瘤的治疗方式有哪些？

答 (1) 手术治疗：是本病首选方式。开颅和锁孔手术方式。

(2) 放射治疗：多用于未能全切肿瘤的术后辅助治疗。

问题 9 脑膜瘤切除程度(Simpson 标准)与术后复发率有什么关系？

答 手术是治疗的首选方式，手术越彻底，复发率越低。

Ⅰ级：肿瘤彻底切除，肿瘤及其附着的硬膜和受侵的颅骨均切除。术后复发率为 9%。

Ⅱ级：肿瘤全切除，瘤体完全切除，但与其附着的硬脑膜没有切除，仅做电灼。术后复发率为19%。

Ⅲ级：肉眼肿瘤全切，瘤体切除，但与粘连的硬脑膜及颅骨未做处理。术后复发率为29%。

Ⅳ级：次全或部分切除肿瘤，有相当一部分瘤体未切除。术后复发率为40%。

Ⅴ级：开颅减压，肿瘤仅活检。

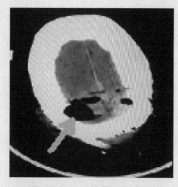

术后： 王先生于 PACU 复苏后返回 NICU，GCS 13(E3M6V4)。右瞳孔直径 3 mm，对光反射不灵敏；左瞳孔直径 2.5 mm，对光反射灵敏。头部伤口敷料弹力帽固定，负压球引流液为血性，保留导尿通畅。予脱水、扩血管扩容、抗癫痫、抗感染、止血等治疗。术后第1天复查CT(图14-10)无异常，返回病房。

图 14-10 头颅 CT 表现

术后改变，箭头所示提示肿瘤切除后留下的空腔

问题 10 脑膜瘤的术后并发症有哪些？

答 出血、水肿、癫痫、感染、偏瘫、失语、认知障碍及精神症状等。

问题 11 患者术后护理的要点有哪些？

答 ①病情观察，有无瞳孔变化、GCS下降、对侧肢体肌力下降等情况。②体位，抬高床头15°~30°。③饮食，评估术后吞咽能力予以鼻饲流质。④妥善固定负压引流管，观察引流的色、质、量。⑤体温监测。⑥预防肺部感染的护理，加强翻身拍背，防误吸，必要时备吸痰。⑦疼痛护理，排除颅内高压引起的头痛外，可适当使用止痛剂。⑧便秘护理，使用开塞

术后第2天患者GCS 8(E2M4V2)。右瞳孔直径3 mm，对光反射不灵敏；左瞳孔直径2.5 mm，对光反射灵敏。癫痫大发作1次，伴有水肿、出血并发症。经药物对症治疗后，症状控制。运动性失语，左侧肢体肌力0级，右侧5级，CT表现见图14-11。

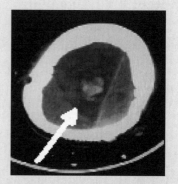

图 14-11 头颅 CT 表现

术后少量出血，周边水肿严重伴中线移位

露或缓泻剂。⑨肢体功能障碍护理,患侧保持功能位,进行主动或被动运动,防止下肢静脉血栓形成。⑩精神障碍护理,专人看护,约束防止意外发生。

问题 12 脑膜瘤术后发生出血的病情观察和护理要点有哪些?

答 (1) 病情观察:出血一般术后 24~48 小时发生。①观察生命体征、意识、瞳孔变化。②观察有无头痛加剧等颅内压增高、意识障碍加深等症状。③观察神经功能缺失的程度,如肢体瘫痪、失语、感觉或视觉障碍。④观察负压球引流的色、质、量。若引流液鲜红、黏稠,怀疑活动性出血,应及时通知医生。

(2) 护理要点:①维持血压稳定,颅内压增高或血压升高者遵医嘱予以脱水药或降压药。②保持安静,抬高床头 15°~30°,移动头部动作轻柔。③一侧肢体功能障碍,取功能位。④保持大便通畅,避免用力。⑤避免情绪激动。

问题 13 脑膜瘤术后发生脑水肿的病情观察和护理要点有哪些?

答 (1) 病情观察:脑水肿一般术后 48 小时左右发生。①观察瞳孔变化及 GCS。②观察颅内压症状:头痛、呕吐、视神经乳头水肿。

(2) 护理要点:①抬高床头 30°,较大脑瘤切除后局部留有较大腔隙时。②遵医嘱按时按量使用脱水药物并观察药物疗效及不良反应。

出院: 术后第 15 天王先生 GCS 14(E3M6V5),病情稳定,未再发生癫痫发作。复查 CT(图 14-12)。左侧肢体肌力 0 级,右侧 5 级,语言功能恢复,由家属搀扶着能下床活动,各项生化指标均正常。病理报告:脑膜瘤(上皮型),侵犯颅骨,为良性脑膜瘤,密切随访。少量皮下积液,伤口拆线予出院后转当地康复科继续治疗。

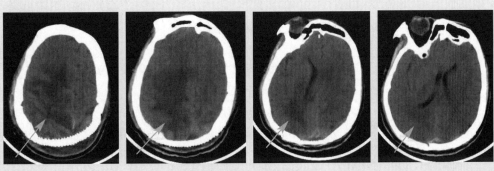

图 14-12 头颅 CT 表现
血肿完全吸收,水肿消退中

问题 14 患者出院后相关的康复内容有哪些?

答 ①饮食,高热量、高蛋白、易消化、富纤维饮食,忌辛辣刺激性食物。②伤口,保持伤口清洁干燥,如皮下积液加重或伴体温升高、头痛不适需及时就诊。③药物治疗,遵嘱按时按量服用抗癫痫药物。服药期间不能单独外出、登高、游泳及开车等,以防意外发生。④预防癫痫发作,避免到人群密集的地方,身上备有相关疾病的小卡片应急时用。⑤康复训练,转康复科继续治疗。⑥门诊随访,2个月后复查增强头颅 MRI。如有头痛、呕吐、发热、癫痫发作,应及时就诊。

(陆 琳 邱天明)

第五节 血管母细胞瘤

血管母细胞瘤(hemangioblastoma,HB)是一种良性高度血管化肿瘤,WHO 分类归于起源未明的Ⅰ级肿瘤。分为散发性和家族遗传性两种,两者之比约为 3∶1,其中后者又称 Von Hippel-Lindau(VHL)病。迄今缺乏大型流行病学调查统计。一般 HB 生长极其缓慢,特别是实质性 HB 可数年处于静止状态因而无症状。HB 的确切病因迄今不明确。

实质性 HB 大体上呈明亮的红色或肉红色,边界清楚,有完整包膜,质软,血供极为丰富,可见怒张的引流静脉;囊性 HB,其内含草黄色或淡黄色透明液体,可见一个或多个瘤结节,偶尔囊壁是由压缩的脑组织和增生胶质细胞组成。

脑干 HB 多见延髓,表现为感觉迟钝、共济失调、吞咽困难、病理反射亢进、头痛、厌食等。

现病史:患者3年前出现右手麻木,活动障碍不明显,曾查头颅 CT"未见明显异常",未予重视。近3个月右手麻木加重,同时出现右侧肢体活动变差,尤其精细动作完成困难;并出现右枕部麻木,右侧面部麻木,饮水快时有呛咳,家属代诉夜间多有惊醒。当地医院就诊拍摄 MR 示"延髓背侧病变"。为进一步诊治收入院。
症状体征和检查:GCS 15,双瞳孔等大等圆,对光反射灵敏,眼球各向运动可;左侧上肢肌力4级,右侧上肢肌力3级;左侧下肢肌力4级,右侧下肢肌力3级;病理征阳性。右侧肢体感觉下降,行走欠稳,romberg 征不可测。Babinski 征:右(+),左(-)。右侧面部痛温觉减退,咽反射减弱。

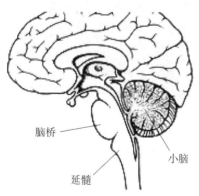

图 14-13 延髓解剖示意图

问题 1 简述延髓的解剖位置及相关颅神经分布。

答 延髓位于脑干(图 14-13)下部,上接脑桥,下接脊髓。延髓两侧锥体下方的锥体交叉,为延髓与脊髓的分界。锥体外侧的卵圆形隆突称为橄榄,舌下神经根由此出脑。在橄榄的背侧自上而下依次有舌咽、迷走和副神经的根丝出入延髓。延髓背侧后正中沟的两侧有薄束结节和楔束结节,其中分别隐有薄束核与楔束核。

问题 2 延髓部位损害的定位表现有哪些?

答 分为单侧损害与双侧弥漫性损害两种。单侧损害多见,出现病灶同侧颅神经麻痹,病灶对侧上、下肢中枢性瘫痪。双侧弥漫性损害时,由于损伤了脑干网状结构即脑干上行网状激动系统,可出现意识、情感、记忆、智能和人格等方面的变化,以及第Ⅸ、Ⅹ及部分Ⅺ、Ⅻ颅神经麻痹的交叉性瘫痪。

问题 3　延髓肿瘤临床表现是什么？需要重点观察哪方面？

答　①临床表现取决于肿瘤所在的部位和大小以及是否伴有囊肿、水肿。早期常常无症状或症状轻微，表现为头痛、头晕；症状加重可表现为呕吐，共济失调性呼吸。②重点观察呼吸变化，注意有无呼吸困难。

问题 4　延髓肿瘤患者为何要进行呼吸功能训练？训练如何进行？

答　(1) 延髓是人体呼吸中枢，肿瘤压迫延髓影响患者呼吸异常，出现共济失调性呼吸；手术后由于脑干水肿期，进一步使呼吸功能抑制，继而出现肺部感染等并发症。通过呼吸功能训练可以最大限度恢复患者正常呼吸状态，并促使排痰以减轻肺部感染症状。

(2) 训练方法分为深呼吸和咳痰训练。

1) 深呼吸方法：深吸气后憋气，然后缓慢平稳地呼气，每次 5～10 分钟，每天 4～6 次。

2) 咳痰方法：先深吸气，然后呼气，在呼气末约 2/3 时咳嗽，反复进行，每日数次。对咳痰无力者，可用右手示指和中指按压气管以刺激咳嗽反射，或用双手压迫患者的下胸部与腹部，嘱其用力咳嗽，以加强膈肌反弹的力量，利于痰液排出。

> 患者在局麻下行脑血管造影术(digital substraction angiography, DSA)。DSA 结果示：第四脑室及脊髓上段肿瘤染色，由椎动脉多根分支供血，多发动脉粥样硬化；左侧椎动脉肿瘤血供完全栓塞。

问题 5　延髓 HB 患者手术前需要哪些放射学检查及治疗，有何意义？

答　MRI 检查(图 14-14)是诊断 HB 的主要方法。DSA 表现为瘤结节或实质部分的致密染色，可见实质病灶的供血动脉和回流静脉，对血供丰富的实质 HB 术前可行栓塞或部分栓塞。术前栓塞不应追求全部彻底堵塞所有供血动脉，只栓塞手术不易控制的肿瘤腹侧供血支，有助于减少术中出血和手术切除肿瘤。

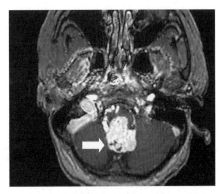

图 14-14　延髓血管母细胞瘤 MRI 表现(水平位)

问题 6　延髓 HB 患者有哪些治疗方法？

答　①显微外科手术，为首选治疗，肿瘤全切者可达根治。②放射治疗，HB 放射治疗目前存在争议。立体定向放射外科是一种治疗中小型实质性 HB 的有效方法。可能导致暂时性增加瘤周水肿和加剧肿瘤相关症状的产生，因此建议仅仅作为一种难以外科切除患者的辅助治疗。

> **手术**：患者在全麻下行延髓 HB 切除术，右侧枕角留置脑室外引流，肿瘤累及第四脑室底部及延髓，予以完整切除。手术顺利，术中出血约 500 ml，未输血。术后经鼻气管插管保留返 NICU，术后予抗感染、止血及脱水对症等治疗。患者 GCS 13(E3M6V4)，四肢肌力 1 级。

问题7 手术后患者为何需要保留气管插管，什么情况下可以考虑拔管？

答 ①术后患者保留气管插管便于观察患者呼吸状态，可避免不必要的气管切开术。经鼻气管插管的耐受性较好，且对诱导期血流动力学没有不良影响。术后延髓水肿期一旦出现并导致呼吸功能障碍，应尽早予呼吸机辅助呼吸或安全状态下行气管切开术。②拔管：根据患者术后病情，患者神智清晰、自主呼吸良好且血氧饱和度(血气分析)良好、主动及被动咳嗽反射良好、咽喉部分泌物不多且易咳出，影像学检查显示肺部情况良好时，可考虑拔管。

问题8 气管插管的患者如何进行气道的护理？

答 (1) 气道湿化：目的是维护气道的正常功能，使支气管分泌物向上运动。方式：雾化吸入 2~3 次/天，气道始终处于湿化状态，痰液稀释后易于排出，保持气道通畅，预防肺部感染。

(2) 气囊的管理：人工气道的气囊充气后，可以达到封闭固定的作用，气囊需要每班用压力测试仪测压并做调整。气囊压力维持在 20~30 cmH$_2$O 为宜。压力过高会阻断气道黏膜的血供，引起黏膜损伤；压力过低，则不能封闭气囊与气管之间的空隙。

(3) 气道内吸痰：保持气道通畅，提高呼吸道的气体交换率。严格无菌操作，吸痰前给予高流量吸氧，呼吸机辅助呼吸的患者吸痰前给予纯氧模式。每次吸痰时间不超过 15 秒。遵循评估-听诊-翻身拍背-吸痰-再次听诊-评价的顺序。

问题9 延髓肿瘤术后的并发症有哪些？

答 呼吸功能障碍、吞咽困难、误吸造成的呼吸道感染、胃肠道出血、深静脉血栓形成。

问题10 延髓肿瘤手术后护理要点有哪些？

答 ①严密监测呼吸次数(16~20 次/分)及形态；血氧饱和度(≥95%)。②当后组脑神经损伤时，观察吞咽反射，勤吸痰，保持气道通畅。给予鼻饲饮食，做好鼻饲管的护理，防止误吸。③观察有无胃肠道出血症状，遵医嘱予以保护胃肠黏膜药物。④卧床时间长，应加强翻身拍背，防止坠积性肺炎。可使用弹力袜，间歇性的空气压缩压力按摩泵等工具，防止深静脉血栓发生。⑤面部麻木者应防止烫伤。⑥偏瘫患者加强肢体功能锻炼，尽早进行规范的康复锻炼，防止废用综合征的发生。⑦术后头部抬高 30°左右，以利颅内静脉回流，减少充血性脑水肿。翻身时注意保持头部与身体同时转动，避免颈部扭曲致脑干移位，影响呼吸中枢，出现呼吸功能紊乱。

问题11 何谓吞咽障碍？如何评估？

答 ①吞咽障碍指食物或液体从口、咽进入食管至胃的推进过程中受到阻碍，由于各种原因损害了舌咽、迷走神经或皮质脑干束所致的机械性梗阻，或神经-肌肉功能障碍，致使吞咽功能不能进行。②临床可应用《吞咽困难评价标准》(表 14-7)进行评估。此表来自日本康复学界，分为 0~10 分，分数越高表示吞咽困难程度越低。该量表包含康复训练方法的选择，以营养摄取为线索显示经口进食的能力。

表 14-7 吞咽困难评价标准

分值	评 价 内 容
1	不适合任何吞咽训练,仍不能经口进食
2	仅适合基础吞咽训练,仍不能经口进食
3	可进行摄食训练,仍不能经口进食
4	在安慰中可少量进食,但需静脉营养
5	1~2 种食物经口进食,需部分静脉营养
6	3 种食物可经口进食,需部分静脉营养
7	3 种食物可经口进食,不需静脉营养
8	除特别难咽的食物外,均可经口进食
9	可经口进食,但需临床观察指导
10	正常摄食吞咽能力

出院:患者 GCS 14(E3M6V5),双瞳孔等大等圆,对光反射灵敏,眼球各向运动可。上肢肌力 3 级,下肢肌力 3 级,病理征阴性。不可行走。吞咽障碍评价 3 分,带胃管出院。转康复医院继续治疗。

问题 12 针对鼻饲患者吞咽功能的恢复,如何做指导?

答 从健侧开始首先给予少量的温开水,拔除胃管后从流质开始,逐渐过渡至半流质。少量多餐,进食速度宜慢。同时训练吞咽功能,指导患者鼓腮运动,伸舌做上下左右的运动。也可以口含冰块刺激患者软腭。按摩面颊,做吞咽口水的运动。

问题 13 延髓 HB 手术治疗预后如何?

答 大多数 HB 可完全切除获得根治。原发肿瘤全切除后复发率为 16%~31%。复发的相关因素有:患者年龄较轻(<30 岁),VHL 综合征,多发性肿瘤,实质性 HB 和病理组织类型。

(杨 育　邱天明)

第六节　生殖细胞肿瘤

原发于中枢神经系统的生殖细胞肿瘤(germ cell tumor,GCT)是由原始的生殖细胞衍生而来,对放射线非常敏感。呈浸润性生长,易向蛛网膜下腔及脑室系统种植、播散。

中枢神经系统生殖细胞肿瘤在世界各国发病率报道有所不同。资料显示,中枢神经系统生殖细胞肿瘤在亚洲发病率最高,尤其是日本、中国台湾地区等地,且占颅内肿瘤的2%～5%,占儿童颅内肿瘤的5%～15%;西方国家发病率较低,且占颅内肿瘤的0.5%～2%,占儿童颅内肿瘤的0.3%～3.4%。总体上男性发病是女性的2～5倍。病灶可单发也可多发。

病史: 蔡先生,18岁,因视力下降3个月前于外院行开颅活检穿刺术。病理示"(松果体)混合性生殖细胞瘤(包含卵黄囊瘤以及少量生殖细胞瘤成分)"。此次因"视力再次下降,时有头痛、头晕等"收治入院。

问题 1　生殖细胞肿瘤的好发部位?

答　中枢神经系统生殖细胞肿瘤多位于中线,以松果体区最多见,约占50%,其次是鞍上区。约10%的患者可两处同时累及。其他部位包括丘脑、基底节区、第三脑室、侧脑室壁、第四脑室、小脑蚓部、脑桥小脑角、脚间窝、四叠体区和脊髓等。

问题 2　生殖细胞肿瘤的临床表现有哪些?

答　最常发生在鞍上区和松果体区。

(1) 鞍区:内分泌功能、尿崩、视力损害、脑积水、颅高压等。

(2) 松果体区

1) 神经系统功能障碍:①Parinaud综合征,两眼球上下运动困难,瞳孔散大或瞳孔不等大,对光反射消失。②听觉障碍。③小脑症状:可出现站立和步态不稳,动作不协调等共济失调表现。④轻偏瘫和锥体外系体征。

2) 内分泌改变:多数为性早熟,在绒癌和畸胎瘤患儿中更多见;其他有发育迟滞、性征发育不良、女性月经不调等。

3) 颅高压征:头痛、呕吐、视力障碍等症状;婴幼儿则出现头围增大、前囟饱满和张力增高等。

问题 3　生殖细胞肿瘤的辅助检查方法有哪些?

答　(1) 实验室检查:脑脊液和血清中肿瘤标记物的浓度,包括AFP、β-HCG、PLAP(细胞表面糖蛋白)和CEA(癌胚抗原)。

(2) 影像学检查:CT及MRI检查。

(3) 活检:组织病理活检是诊断的"金标准",但要取得病理组织患者有较大的风险。因此诊断性放疗是不可或缺的诊断方法,如果短期放疗显著起效,则生殖细胞瘤可能性很大。

问题 4　生殖细胞肿瘤是如何分类的?

答　中枢神经系统生殖细胞肿瘤可分为生殖细胞瘤和非生殖细胞瘤性生殖细胞肿瘤(NGGCT)两类。生殖细胞瘤约占全部中枢神经系统生殖细胞肿瘤的2/3。成熟的畸胎瘤是生殖细胞肿瘤中唯一的良性肿瘤,其余类型均为恶性(表14-8)。

表 14-8 生殖细胞肿瘤分类

生殖细胞瘤(恶性)
非生殖细胞性生殖细胞肿瘤
胚胎癌/内胚窦瘤(恶性)
卵黄囊瘤(恶性)
绒毛膜细胞癌(恶性)
畸胎瘤
良性畸胎瘤(良性)
未成熟畸胎瘤(恶性)
畸胎瘤恶性变(恶性)
混合型生殖细胞肿瘤

治疗：患者入院后完善相关检查，CT 下定位，予 6MV 的 X 线能量、三维适形调强(IMRT)全脑全脊髓放疗 36 Gy/20 Fx。复查 MRI 提示病灶较前缩小，予局部推量 14 Gy/7 Fx。总剂量 50 gy/27 Fx。放疗期间，予脱水支持治疗。放疗前，AFP 339.50 μg/L，β-HCG 正常。放疗中：AFP 77.04 μg/L。放疗后复查 AFP 正常(4.06 μg/L)、-HCG 正常。

问题 5 36Gy/20Fx 是什么意思？

答 总照射剂量 36Gy，共照光 20 次，单次为 1.8Gy(一般每周照射 5 次)。

问题 6 生殖细胞肿瘤的治疗方法有哪些？

答 (1) 手术治疗：①活检手术，组织学证实是生殖细胞瘤时即可终止手术，再进行放疗、化疗。②肿瘤切除术，良性畸胎瘤可通过手术治愈。③脑脊液分流手术。

(2) 放疗：生殖细胞瘤对放疗非常敏感，是颅内生殖细胞肿瘤的重要治疗手段。

(3) 化疗：化疗药物有卡铂(carboplatin)、顺铂(cisplatin, PDD)、长春碱(vinblastine)、博来霉素(bleomycin)等。

问题 7 放疗期间的护理要点有哪些？

答 (1) 颅内压增高的护理：病灶刺激脑组织引起脑水肿，使颅内压增高；同时肿瘤照射后其血管渗透性发生改变及肿瘤细胞死亡产生水肿使颅内压增高。严密观察患者的生命体征、瞳孔、精神意识状况的变化；观察有无头痛、恶心、呕吐、视神经乳头水肿的颅高压症状。

(2) 胃肠道护理：放疗期间患者都有不同程度的恶心、呕吐感。根据呕吐频率和性状的不同，根据医嘱服用止吐药，减少胃部压力和呕吐带来的不良反应；及时清理呕吐物，并让患者保持口腔清洁、口气清新，降低呕吐的可能；保持病房的整洁通畅，给患者一个舒适的环境。

(3) 饮食护理：注意饮食搭配，少食多餐，为患者补充充足的营养，禁食刺激性食物，对于颅内压增高的患者要嘱咐其进食高蛋白、高维生素的流质、半流质食物，预防过饱引起的肠胃不适；放疗会造成肿瘤细胞的破裂和死亡，因此要鼓励患者多饮水，以便及时排泄毒素。

(4) 皮肤护理：嘱患者穿全棉衣物，避免粗糙衣服摩擦；局部禁用肥皂擦洗或热水浸浴；禁用酒精等刺激性消毒剂；避免冷、热刺激；照射区禁止剃毛发，禁作为注射部位，禁贴胶布；防止日光直射，局部皮肤不要抓挠，皮肤脱落禁用力撕脱。

> **出院**：患者放疗后 28 天，无头痛等不适，遵医嘱予出院。

问题 8 应如何做好患者的出院宣教？

答 ①1 个月后复查头颅 MRI；每周复查血常规。②休息与生活，多休息、避免重体力劳动。③做好个人卫生工作特别是口腔护理工作，预防感染；照射野皮肤仍需保护至少 1 个月，护理工作同上述皮肤护理。④做好患者及家属心理护理。⑤如有头痛、呕吐等颅高压症状及时来院就诊。

（陈美美　邱天明）

第七节　垂体腺瘤

垂体腺瘤是一种常见的颅内肿瘤，约占颅内肿瘤总数的 10%。垂体生长激素（growth hormone，GH）腺瘤是最常见的垂体肿瘤之一，占功能型腺瘤的 20%～30%。

垂体 GH 腺瘤发生在青春期骨骺闭合以前表现为巨人症。发生在成人则表现为肢端肥大症，患者手、足掌肥厚，手指增粗，远端呈球形，前额隆起，眶嵴、颧骨及下颌明显突出，形成所谓颌突畸形。心脏肥大，少数可发展到心力衰竭。约 35% 患者并发糖尿病。

> **现病史**：张女士，38 岁。面容改变，额头变大，下颌突出、鼻大唇厚、手指变粗、脚变大，毛发、皮肤粗糙，色素沉着 4 年余，并伴有进行性视力下降 1 年余。行头颅 MRI 增强检查示"鞍区占位，垂体瘤可能"，血内分泌检查示"GH15.6 mu/L"，拟"垂体 GH 腺瘤"收治入院。
> **既往史**：患者有糖尿病病史 1 年余，平日餐后服用二甲双胍 500 mg(tid)，血糖控制佳。

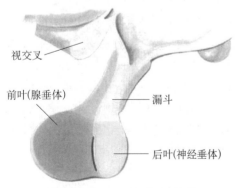

图 14-15　垂体解剖示意图

问题 1 简述鞍区的解剖结构。

答 鞍区前面为前床突、交叉沟前缘；后面为后床突、鞍背；两侧为颈动脉沟。主要结构包括蝶鞍、鞍膈和垂体。垂体呈卵圆形位于蝶鞍内的垂体窝，周围有颅底硬膜延续包围，上面以床突间的硬膜-鞍膈与颅腔隔开，鞍膈中央有一变异较大的小孔，垂体柄经此孔与下丘脑相连。垂体的血供有赖于垂体上动脉和垂体下动脉（图 14-15）。

问题 2 垂体有哪些生理功能？

答 （1）垂体前叶的生理功能：垂体前叶由大的多边形细胞组成，分泌的激素有催乳素（PRL）、GH、促甲状腺激素（TSH）、促肾上腺皮质激素（ACTH）、促性腺激素[黄体生成激素（LH）和卵泡刺激素（FSH）]等。

（2）垂体中叶的生理功能：垂体中叶在垂体分泌腺中体积占比最小，分泌促黑激素、促脂解素和内啡肽。

（3）垂体后叶的生理功能：垂体后叶又称神经垂体，产生催产素和血管加压素。

问题 3 垂体的生理功能如何调节？

答 垂体通过神经系统由下丘脑进行调节。当人体内、外环境发生变化时，下丘脑激素释放入血，调节垂体，进而产生相应的代谢反应。同时垂体激素通过逆向血流对下丘脑进行反馈调节，周围靶腺分泌的激素也通过正、负反馈作用于下丘脑及垂体进行反馈调节（图 14-16）。

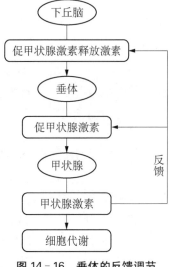

图 14-16 垂体的反馈调节

问题 4 GH 有哪些生理功能？如何调节？

答 GH 的主要生理功能是促进神经组织以外的组织生长；促进机体蛋白质的合成与代谢；促进脂肪分解；对胰岛素有拮抗作用，能抑制葡萄糖利用而使血糖升高等。它的分泌受下丘脑产生的生长激素释放素和生长激素抑制激素的调节，还受性别、年龄以及昼夜节律的影响，在睡眠状态下分泌明显增加。

问题 5 垂体瘤可分为哪几种类型？

答 （1）根据肿瘤有无分泌功能，垂体瘤可分 2 类。①功能型腺瘤：占全部垂体腺瘤的 65%～80%。主要有 PRL 腺瘤、GH 腺瘤、ACTH 腺瘤、TSH 腺瘤、FSH 腺瘤、LH 腺瘤，或混合型腺瘤。②无功能型腺瘤。

（2）根据肿瘤的生长部位，可分为鞍内、鞍外与异位垂体瘤。

（3）根据肿瘤大小，可分为微腺瘤（直径≤1 cm）和大腺瘤（直径>1 cm）。

（4）根据肿瘤有无侵袭性，可分为非侵袭性、侵袭性和转移性。

（5）根据肿瘤的组织学，可分为：①腺瘤，典型和不典型；②癌，转移和（或）侵犯脑组织；③非腺瘤，原发或继发于非腺垂体肿瘤或类似腺瘤的垂体增生。

问题 6 垂体瘤的临床表现有哪些？

答 主要表现为颅神经功能障碍及内分泌功能障碍。

（1）颅神经功能障碍

1）头痛：约 2/3 无分泌性垂体瘤患者可有头痛症状。

2）视神经受压症状：表现为视力减退、视野缺损和视神经乳头萎缩或水肿。

3) 邻近组织压迫症状:为较大肿瘤向鞍外生长压迫或破坏邻近结构而引起。主要包括第Ⅲ、Ⅳ、Ⅵ对颅神经及三叉神经第1支功能障碍、额叶精神症状、下丘脑症状、颅高压症状、鼻出血、脑脊液漏等症状。

(2) 内分泌功能障碍:各型分泌性腺瘤可分泌过多激素,产生不同的内分泌亢进症状。无分泌性腺瘤可压迫及破坏垂体前叶细胞,造成促激素减少及相应靶细胞功能减退,临床产生内分泌功能减退症状。

问题7 **垂体GH腺瘤的特殊临床表现有哪些?**

答 (1) 巨人症:在青春期骨骺闭合以前发生,表现为过度生长,身材高大,四肢生长尤速。食欲亢进,臂力过人。

(2) 肢端肥大症:在成人期发生。具体表现为:①患者手、足掌肥厚,手指增粗,远端呈球形,前额隆起,眶嵴、颧骨及下颌明显突出,形成所谓颌突畸形(图14-17)。②舌体增大和咽喉淋巴组织增生容易引起上呼吸道阻塞,导致患者睡眠中呼吸暂停。③内脏器官肥大,发生胃肠道息肉,并容易引起癌变。

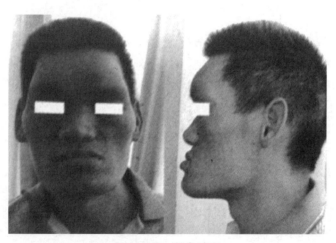

图14-17 颌突畸形

(3) 糖尿病:由于蛋白质合成增加、脂肪动员加速可使血糖水平增高,导致糖耐量降低而发生糖尿病。

(4) 患者还常伴有多结节性甲状腺肿大、肾上腺皮质增生等。

(5) 由于GH腺瘤细胞多同时分泌PRL,患者也可出现月经紊乱、溢乳、性欲减退和阳痿。

问题8 **垂体瘤的辅助检查方法有哪些?**

答 ①CT检查有助于判断肿瘤周围有无骨质破坏,内部有无卒中或钙化。②MRI检查则对明确肿瘤性质、质地和了解肿瘤与周围组织关系有重要意义。③对于GH腺瘤患者还需要进行一些特殊的实验室检查:GH及胰岛素样生长因子(IGF)测定、口服糖耐量试验下 GH 兴奋或抑制实验、视力、视野、心脏彩色多普勒、睡眠监测、胃肠镜等。

问题 9 垂体 GH 腺瘤的诊断标准是什么？

答 垂体 GH 腺瘤的诊断标准是：①相应的临床表现，如神经功能障碍、内分泌障碍等表现。②内分泌学检查，如葡萄糖生长激素抑制试验和 IGF-1 检验结果可以作为 GH 腺瘤的诊断依据。若负荷后血清 GH 谷值＞1.0 μg/L，血清 IGF-1 水平高于与年龄及性别相匹配的正常值范围时，判断为 GH 腺瘤可能。③鞍区增强磁共振或动态磁共振扫描：鞍区发现并明确腺瘤。

问题 10 垂体瘤的治疗方法有哪些？

答 ①药物治疗：溴隐亭、兰瑞肽、奥曲肽等。②手术治疗：经鼻蝶手术、开颅经额手术和经眶手术。③放射治疗：伽马刀、射波刀。④观察随访。

问题 11 患者的术前护理要点有哪些？

答 ①由于患者内分泌紊乱导致自我形象紊乱，使其心理上产生巨大的压力，可能出现性情暴躁、自卑、抑郁、焦虑等一系列不良心理障碍。护士应向患者及家属详细、耐心做好解释工作，改善其心理状态，增强治疗信心。②监测患者血糖的动态变化，根据患者的血糖变化，给予针对性的饮食指导。③主动向患者及家属做好疾病、手术及麻醉相关知识的宣教，使他们能积极配合做好术前各项准备工作。④注意安全，预防跌倒。⑤指导患者练习经口呼吸及床上大、小便。⑥对于经鼻蝶手术的患者术前一日要清洁鼻孔并剪除鼻毛，必要时予大腿外侧皮肤备皮。

> **手术：** 患者在全麻下行神经内镜下经鼻蝶垂体腺瘤切除术，术中有脑脊液漏，取左大腿外侧脂肪自体修补；术中少量出血，未输血。
> **术后：** 患者于麻醉后监护病房（PACU）复苏后返回 NICU，GCS 15，双瞳孔等大等圆，直径 2.5 mm，对光反射均灵敏，右鼻腔纱条填塞，保留导尿通畅。予止血、抗感染等治疗。于术后第 1 天返回病房。

问题 12 神经内镜下经鼻蝶手术的适应证有哪些？与传统显微镜手术相比有哪些优点？

答 ①生长于鞍内或自鞍内向鞍上和蝶窦内生长的垂体肿瘤；②部分侵蚀海绵窦的垂体肿瘤。神经内镜与传统显微镜相比的优点是：可获得肿瘤的全景化视野，消除术中视野死角，并能够辨认肿瘤周围重要的神经与血管结构，使手术更加精细。

问题 13 患者的术后护理要点有哪些？

答 （1）病情观察：严密观察生命体征、意识、瞳孔、血氧饱和度和尿量的变化，注意观察患者视力有无改善。

（2）卧位：患者术中有脑脊液漏，遵医嘱予平卧 7 天。

（3）伤口护理：术后约 48 小时取出鼻腔填塞纱条，予滴鼻液滴鼻。鼻腔内干燥可用消毒液状石蜡点滴，切勿挖鼻。饭后漱口，保持口腔清洁，预防颅内感染。

(4) 遵嘱应用激素治疗：告知患者及家属激素治疗的必要性，并给予用药指导。

(5) 饮食护理：术后第1天起遵医嘱可进流质，并逐渐过渡到半流质、普食。告知患者饮食、饮水应少量多次，避免进食西瓜、浓茶等利尿食物以免诱发尿崩。让患者多食富含纤维素食物，以增加肠蠕动，保持大便通畅。并根据电解质检验结果的动态变化，给患者相应的饮食指导。

问题 14 患者术后可能发生的并发症有哪些？

答 患者术后可能发生的主要并发症有尿崩症、视力障碍、视野缺损加重、水及电解质平衡紊乱、消化道出血、糖代谢紊乱和脑脊液鼻漏。

> **术后：** 术后第7天患者起床后出现鼻腔有不明原因的清水样液体流出。脑脊液生化示：糖 4.9 mmol/L、蛋白质 2 069 mg/L、氯化物 118 mmol/L。GCS 15，双瞳孔等大等圆，直径2.5 mm，对光反射均灵敏。每小时尿量<250 ml，24小时尿量 2 000~2 500 ml，出入量平衡。

问题 15 根据患者的症状，患者发生了什么并发症？该如何护理？

答 患者术后可能发生了脑脊液鼻漏，护理措施如下：①观察患者鼻腔有无不明原因的清水样液体流出或有无苦涩液体自鼻腔流入口腔。②卧床，头偏向患侧，清洁鼻腔或耳道。平卧或患侧卧位，借重力作用使脑组织与撕裂脑膜处紧密贴附，以利自行闭合。③嘱患者避免用力咳嗽、擤鼻涕、大便用力以免诱发脑脊液鼻漏。④保持鼻腔局部清洁，禁填塞，禁冲洗，滴药，禁从鼻腔吸痰或插胃管，以免细菌逆入颅内而造成感染。⑤遵医嘱合理使用抗生素。

问题 16 针对患者的出院康复宣教内容有哪些？

答 ①避免用力咳嗽、擤鼻涕、打喷嚏、屏气动作、提重物等增加腹腔压力的活动，以免再次引起脑脊液鼻漏。若站立或坐位时鼻腔内有无色透明的液体流出，应立即平卧或侧卧，并留取检验标本，及时就医确定是否发生脑脊液漏。②指导患者严格遵医嘱服药，特别是激素须严格按照医嘱逐步减量，以免发生垂体危象。③告知患者鼻塞症状约持续数月，可用 2%呋麻滴鼻液滴鼻每日数次，鼻腔干燥者可用消毒液状石蜡滴鼻，若发现涕中带血丝属正常现象。④饮食以清淡为宜，不吃辛辣刺激性食物，多食含纤维素的食物以保持大便通畅。不喝浓茶、不吃西瓜等诱发尿崩的饮料和食物。口渴时喝水要慢，以延长水分在体内逗留的时间。⑤患者有糖尿病病史，指导其定期监测血糖，遵医嘱进食与服药。⑥定期随访。告知患者手术仅为临床治愈，要达到内分泌治愈还有漫长的治疗过程。3个月后复查头颅MRI，1个月、3个月、半年后复查内分泌指标，以后每年复查。

（任 琳 邱天明）

第八节 垂体腺瘤术后并发尿崩症

垂体腺瘤是最常见的中枢神经系统肿瘤之一,在颅内肿瘤的发病率中占10%,仅次于胶质瘤和脑膜瘤。流行病学研究表明,人群的发生率一般为1/10万,在尸检中的发现率为20%~30%。

尿崩症是由于各种原因使抗利尿激素(antidiuretic hormone,ADH)的分泌不足或缺乏而引起的一组综合征,临床主要表现为多尿、烦渴、低比重尿和低渗尿。尿崩症是垂体大腺瘤术后的常见并发症,有文献报道,尿崩症在垂体大腺瘤术后的发生率高达17%~70%,为术中刺激或损伤垂体后叶、垂体柄或丘脑下部所致。

现病史: 王先生,48岁。患者进行性视力下降伴视野缺损2年余,头痛1年余。血内分泌全套检查无异常。头颅CT检查示"鞍区巨大占位"(图14-18)。为进一步治疗,拟"垂体大腺瘤"收治入院。
既往史: 高血压病史3年,平日服用氨氯地平片降压,血压控制良好。
烟酒史: 无。

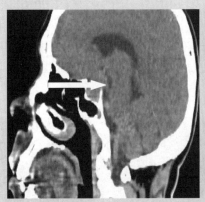 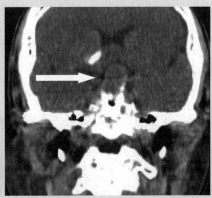

矢状位　　　　　　　　冠状位

图 14-18　头颅 CT 表现

箭头所示为肿瘤

问题 1 **患者出现哪些与肿瘤压迫相关的症状?原因是什么?**

答 患者出现的肿瘤压迫症状为:产生视力、视野改变和头痛。产生视力、视野改变的原因为:当垂体腺瘤向上方生长可将鞍隔顶高或突破鞍隔向上压迫视神经交叉。头痛的原因为:肿瘤内出血或肿瘤的囊性结构破裂。

问题 2 **腺垂体和神经垂体的主要功能是什么?**

答 腺垂体分泌激素,包括生长激素、泌乳素、促甲状腺激素释放激素、促性腺激素、促肾上腺皮质激素释放激素。神经垂体本身不分泌激素,只是储存和释放下丘脑分泌的抗利尿激素和催产素。

问题3 内分泌全套检查包括哪些主要指标?

答 内分泌全套检查的主要指标包括泌乳素、生长激素、皮质醇、雌二醇、黄体生成素、黄体酮、卵泡刺激素、肾上腺皮质激素、睾酮和甲状腺激素。

问题4 根据实验室急查与影像学检查结果提示患者最可能的诊断是什么?

答 患者最可能的诊断是无激素型的垂体大腺瘤。

问题5 患者术前护理要点有哪些?

答 (1) 心理护理:主动与患者沟通交流,鼓励患者表达自己的感受与自己最关心的问题,告知患者与疾病与手术的相关知识,简单讲述手术方法及过程,鼓励患者积极应对。

(2) 病情观察:遵医嘱准确记录24小时出入量,监测患者的视力、视野与血压的变化。

(3) 疼痛护理:正确评估患者头痛的性质与程度,根据评估结果给予相应的护理措施。

(4) 安全护理:入院后尽早帮助患者熟悉病房环境,保持病室内环境整洁,地面做好防滑措施。请家属陪伴并妥善保管锐利物品,日常生活用品摆放于固定位置,避免患者发生跌倒和坠床等意外伤害。

(5) 做好各项术前准备:包括皮肤、胃肠道准备及备血、备药等。

术前: 患者MRI增强检查示"肿瘤大小为3 cm×5 cm"(图14-19)。完善各项术前检查后,在全麻下行经额开颅垂体腺瘤切除术。

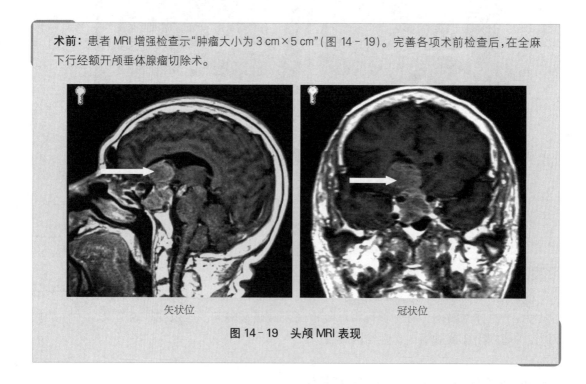

图14-19 头颅MRI表现

问题6 经额开颅垂体腺瘤切除术的适应证有哪些?

答 ①肿瘤向蝶鞍上方扩展。②巨型垂体瘤向鞍上发展且蝶鞍不扩大者。③鞍隔上下的瘤块呈哑铃形生长者。④鞍上瘤块向前、中、后颅窝生长者。⑤鞍上分叶状肿瘤。

问题7 患者的术后护理要点有哪些？

答（1）病情观察：严密观察生命体征变化、意识、瞳孔、血氧饱和度和尿量的变化，注意观察患者视力有无改善，视力减退明显者应考虑鞍内出血可能，严重时血肿向鞍上压迫可影响患者意识。一旦发生，及时通知医生，急诊行CT检查，证实鞍内血肿，做好患者急诊清除血肿的手术准备。

（2）卧位：术后抬高床头15°~30°，以利颅内静脉回流。

（3）做好气道护理，保持呼吸道通畅。

（4）伤口护理：观察伤口引流液，若引流液为鲜红、黏稠要怀疑活动性出血；若引流液呈水样液为脑脊液，均应及时通知医师。保持伤口敷料清洁干燥，拔去引流管后注意有无脑脊液漏的现象。

（5）饮食护理：术后第1天起遵医嘱可逐渐进流质、半流质、普食。评估患者饮食情况，有无多饮、多尿情况发生。

（6）心理护理：评估患者的精神状态，做好患者及家属的心理疏导。

> **术后**：患者于PACU复苏后返回NICU，GCS 15，双瞳孔等大等圆，直径2.5 mm，对光反射均灵敏。头部保留负压球引流，引流通畅，为淡血性液体，伤口敷料干燥无渗血渗液；保留导尿通畅。予止血、抗感染、激素替代等治疗。于术后第1天返回病房。

问题8 经额垂体腺瘤切除术后可能发生下丘脑损害的原因是什么？有哪些临床表现？

答 术后可能发生下丘脑损害的原因是由于垂体大腺瘤生长位置与下丘脑关系密切，手术操作时可能会损伤下丘脑，导致术后下丘脑水肿，引起一系列下丘脑损害症状。临床表现为：尿崩症、水及电解质和酸碱平衡紊乱、体温调节失常、糖代谢紊乱、意识障碍及消化道出血等。

问题9 什么是激素替代治疗？

答 激素替代治疗是指通过补充激素来治疗激素分泌减退或者缺乏的治疗方法。

问题10 激素替代治疗的护理要点有哪些？

答 激素替代治疗的护理要点：①应选择在早晨静脉滴注或口服激素药物，使激素水平的波动符合生理周期，减少不良反应。②应用制酸剂预防应激性溃疡，并增加优质蛋白饮食，以减少激素的蛋白分解作用所致的营养不良。③大剂量使用激素时需严格监测生命体征。④在激素减量过程中注意患者的意识状况，如意识由清醒转为嗜睡、淡漠甚至昏迷需及时通知医生，同时监测血糖变化。⑤观察呕吐物及大便颜色，如果出现咖啡色胃液和柏油样便要及时通知医生，并给予消化道出血护理。

术后：术后第3天患者24小时入量5 600 ml、出量6 700 ml。术后第4天晨查血电解质示血清钠129 mmol/L,尿比重1.005,中心静脉压10 cmH₂O。8:00尿量500 ml/h,9:00尿量750 ml/h。尿量增多前饮食、饮水正常,未使用脱水剂、血浆及高渗补液。通知医生,遵医嘱予生理盐水100 ml+去氨加压素4 μg静滴控制尿量及林格氏液500 ml+10%氯化钠注射液60 ml静滴补钠治疗。

问题11 患者发生了哪些并发症？如何护理？

答 患者术后可能发生了尿崩及低钠血症,护理措施如下：①保证有效的静脉通路,纠正电解质紊乱,维持水、电解质的平衡。②遵医嘱使用控制尿量的药物与输入含钠补液,注意补钠速度不宜过快,以免引起脑桥中央髓鞘溶解症,造成脑损害甚至死亡。③准确记录每小时尿量及24小时出入量,维持出入量的平衡。④指导患者在饮食中添加食盐以补充钠的摄入。

问题12 使用去氨加压素的注意事项有哪些？

答 ①注意观察用药后患者的尿量有无减少。②注意观察用药后患者有无头痛、疲劳、血压一过性下降、反射性心动过速、面色潮红等情况的发生。③注意观察用药后患者有无恶心等胃肠道不适症状。④注意观察用药后患者有无出现水中毒的症状,如意识淡漠、幻视、心慌、四肢麻木无力等。

问题13 根据临床表现,患者发生尿崩症的原因是什么？

答 原因是患者发生了抗利尿激素分泌失调综合征。除此之外,还有脑性盐耗综合征可能导致尿崩症。

出院：患者GCS 15,24小时出入量及每小时尿量正常,查血电解质血清钠140 mmol/L,尿比重1.015;伤口已拆线,I/甲愈合。医嘱准予出院。

问题14 患者的出院指导包括哪些方面？

答 (1) 饮食：合理调配饮食,多食高维生素、易消化食物,并注意饮食卫生,防止腹泻和便秘的发生。喝水宜慢,少量多次。

(2) 药物：患者出院后仍然需要继续激素替代治疗,应详细按照医嘱指导患者逐步减量的方法,以免产生垂体危象。遵医嘱长期口服降压药,并指导患者自我监测血压。

(3) 伤口：指导患者1个月内勿用皂液洗头,伤口瘙痒时避免搔抓。

(4) 尿量：指导患者回家后继续监测尿量的变化,近期内少吃或不吃诱发尿崩的食物,如浓茶、西瓜等。若出现尿量增多、尿色变清、头痛、恶心、不思饮食等情况,应及时就医。

(5) 定期随访：出院3个月后复查MRI并逐年随访。

> **小结**
>
> 经额开颅垂体瘤切除术患者的术后并发症是护理的重点和难点,尤其是与下丘脑损害相关的并发症,要求护理人员不仅需要掌握相关的护理常规和操作技能,更要了解术后并发症的发病机制及其临床表现。护理人员严谨、细致地观察患者术后病情的动态变化能为医生判断病情提供可靠的依据,从而让患者获得早期、及时、准确的治疗,有效降低病死率和致残率,使他们早日康复并回归社会。

(任 琳　邱天明)

第九节　颅咽管瘤

颅咽管瘤是一种好发于儿童的颅内先天性肿瘤,占脑瘤总数的4%~5%。颅咽管瘤每年新增的发生率为(0.5~2)/100万,从婴儿到70岁以上的老人均可发病。大多数报道发病男性多于女性,为(1.4~2):1,但在儿童病例不存在性别差异。由于肿瘤压迫垂体导致垂体功能障碍,垂体前叶的激素分泌减少,其中生长激素和促性腺激素减少最常见(77%~82%)。儿童患者生长激素减少可表现为骨骼、牙齿生长迟缓甚至停止,发育障碍,身材矮小,称之为垂体性侏儒;促性腺激素减少使性器官发育障碍,青春期女孩无月经、乳房不发育;男孩声音仍似幼儿,睾丸小,无阴毛、腋毛。目前未明确颅咽管瘤的发病与遗传的关系。

颅咽管瘤大体形态常呈球形、不规则形,大多为囊性多房状或部分囊性,少数为实质性。肿瘤组织形态可分为牙釉质型、鳞形乳头型和混合型。

Sammi(1995)根据肿瘤垂直方向、生长高度将颅咽管瘤分为5级:Ⅰ级肿瘤位于鞍内或鞍膈下;Ⅱ级肿瘤累及鞍上池,伴或不伴鞍内累及;Ⅲ级肿瘤累及第三脑室下半部;Ⅳ级肿瘤累及第三脑室上半部;Ⅴ级肿瘤累及透明隔或侧脑室。

> **现病史:** 患儿,女性,7岁。因2周前无明显诱因下出现双眼视物模糊,渐进性加重,左侧视力减退,右侧视力仅光感。据家属反应,患儿之前曾经主诉过头痛,休息后缓解,当时未引起重视。当地医院头颅CT检查示"鞍区占位",为进一步治疗收入院。

问题1 颅咽管瘤的临床症状有哪些?

答 颅咽管瘤是缓慢生长的良性肿瘤,通常在出现临床症状前肿瘤已相当大,尤其是在儿童病例。临床可见以下症状。

(1) 颅内压增高症状:儿童多见,临床表现为头痛、呕吐、视神经乳头水肿。

(2) 视神经、视交叉受压症状:可表现为视力减退、视野缺损和眼底变化等,常为成年患者的首发症状。

(3) 内分泌功能障碍:主要是增大的肿瘤压迫垂体和(或)下丘脑所致。

(4) 邻近症状:肿瘤向鞍旁生长者可产生海绵窦综合征;向蝶窦、筛窦生长者可致脑脊液鼻漏等;向颅前窝生长者可产生精神症状,如记忆力减退、定向力差等;向颅中窝生长者可产生颞叶复杂性精神运动性癫痫发作;少数可向后生长而产生脑干症状,甚至长到颅后窝引起小脑症状等。

问题2 根据肿瘤生长部位及形态,颅咽管瘤如何分型?

答 (1) 鞍上型肿瘤:约占病例总数的80%,位于基底池蛛网膜内,此型肿瘤多为实质性。

(2) 鞍内型肿瘤:占10%~15%,肿瘤在鞍内生长,早期垂体受压损伤产生内分泌紊乱症状。

(3) 巨大型肿瘤:多见于儿童,呈多结节状,可长至视交叉前、后及向鞍外生长。

(4) 非典型部位肿瘤:少见,可长在蝶窦、斜坡、咽后壁、颅后窝及松果体等处。

问题3 颅咽管瘤出现垂体和下丘脑损害的原因及相应的表现有哪些?

答 肿瘤压迫是垂体和下丘脑损害的原因。垂体功能障碍表现为垂体前叶4种主要激素[生长激素(GH)、促甲状腺激素(TSH)、促性腺激素(Gn)、促肾上腺皮质激素(ACTH)]的分泌减少。下丘脑损害症状可表现为体温偏低、尿崩、嗜睡、脑性肥胖或消瘦、恶病质。这是损伤下丘脑-垂体束及抗利尿激素(ADH)分泌减少或缺乏所致。

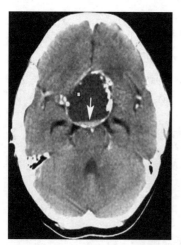

图14-20 颅咽管瘤CT表现(水平位)

问题4 患者需要做哪些手术前的放射学及实验室的检查?

答 (1) 放射学检查:有头颅CT及MRI检查。头部CT检查被认为是检查骨质结构的理想方法,可以很好地发现颅咽管瘤的"蛋壳样"钙化,此钙化是颅咽管瘤的特征(图14-20)。MRI检查目前已是诊断颅咽管瘤的首选方法。

(2) 内分泌检查:颅咽管瘤患者的血清GH、LH、FSH、ACTH、TSH、T_3、T_4、皮质醇等均可不同程度低下,PRL轻中度升高,也可将24小时尿量、尿比重、尿和血渗透压、电解质作为最基本的检测项目。

问题5 针对患者视力障碍,应该做好哪些措施?

答 指导患者家属需要陪伴在旁,病室环境简洁,保持地面干燥,防跌倒。协助生活护理,常用物品放在易取处,床旁桌上不放置热水瓶、热水杯等物,防止烫伤。密切观察患者视力、视野的动态变化,预防意外发生,做好交接班工作。

问题6 颅咽管瘤的治疗方法有哪些?

答 (1) 手术治疗:是主要和首选治疗方法。

(2) 放疗:肿瘤全切除者无需放疗,手术未全切者可辅以放疗。放疗可杀死有分泌能力和形成囊肿的细胞,减少肿瘤的血供,抑制肿瘤生长。虽然放疗不能防止肿瘤复发,但可延长肿瘤复发时间,提高生存期。

(3) 化疗:目前尚无特别有效的药物。

> **手术:** 患者在全麻下行开颅颅咽管瘤全切除术,术中出血量不多,未输血。伤口处置入负压球1个。手术顺利,返回监护室。手术后予以脱水、止血、抗癫痫及激素等药物治疗。

问题7 颅咽管瘤手术后的并发症有哪些?

答 ①下丘脑损害;②视力、视野受损;③无菌性脑膜炎;④癫痫;⑤脑脊液漏;⑥垂体功能低下。

> **术后:** 术后第5天患者出现嗜睡,尿量少,体温在38℃左右。18:00因病情需要转入NICU;次日01:00突发四肢抽搐约10分钟;之后氧饱和度下降至85%,麻醉科气管插管。异常化验指标:血钠123 mmol/L,白蛋白38 g/L,促甲状腺激素0.124 mIU/L。措施:静脉快速滴注甘露醇加强脱水,用含钠液体替换原有的葡萄糖输液,饮食内增加钠盐。

问题8 下丘脑损害是颅咽管瘤术后最常见并发症,有哪些临床表现?

答 ①尿崩症;②体温失调;③急性消化道出血;④循环衰竭;⑤饮食过度及肥胖;⑥周期性意识缺失;⑦严重电解质紊乱。

问题9 尿崩症的原因是什么?患者术后出现尿崩症应该采取哪些护理措施?

答 尿崩症,主要为垂体柄功能受损所致,垂体柄受损后ADH释放减少致尿崩。护理措施包括:①每天记录出入量,定期留取尿标本检测尿比重,根据出液量及尿比重数据补充液体。②出现尿崩症状遵医嘱先给去氨加压素片剂口服,严重者可静脉滴注短效垂体后叶加压素,期间要注意控制入液量。③定期抽血监测血清电解质,若电解质指标失衡,可补充电解质;若出现钠滞留(血钠升高及渗透压增高),应指导患者控制钠盐摄入。

问题10 颅咽管瘤术后高热的类型与表现,如何处理?

答 颅咽管瘤术后高热类型为中枢性高热,严重患者有谵妄、意识不清等表现,因为下丘脑体温调节中枢受损引起,药物降温往往难以产生作用。临床上,以施行物理降温为主要措施,例如冰袋或冰毯降温。

问题11 颅咽管瘤手术后出现低钠血症的原因是什么?如何区分?

答 脑性盐耗综合征(CSWS)和抗利尿激素分泌失调综合征(SIADH)均可引起颅咽管瘤术后低钠血症(表14-9)。

表 14-9 脑性盐耗综合征(CSWS)和抗利尿激素分泌失调综合征(SIADH)

	CSWS	SIADH
原因	丘脑下部受损后心房钠尿肽或脑钠尿肽分泌增多、肾小管对钠的重吸收障碍,且血容量减少,为真性低钠血症	ADH异常分泌增多致机体内水潴留,血容量增加,为稀释性低钠血症,钠代谢平衡或略呈正平衡
表现	血钠低,中心静脉压低	口渴,神志恍惚,小便量不增加,血钠低,中心静脉压正常或升高
处理	适当扩充血容量及补充高渗钠盐来纠正低钠血症	严格限制液体入量(成年人一般800~1 000 ml/d),酌情给予利尿剂排除体内过剩水分以升高钠离子水平

问题 12 颅咽管瘤术后出现癫痫的原因是什么? 应做好哪些护理?

答 (1) 原因:①下丘脑功能受损致使体温调节中枢受损,中枢性高热诱发癫痫发作。②术中经纵裂或翼点入路,牵拉或损伤颞叶和额叶造成颅内再出血、颅底血管痉挛和脑水肿从而诱发癫痫发作。③颅咽管瘤术后钠代谢异常,血钠的急剧变化可诱发癫痫发作。

(2) 护理:①手术前、后可遵医嘱使用抗癫痫药物,并监测丙戊酸钠浓度。②癫痫发作时,应严密观察患者意识、瞳孔及生命体征变化,予心电监测。注意保护患者,防止意外伤害。保持头部向一侧偏斜,维持呼吸道通畅,给予氧气吸入,避免窒息及误吸,避免舌咬伤。同时注意不要过度用力按压患者,以免引起骨折和脱臼。

> **转归:** 术后第 9 天患者 GCS 10(E4M6VT);术后第 14 天血钠恢复正常范围,拔除气管插管,GCS 12 (E3M6V5)。
> **出院:** 患者 GCS 15,伤口已予拆线,I/甲愈合。遵医嘱予以出院。

问题 13 颅咽管瘤患者出院宣教如何指导?

答 (1) 饮食:以清淡为宜,儿童患者术后常见中枢性饮食过度,肥胖的发生率可达52%,其中一半儿童极难控制食欲,家长应劝止及严控饮食方式。

(2) 尿崩的处理:术后可能会出现尿崩,根据患者尿量及时补充水分以保持出入量平衡,饮水宜少量多次。口渴时喝水要慢,以延长水分在体内逗留的时间。严密随访电解质,根据电解质水平调整钠盐摄入。

(3) 活动:术后由于脂肪代谢紊乱,远期可产生严重肥胖。患者应合理运动,家属要从各方面协助患者合理运动并制订长期运动计划。

(4) 药物:术后患者需要各种药物治疗,如激素替代治疗、抗尿崩治疗或抗癫痫治疗等,注意不同药物的服用剂量,勿自行停药或减量,必须遵医嘱调整用量。在激素减量过程中,患者的意识由清醒转为嗜睡、淡漠甚至昏迷需及时就诊。

(5) 定期门诊随访:一般出院后半年内每月复查内分泌指标,3个月后复查 MRI 并逐年随访。

> **小结**
>
> 颅咽管瘤的预后与肿瘤大小、患者年龄、术前下丘脑功能损害程度及肿瘤反复复发有关,大多数肿瘤全切后预后较好。颅咽管瘤平均复发率全切除术后占15%,部分切除术后占75%。手术后无复发的10年生存率在肿瘤全切除者为74%～81%,在部分切除者为41%～42%,而手术加放疗者有83%～90%。肿瘤复发时间常在术后2～5年。复发肿瘤再手术时全切除难度增加,围手术期病死率增高,故嘱咐患者定期随访,早期发现复发是治疗的关键。实施循证护理有利于及时发现和纠正颅咽管瘤术后一系列的并发症,通过精确的检测和细致观察,结合患者情况、护理经验和文献报告,设计周密的纠正方案,可有效地调整护理措施,提高手术效果,改善患者预后。

(杨 育 邱天明)

第十节 前庭神经瘤

听神经瘤(acoustic neuroma)大多来源于听神经的前庭支,故又称为前庭神经瘤,是该分支外层鞘膜细胞所长出的一种良性肿瘤,迄今未见恶性报道。听神经瘤年发病率为1/10万或1.3/10万,是颅内神经鞘瘤最多见者,约占颅内神经鞘瘤的90%以上,占颅内肿瘤的8%～11%。发病年龄高峰为30～49岁。复旦大学附属华山医院10年共1 009例资料分析发现发病高峰年龄为40～60岁,女性略多发。

听神经瘤肿瘤小者局限在内听道内,肿瘤的增大后位于脑桥小脑角(CPA),进一步增大可占据整个一侧后颅窝。患者首发症状主要是前庭耳蜗神经的症状,表现为头昏、眩晕、单侧耳鸣、耳聋等,其次有颅内压增高症状、三叉神经症状、小脑功能障碍、肢体乏力和精神异常。以听力受损为主的感觉功能障碍,影响患者社会功能,给患者及家属带来困扰。

> **现病史:** 曹女士,65岁。患者右耳听力减退2年余,步态不稳近半年。外院头颅MRI检查示"右CPA占位,低T1信号,高T2信号,增强后不均匀强化"(图14-21)。为进一步诊治收治入院。
> **既往史:** 高血压病史多年,平日服用缬沙坦药物降压,血压控制良好。

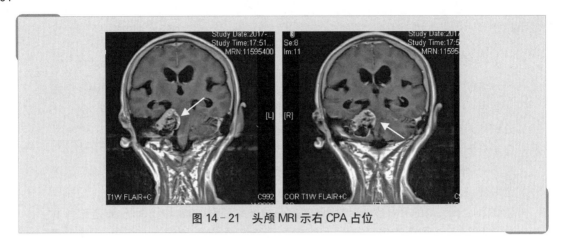

图 14-21 头颅 MRI 示右 CPA 占位

问题 1 听神经是第几对颅神经？颅神经共有几对？

答 听神经是第 8 对颅神经，也称为前庭蜗神经。颅神经共有 12 对，分别为Ⅰ嗅神经、Ⅱ视神经、Ⅲ动眼神经、Ⅳ滑车神经、Ⅴ三叉神经、Ⅵ展神经、Ⅶ面神经、Ⅷ听神经、Ⅸ舌咽神经、Ⅹ迷走神经、Ⅺ副神经和Ⅻ舌下神经。

问题 2 CPA 的解剖位置位于哪里？其解剖位置属于幕上还是幕下？

答 CPA 是指脑桥小脑角是位于小脑、脑桥和颞骨岩部之间的不规则间隙。解剖位置属于幕下，听神经、面神经、三叉神经均位于该部位。

问题 3 CPA 肿瘤就是听神经瘤吗？

答 CPA 肿瘤并不全是听神经瘤。听神经瘤占该区域肿瘤的 80%～95%，其次为上皮样囊肿及脑膜瘤等。

问题 4 听神经瘤根据其临床表现可以分为几期？根据临床表现，该患者的肿瘤已经发展到了第几期？

答 由于听神经瘤的临床表现的演变与肿瘤的大小发展有关，故常将肿瘤的表现分为 4 期。

第 1 期：肿瘤直径<1 cm，仅有听神经受损的表现，除眩晕、耳鸣、听力减退和眼球震颤外，无其他症状，故常被患者忽视或求医于耳鼻喉科。

第 2 期：肿瘤直径<2 cm，除听神经症状外出现邻近颅神经症状，如三叉神经、小脑半球症状，一般无颅内压增高，内听道可扩大。出现面部麻木、患侧角膜反射减退等症状。

第 3 期：肿瘤直径 2～4 cm，除上述症状外可有后组颅神经（Ⅸ、Ⅹ、Ⅺ颅神经等）及脑干推移受压症状，并有不同程度的颅内压增高，脑脊液蛋白质含量增高，内听道扩大并有骨质吸收。

第 4 期：肿瘤直径>4 cm，上述症状更趋严重，语言及吞咽明显障碍，可有对侧颅神经症状，有严重的梗阻性脑积水，小脑症状更为明显，有的可出现意识障碍，甚至昏迷，并可有角弓反张等发作，直至呼吸骤停。

该患者目前处于第 3 期。

问题5 **听神经瘤治疗方式有哪些?**

答 首选手术治疗,尽可能安全、彻底地切除肿瘤,避免周围组织的损伤。其次随着γ刀、射波刀等立体定位放射外科技术的临床应用和普及,部分小型前庭神经瘤(直径<2 cm)和大型前庭神经瘤术后残留者可使用γ刀、射波刀治疗。目前药物治疗还处于探索阶段。

入院评估: GCS 15,右耳听力下降,咽反射迟钝,步态不稳,闭目难立征阳性。内听道 CT 扫描示:右侧 CPA 占位,右侧内听道增大,听神经瘤可能(图 14-22)。

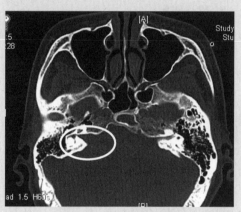

图 14-22 内听道 CT 扫描示右侧内听道增大

问题6 **患者的术前护理要点有哪些?**

答 ①加强安全教育,预防跌倒发生。②保持病房地面干燥,无杂物。③保持环境安静,减少或避免噪声;可用图片、卡片、宣传手册、纸笔等主动与患者进行沟通。④饮食应清淡、低盐、低脂、富含纤维素。⑤观察意识、瞳孔、GCS,警惕有无头痛、呕吐等颅内压增高的表现。⑥控制血压,按医嘱监测血压(2次/天),遵嘱给予缬沙坦片控制血压。

手术: 患者在全麻下行右侧 CPA 肿瘤切除术,肿瘤位于右侧 CPA,肿瘤镜下全切,内听道肿瘤掏除。肿瘤约 2.5 cm×3 cm×3.5 cm 大小。神经电生理证实面神经功能保留,三叉神经、展神经、后组颅神经保护好。术中出血少,术中未输血。

术中病理示: 神经鞘瘤。

术后在 NICU 监护,遵医嘱给予抗感染、脱水降颅压、止血等治疗。

问题7 **幕下肿瘤术后观察常规是什么?**

答 连续观察脉搏、呼吸、血压、意识、瞳孔、血氧饱和度(必要时)及 GCS 每小时一次,共 6 次;以后每 2 小时一次,共 12 次。若病情需要,可根据医嘱继续观察。

问题8 **患者术后观察重点是什么? 如何观察?**

答 呼吸和血压的观察是术后观察的重点。应密切观察呼吸频率、节律、幅度变化,注意患者皮肤黏膜的颜色,必要时应监测血氧饱和度或遵医嘱留取血气分析标本,以检测血氧分压变化。当出现慢而浅的呼吸,呼吸频率<10次/分时,应提高警惕,此时由于机体的代偿,血氧饱和度常变化不大,如不及时处理,往往出现呼吸骤停。

> **术后**:患者于术后第1天由监护室返回病房。经由医生喂食第一口水,进食有呛咳。遵医嘱留置胃管,给予鼻饲流质饮食。患者术后右侧轻度面瘫,右眼睑闭合不全。

问题9 患者进食呛咳的评估及分级?

答 后组神经麻痹患者会出现呛咳、吞咽困难等,可采用日本洼田俊夫饮水试验评估(表14-10)。若患者咳嗽敏感,清洁口腔后,试饮3~5 ml清水。若无呛咳评估患者分级。患者取半坐位,予30 ml水,观察患者饮水情况。该患者为吞咽障碍Ⅲ级。

表14-10 日本洼田俊夫饮水测试

分级	表 现	评估
Ⅰ	一次喝完,无呛咳	正常
Ⅱ	分2次以上喝完,无呛咳	可疑
Ⅲ	能1次喝完,但有呛咳	异常
Ⅳ	2次以上喝完且呛咳	异常
Ⅴ	常呛咳,难以喝完	异常

问题10 吞咽障碍患者护理干预措施有哪些?

答 (1)基础训练:用于≥Ⅲ级吞咽障碍患者进行摄食训练前的预备训练。①咽部冷刺激与空吞咽:用冰冻的棉棒蘸少许水,轻轻刺激软腭、舌根及咽后壁,然后嘱患者做空吞咽动作。②屏气、发声运动:经鼻孔练习深吸气,鼓励患者做清嗓动作,练习发"啊"音。③每日2次,每次15分钟。

(2)摄食训练:经过基础训练后,反复3次吞咽唾液试验(即坐位让患者连续空咽,口干者可在舌上给水1 ml)能在30秒内吞咽3次,开始摄食训练。①体位:卧床患者取躯干抬高30°仰卧位,头部前屈,偏瘫侧肩部用枕头垫起,辅助者位于患者健侧;能坐起的患者,取躯干垂直,头稍前屈。②食物的选择:选择柔软、易变形、有适当黏性、不易松散及不滞留黏膜的半流质,如菜泥、蛋羹等。③一口量:一般先以少量试之,然后酌情增加。④每次吞咽后,反复几次空吞咽,使食物完全咽下,然后再进食第2口。

问题11 患者术后出现右侧眼睑闭合不全的原因有哪些?

答 患者术后眼睑闭合不全是由于面神经损伤所致。

问题12 如何做好该患者的眼部护理?

答 患者右侧眼睑闭合不全,容易发生神经性角膜炎,甚至角膜溃疡。严重者有造成失明的风险,故做好眼部的护理尤为重要。应保持眼部清洁、湿润,可遵医嘱给予人工泪眼滴眼防止眼部干燥,室内光线宜暗。按医嘱给予抗生素眼药水滴眼、抗生素眼药膏涂眼。对于长期不能闭合的患者,可做眼睑缝合术以保护眼角膜。

问题 13 患者术后出现右侧轻度面瘫,应如何观察及护理?

答 观察患者能否完成皱眉、上抬前额、闭眼、露齿、鼓双颊等动作,并注意双侧颜面是否对称。指导患者做面部按摩,每日 2 次,每次 15~30 分钟;同时可做面部热敷。指导患者做表情肌训练,如皱眉头、闭眼、呲齿等;避免受凉。进食后刷牙或漱口,保持口腔清洁。

> **出院:** 伤口拆线,愈合良好;遵医嘱拔除胃管,进食无呛咳;右侧眼睑闭合不全。遵医嘱出院。

问题 14 针对该患者的出院康复宣教内容有哪些?

答 (1) 眼部护理:保持眼部清洁湿润,坚持使用人工泪眼、抗生素滴眼液。外出戴好墨镜,防止强光刺激。如出现右眼红肿、角膜溃疡等及时来院就诊。

(2) 面瘫护理:进行面部按摩,对镜做表情肌动作等训练。进食后刷牙或漱口,保持口腔清洁。

(3) 进食前可先做空吞咽动作,进食时注意力集中,宜慢,防止呛咳。饮食宜清淡少盐、低脂、高蛋白,多食水果和蔬菜,保持排便通畅。

(4) 头部切口的保护与清洁:拆线后可以用无香料洗发液(如婴儿洗发液)洗发,洗发时动作轻柔,勿搔抓及摩擦切口。切口处如有血痂,不可剥脱,待其自然脱落。术后 3~4 周切口痊愈后可戴假发或帽子,但要保证清洁。术后 4 周内勿浸泡切口(如游泳),切口愈合后 1 个月内不可使用护发产品,如护发素或喷雾等。3 个月内勿染发或烫发。如有切口红肿、疼痛或渗漏等症状及时复诊。

(5) 劳逸结合,尽量从事一些力所能及的工作。

(6) 3 个月后门诊随访,期间发生不适症状及时就诊。

(张 铮 邱天明)

第十一节 双侧听神经瘤术后并发枕骨大孔疝

双侧听神经瘤约占听神经瘤总数的 1%~2%。多为多发性神经纤维瘤病的一种或部分表现,也将其归入Ⅱ型神经纤维瘤病(NF2),为常染色体显性遗传,发病年龄较轻。患者除有双侧听神经瘤外,有时可伴有Ⅰ型神经纤维瘤病(NF1)表现,如皮肤、皮下组织、周围神经和脊髓的多发性神经纤维瘤;有时还伴有颅内其他肿瘤,如脑膜瘤、胶质瘤等;或伴各种先天性畸形,皮肤上可有棕褐色斑,称为"咖啡奶油斑"。

双侧听神经瘤的手术效果很差,术后听力损害和面瘫的发生率较高,因双侧永久性面瘫和失聪将是患者正常生活的重大障碍。

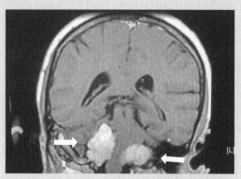

图 14-23 头颅 MRI 检查提示双侧听神经瘤

现病史： 陈先生，54 岁。患者约 20 年前起，出现左耳听力下降，当时未在意，10 余年前起，出现右耳听力下降，使用助听器，进行性加重。至 5 年余前起，已达双侧耳聋，并逐渐出现步态不稳，容易向左倒，尤其是在转身时明显。外院行 MRI 检查示（图 14-23）"双侧听神经瘤"。为进一步诊治收治入院。

既往史： 发病期间曾因颈部、腋窝、躯干等处皮下肿块多次在外院手术。术后病理均提示"神经纤维瘤"；有高血压病史 1 年，平时服用厄贝沙坦药物降压，血压控制平稳。

家族史： 家族中有多人有癫痫病史，无确诊神经纤维瘤病患者。

体检： 颈前区、左腋窝可见多处手术瘢痕，左腋窝可及 4 cm×4 cm 皮下质韧肿块；双侧角膜反射迟钝，双侧耳聋，双侧咬肌轻度萎缩，步态不稳。

问题 1　何谓神经纤维瘤病？

答　神经纤维瘤病（neurofibromatosis，NF）是一种神经嵴细胞发育障碍的多系统性疾病，可能导致全身任何器官的损害。此病最先由德国科学家 Friedrich Von Recklinghausen 于 1882 年报告，故又被称为 Von Recklinghausen 病，是一种常染色体显性遗传病。

问题 2　神经纤维瘤病如何分类？

答　1987 年，美国国立卫生研究院（National Institute of Health，NIH）将 NF 分 NF Ⅰ型（周围型神经纤维瘤病）和 NF Ⅱ型（中枢型神经纤维瘤病）。1997 年，NIH 将神经鞘瘤病（施万细胞瘤病）归为 NF 的第 3 个亚型。

问题 3　双侧听神经瘤的治疗方法有哪些？

答　①手术是治疗双侧听神经瘤的重要手段。②分子靶向治疗：目前研究用于 NF2 听神经瘤治疗的分子靶向药物种类较多。已行临床试验的各种药物中，贝伐珠单抗的治疗效果最好，EGFR 抑制剂厄洛替尼和拉帕替尼也有一定的疗效。

入院评估： GCS 15；颈前区、左腋窝可见多处手术瘢痕，左腋窝可及 4 cm×4 cm 皮下质韧肿块；双侧角膜反射迟钝，双侧耳聋，双侧咬肌轻度萎缩，步态不稳。内听道 CT 薄层扫描：双侧脑桥小脑角病变伴双侧内听道增宽（图 14-24）。

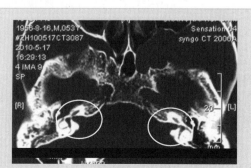

图 14-24　内听道 CT 薄层扫描表现

双侧脑桥小脑角病变伴双侧内听道增宽

问题 4 患者的术前护理要点有哪些?

答 ①加强安全教育,保持病房地面干燥,无杂物。外出有人陪伴,预防跌倒发生。②患者双耳耳聋,可用图片、卡片、宣传手册、纸笔等主动与患者进行沟通。从家人处了解患者的生活习惯和手势或动作的意思。③饮食应清淡、低盐、低脂、富含纤维素。④观察意识、瞳孔、GCS,警惕有无头痛、呕吐等颅内压增高的表现。⑤控制血压,按医嘱监测血压,每天2次,遵嘱给予厄贝沙坦口服。

> **手术:** 患者在全麻下行右侧听神经瘤切除术,肿瘤位于右侧脑桥小脑区,肿瘤镜下全切,内听道肿瘤掏除,肿瘤约 3 cm×3 cm×4.5 cm。神经电生理检查证实面神经功能保留。术后入 NICU 监护,遵医嘱给予抗感染、脱水降颅压、止血等治疗。于术后第 1 天返回病房,经由医生喂食第一口水,进食有呛咳。遵医嘱留置胃管,给予鼻饲流质饮食。患者术后右侧面瘫,右眼睑闭合不全。

问题 5 患者的术后护理要点有哪些?

答 (1) 病情观察:密切观察脉搏、呼吸、血压、意识、瞳孔、血氧饱和度(必要时)及 GCS。呼吸和血压的观察是术后观察的重点。

(2) 后组颅神经损伤的护理

1) 吞咽障碍:遵医嘱予留置胃管,给予肠内营养,做好鼻饲相应护理。

2) 右侧眼睑闭合不全:应保持眼部清洁、湿润,可遵医嘱给予人工泪眼滴眼防止眼部干燥,室内光线宜暗。按医嘱给予抗生素眼药水滴眼。

3) 面瘫:指导患者做面部按摩,每天 2 次,每次 15~30 分钟;同时可做面部热敷。指导患者做表情肌训练,如皱眉头、闭眼、呲齿等。避免受凉。

> **脑疝:** 术后第 7 天患者解便后突发口角流涎,呼之不应,口唇及甲床发绀;左瞳孔散大,右瞳孔不规则,对光反射均消失,GCS 3(E1M1V1),脉搏不能扪及,血压测不出。立即通知医生,考虑患者用力排便引起颅内压增高突发枕骨大孔疝,遵医嘱予 20% 甘露醇 250 ml 静脉加压快滴,心肺复苏(CPR),简易呼吸气囊辅助呼吸,转 NICU 继续治疗。

问题 6 颅内压增高的定义是什么?

答 颅内压增高(intracranial hypertension),即颅内压持续高于 20 mmHg,是神经外科常见的临床病理综合征。颅脑损伤、脑肿瘤、脑出血、脑积水和颅内炎症等疾病可引起颅腔内容物体积增加而导致不同程度的颅内压增高。无论是成人还是儿童,颅内压持续超过 20 mmHg 是严重颅脑损伤后神经功能预后不良的独立预测因素,应给予相应治疗。

问题 7 颅内压增高的临床表现有哪些?

答 (1) 颅高压三主征:头痛、呕吐、视神经乳头水肿。头痛是颅内压增高最常见的症状之一,其程度可随颅内压的增高而进行性加重。晨起呕吐是颅内高压的典型症状,呕吐呈喷射性,与头痛剧烈程度有关。

(2) 生命体征的改变：早期表现为呼吸慢而深，脉搏慢而有力，血压升高，脉压增大（"两慢一高"，称为库欣三联征），体温升高；随着病情发展，出现血压下降，呼吸快而浅，脉搏细速（"两快一低"），体温下降；最终呼吸、心跳停止。

(3) 意识障碍：颅内压增高的初期意识障碍可出现嗜睡、反应迟钝等。持续及严重的颅内压增高，会出现昏睡、昏迷，伴有瞳孔散大、对光反射消失、脑疝、去皮质强直。

(4) 其他症状和体征：还可引起复视、视力模糊、颈部僵硬或斜颈，易怒或性格改变，局灶性神经功能缺损。小儿颅内压增高时可有头皮静脉怒张、头颅增大、颅缝增宽或分离、前囟饱满、日落现象（由于颅内压增高压迫眼球，形成双目下视、巩膜外露的特殊表情）、生长迟缓等。

问题8 小脑幕切迹疝与枕骨大孔疝在临床上如何鉴别？

答 幕上的脑组织通过小脑幕切迹被挤向幕下，称为小脑幕切迹疝或颞叶疝。幕下的小脑扁桃体及延髓经枕骨大孔被挤向椎管内，称为枕骨大孔疝或小脑扁桃体疝。鉴别要点见表14-11。

表14-11 小脑幕切迹疝与枕骨大孔疝的临床鉴别要点

		枕骨大孔疝	小脑幕切迹疝
部位		幕下	幕上
形成		后颅窝病变或颅腔内高压时，小脑扁桃体被挤入枕骨大孔并嵌顿而产生	病灶侧颞叶沟回部分的脑组织被挤入小脑幕裂孔内形成
临床表现	意识障碍	出现较晚	嗜睡、昏迷，对外界刺激反应迟钝或消失
	瞳孔改变	忽大忽小	病侧瞳孔缩小→逐渐散大→双侧瞳孔散大，对光反射消失
	生命体征紊乱	较早。呼吸骤停发生较早	最后呼吸停止
	肢体活动	四肢瘫痪	对侧中枢性偏瘫

问题9 此时的应急处理流程包括哪些方面？

答 见图14-25。

（见下页）

死亡：患者转入NICU，即予气管插管，人工呼吸机辅助呼吸。遵医嘱静脉给予强心剂、呼吸兴奋剂、升压药。经30分钟全力抢救无效，心电图示一直线，经全力抢救无效，宣告死亡。

问题10 如何做好该患者的尸体护理？

答 做好尸体护理既是对死者的同情和尊重，也是对家属最大的心理安慰。整个过程应安静、肃穆。①接到医生开出的死亡通知后，进行再次核实。评估患者的诊断、治疗、抢救过程、死亡原因及时间。②请家属暂离病房或共同进行尸体护理。③拉上围帘，维护患者隐私。④使患者尸体仰卧，脱去衣裤，去除胶布痕迹，擦净面部及全身。将棉花垫塞于口、鼻、

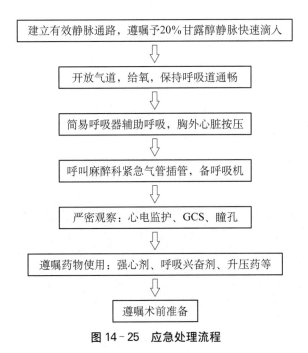

图14-25 应急处理流程

耳、肛门等孔道。头部伤口更换敷料。⑤为死者穿上尸衣裤,用尸单包裹尸体。协助太平间员工移尸体于停尸箱内,并与其做好交接。

> **小结**
>
> 神经纤维瘤病是一类常染色体显性遗传性疾病。NF2的特征性表现为双侧听神经瘤,由于听力的减退和丧失对患者的日常生活影响很大,护理人员护理该类患者时不仅需要掌握相关的护理常规,更要有良好的沟通技能、耐心细致的倾听技巧。脑疝是颅内压增高引起的后果严重的危象,枕骨大孔疝是后颅窝占位性疾病术后严重的并发症。护理人员应熟练掌握脑疝的发病机制及其临床表现,术后严谨地观察患者病情的动态变化,为医疗提供可靠的依据。

(张 铮 邱天明)

第十二节 侧脑室肿瘤

侧脑室肿瘤(lateral ventricle tumors,LVT),是指来源于侧脑室壁、脉络丛组织及邻近部位突入侧脑室内的肿瘤。常见者有脑膜瘤、室管膜瘤、脉络丛乳头状瘤及上皮样囊肿,根据大量病例的统计侧脑室的前部以胶质瘤为多见,后部多发生脑膜瘤。脉络丛乳头状瘤则多发生于三角区,并可向脑室的其他部位延伸,有时可通过室间孔而长入第三脑室。侧脑室肿瘤发生率低,可见于任何年龄,但以20岁以前发病者较多,左侧多于右侧,男性多于女性。

现病史: 连先生,24岁。患者以"间歇性头痛1个月余"为主诉入院。我行头颅MRI检查示"右侧脑室占位"(图14-26),于4月5日收住入院。查体:BP 111/75 mmHg。GCS 15。双侧瞳孔等大等圆,直径3 mm,对光反射灵敏;四肢肌张力正常,其余反射均正常。
烟酒史: 无。
家族史: 无类似病史,无遗传病史。

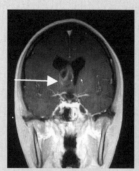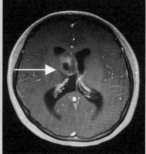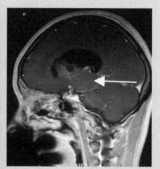

图14-26 头颅MRI示右侧侧脑室占位

问题1 侧脑室在颅内的哪个位置?

答 侧脑室是脑室系统的一部分。位于左、右大脑半球内,左、右各一个。每侧侧脑室类似于"C"形结构,按延伸到达的位置可人为分为侧脑室的额角、体部、枕角、颞角,以及位于体部、颞角、枕角交界处的三角区。涉及额叶、顶叶、颞叶、枕叶及丘脑。每侧侧脑室经室间孔与第三脑室相通(图14-27)。

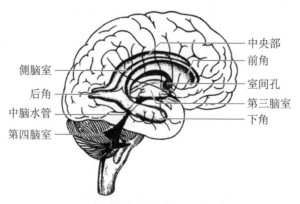

图14-27 侧脑室在颅内的位置

问题2 脑室系统由哪几部分组成?

答 脑室系统包括左、右侧脑室,第三脑室和第四脑室。

问题3 请简述侧脑室的解剖。

答 侧脑室左右各有一个,形状不规则,位于额叶、顶叶、枕叶及颞叶内。分为前角、下角、后角、体部和三角区5个部分,内含脑脊液,后者主要由侧脑室内的脉络丛组织分泌。

问题4 侧脑室肿瘤发生的病因有哪些?

答 肿瘤的病因目前认为主要与以下因素相关:①基因及遗传因素;②物理因素,如放射、电离辐射等;③化学因素,如蒽类化合物等;④致瘤病毒。

问题5 侧脑室肿瘤好发于哪些部位?

答 原发于侧脑室内的肿瘤最常见生长部位是侧脑室三角区及颞角。在侧脑室三角区、颞角和枕角区多为脑膜瘤或脉络丛乳头状瘤,在侧脑室前角和体部则以星形细胞瘤及室管膜瘤多见。

问题6 侧脑室肿瘤的临床表现有哪些?

答 (1) 颅内压增高:首发症状为间歇性头痛,占80%~92%,当体位或头位发生变动使脑室受阻的情况解除时,患者头痛可很快停止。如再次阻塞,头痛再次发生。

(2) 邻近脑损害症状:肿瘤累及内囊、基底核或向脑实质内生长,患者出现对侧肢体偏瘫和感觉障碍、同向偏盲等。如果左侧颞、顶、枕交界区受到侵犯,患者将出现失认及失语症。

(3) 眼部症状:早期患者表现为视神经乳头水肿,晚期则表现为继发性视神经萎缩。患者视力逐渐减退,甚至失明。由于高颅压影响或压迫中脑及四叠体区造成眼肌运动障碍,部分患者表现为复视,约占35%。

(4) 癫痫发作:少数患者可出现癫痫大发作或一过性强直性痉挛发作。

问题7 侧脑室肿瘤的常用辅助检查方法有哪些?

答 头颅CT和MRI检查是主要的辅助检查方法,可显示肿瘤的大小、形状及位置。

问题8 侧脑室肿瘤的治疗方法有哪些?

答 手术治疗为首选治疗方法。对于无手术条件的患者,如全身状况差的高龄患者,可采取姑息性治疗,包括脑室分流或第三脑室底造瘘术以缓解脑积水颅高压,必要时可行放疗和化疗。

问题9 患者的术前护理要点有哪些?

答 ①心理护理。解释手术的必要性,手术方式及注意事项;鼓励患者表达自身感受;教会患者自我放松;鼓励亲朋好友给予患者关心和支持。②体位护理。取头颈部中立位,避免头部和身体过度活动,以免造成侧脑室肿瘤堵塞室间孔,引起剧烈头痛。③观察是否有颅内高压的表现,若出现剧烈头痛或者呕吐等颅内压增高等表现,可指导患者改变体位,遵医嘱使用脱水剂治疗等。④完善术前各项必要的检查和术前准备,如交叉配血、备皮等。

手术：患者在全麻下行"右侧开颅侧脑室病损切除术+侧脑室外引流术"，手术顺利，术中无输血，留置右侧侧脑室引流管并保持通畅。

术后：患者复苏后返回NICU，GCS 15，双瞳孔等大等圆，直径2.5 mm，对光反射灵敏，言语流利，双侧肢体肌力5级。头部伤口敷料用弹力帽固定，右侧脑室外引流通畅，保留导尿管通畅。遵医嘱予脱水、止血、抗感染、抗癫痫等治疗。术后复查头颅CT示"右侧侧脑室肿瘤全部切除"（图14-28）。

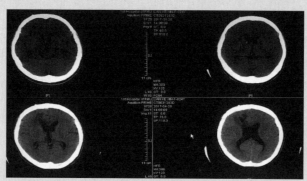

图14-28 头颅CT检查示右侧侧脑室肿瘤全部切除

问题10 患者的术后护理要点有哪些？

答（1）全麻术后的护理：了解手术方式、术中情况、切口情况；持续心电监护；吸氧2～3 L/min，保持呼吸道通畅；严密监测神志、瞳孔、生命体征及肢体活动情况。

（2）伤口观察及护理：观察伤口有无渗血、渗液并记量，根据情况及时汇报医生并更换敷料。

（3）各管道的观察及护理：重点为脑室引流管护理，注意观察引流液的颜色，早期为血性，24小时后为淡血性，2～3天后逐渐清亮；防止逆行感染；脑室引流时间为5～7天。

（4）疼痛护理：术后常规疼痛评分连续5天，确保评分≤3分，必要时给予镇痛药；提供安静舒适的环境。

（5）并发症的观察：严密观察有无癫痫、脑疝等并发症的发生。

（6）基础护理：做好口腔、会阴部及皮肤护理等。

（7）饮食护理：术后6小时内禁饮、禁食，清醒的患者6小时后可由清流质向普食过渡。

问题11 患者术后留置侧脑室引流管的目是什么？

答 目的是引流手术后的侧脑室积血，防治脑积水，降低并维持正常颅内压，减轻患者颅高压引发的各种不适症状，同时也防止颅内压在较高的水平上骤然升高引发急性脑疝。

问题12 患者的侧脑室引流管的护理措施有哪些？

答（1）合理放置引流管位置：流出口距侧脑室前角平面10～15 cm（图14-29）。

（2）遵医嘱掌控引流速度及引流量：速度过快，易导致意外。患者体位改变或外出检查时，先关闭引流，等体位恢复，引流高度调整好后再开放引流。

(3) 保持引流管通畅:防止引流管受压、扭曲、成角、折叠。适当限制患者头部活动。做好患者及家属引流管维护知识宣教。引流液面随患者呼吸、脉搏上下波动示引流通畅。

(4) 定时观察引流情况:观察引流液的色、质、量。

(5) 关注引流时间:一般手术引流 5~7 天。

(6) 严格遵守无菌操作:防止引流液反流。协助医生做脑脊液检测。

(7) 拔管指征:抬高或夹闭引流管 24 小时,无颅高压症状,可以拔管。观察拔管后患者有无脑脊液漏。

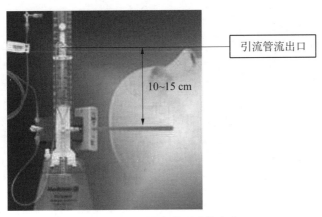

图 14-29 脑室外引流管高度

> **出院**:患者 GCS 15,无发热、头痛、恶心等不适,伤口已经拆线,遵医嘱出院。

问题 13 针对患者的出院康复宣教内容有哪些?

答 ①复查时间:指导患者分别在出院后 1 个月、3 个月、6 个月和 1 年返院复查,期间如有头痛、发热、呕吐等不适应及时就诊并嘱长期随访。②遵医嘱服用出院带药。③头部切口的清洁与保护:拆线 1 周后可使用无刺激洗发液洗头,动作应轻柔,勿抓挠。如有切口红肿,疼痛或渗漏等症状及时就诊。④注意休息,加强康复训练,做一些力所能及的工作,忌繁重的体力活及剧烈的运动。⑤清淡优质蛋白饮食,忌辛辣油腻,戒烟酒。

(曾明珠　陈超丽　陈　宗　邱天明)

第十三节　脊索瘤

脊索瘤是一种罕见的原发性恶性肿瘤,起源于脊索胚胎残余组织,呈浸润性缓慢生长。发生率为(0.08~0.1)/10 万,占骨恶性肿瘤的 1%~4%,预后差且易复发,可侵犯周围组织及压迫重要神经血管结构,斜坡是颅底脊索瘤好发部位。

斜坡脊索瘤是颅内较少见的一种破坏性的肿瘤,占颅内肿瘤的 0.1%~0.7%,肿瘤位置深、可侵袭及破坏颅底重要结构、压迫脑干、组织学恶性和局部易复发;可发生在任何年龄,多在30～50岁出现临床症状。病程早期因病灶小多无临床症状,随病灶的增大累及邻近的神经血管而出现相应的颅神经症状。

> **现病史:** 李女士,45岁。患者因双眼视力下降6年,当时未重视,半年前出现视力下降明显加重。行头颅MRI检查示"斜坡占位(脊索瘤)"(图14-30),为进一步诊治收入院。
> **既往史:** 无。
> **烟酒史:** 无。

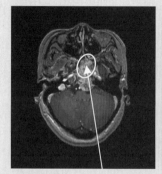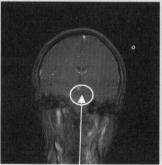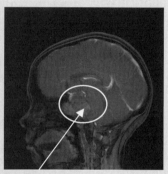

图14-30 术前MRI示斜坡占位(脊索瘤)

问题1 斜坡的解剖位置在哪里?

答 斜坡位于颅底中线区枕大孔前缘与后床突之间的颅底结构,呈一形态不规则的梯形,向前上约呈45°角倾斜。斜坡后方与基底动脉、脑桥、延髓及第Ⅴ～Ⅻ对颅神经、基底动脉、颈静脉球及海绵窦等重要结构相毗邻(图14-31)。

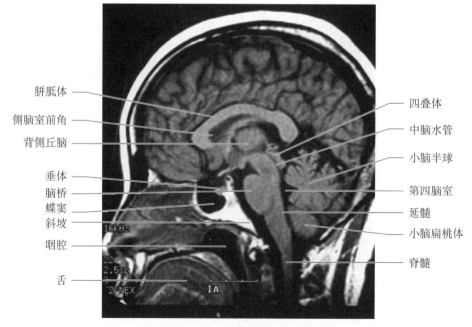

图14-31 矢状位T1WI表现

问题 2 常见的斜坡肿瘤有哪些？

答 包括脊索瘤、脑膜瘤、神经鞘瘤和表皮样瘤等。

问题 3 按病理学斜坡脊索瘤可分为哪几个类型？

答 普通型（最常见）、软骨样脊索瘤和间质型。

问题 4 斜坡脊索瘤的临床表现有哪些？

答 （1）颅脑神经功能障碍：为最常见的临床表现，第Ⅴ～Ⅹ对颅神经最常受累（复视、眼球运动障碍、视力下降、面部麻木和感觉减退、面瘫、耳鸣等症状）。

（2）脑干传导束障碍：在颅神经障碍后数月至数年出现，主要表现为锥体束征，也可出现感觉障碍。

（3）颅内压增高症状：剧烈头痛、喷射性呕吐及视神经乳头水肿。

（4）其他症状：包括共济失调、痴呆和癫痫等。

问题 5 斜坡脊索瘤的辅助检查方法有哪些？

答 MRI 是影像学评估脊索瘤的最佳方法。CT 及 MRI 检查对评估斜坡脊索瘤的骨侵犯及其周围邻近软组织结构的关系意义重大。

问题 6 斜坡脊索瘤的治疗方法有哪些？

答 手术切除肿瘤是治疗的首选，切除后容易复发，对于术后残留肿瘤或复发肿瘤，可辅助行放疗及质子刀治疗。

> **手术**：患者在全麻下行经鼻内镜下斜坡肿瘤切除术，手术顺利。术中内镜下全切肿瘤，术中出血较少。局部有少量脑脊液漏，予自体阔筋膜、脂肪填塞。病理报告示"脊索瘤，破坏骨质，侵及鼻窦黏膜下"。术后予预防应用抗生素、止血、营养神经治疗。
>
> **术后**：复苏后返回 NICU，GCS 15，双瞳孔等大等圆，直径 2 mm，对光反射灵敏，双鼻腔填塞纱条无渗出，左大腿外侧修补处伤口敷料干燥无渗出，留置导尿管通畅。遵医嘱记录 24 小时出入量，给予抗感染、止血等治疗。术后第 1 天患者返回原病房继续治疗，经由医生喂第一口水确认无饮食呛咳，无眼睑闭合不全及声音嘶哑，四肢活动好。遵医嘱予去枕平卧位。

问题 7 患者的术后护理要点有哪些？

答 （1）卧位：因肿瘤将斜坡颅骨部分破坏，环椎前 1/3 缺失，颈椎稳定性受损/破坏，术后去枕平卧位，保持头部和颈部呈一水平直线，预防颈椎移位影响呼吸。翻身时给予颈托固定。

（2）病情观察：密切观察意识、瞳孔、生命体征、GCS，并做好记录。

（3）严密观察鼻腔填塞物有无松动，注意固定在鼻腔外面的丝线不要滑脱，防止后鼻腔纱球失去固定坠入咽腔，造成窒息。同时不要用力咳嗽，更不能用手挖鼻孔，注意鼻腔清洁，及时清除分泌物，防止污物反流污染伤口。如果鼻腔有无色无味透明的液体流出，应及时通知医生，并做漏出液的定性定量检测，以判断是否为脑脊液漏。

(4) 准确记录出入量,保持水、电解质平衡。防止低钠血症,以免加重脑水肿。

> **脑脊液鼻漏**:术后第3天拔除双鼻腔填塞纱条,患者出现脑脊液鼻漏,遵医嘱在局麻下行腰椎穿刺术,放置腰大池持续引流管,固定妥当,外接引流袋。引流畅,呈澄清液体。

问题8 脑脊液漏的护理要点有哪些?

答 加强观察鼻腔有无液体流出,遵医嘱予去枕平卧位,做好患者及家属的宣教,忌咳嗽、打喷嚏、挖鼻孔、擤鼻涕等动作,不经鼻插胃管、吸氧及吸痰,不要用力解大便、经鼻滴药等。

问题9 为什么脑脊液漏患者需放置腰大池持续引流管?

答 腰大池持续引流通过有效分流脑脊液,使患者处于持续较低颅内压状态,并能持续保持漏口干燥,促使漏口张力下降,促使组织间相互贴附及肉芽组织生长,在漏口周围形成有利于其愈合的环境,以治疗脑脊液漏。

问题10 腰大池持续引流的主要并发症有哪些?如何防治?

答 (1) 神经根刺激症状:20%患者可有腿部不适或轻度神经根痛,拔除引流管后,该症状可消失。

(2) 低颅压症状:部分患者可出现头痛、头晕、呕吐等症状,严重者甚至发生颅内血肿。调整引流高度、控制脑脊液引流量,每日引流量在150～250 ml,患者体位变动时,引流管高度也要随之调整。

问题11 腰大池持续引流的护理要点有哪些?

答 ①严密观察患者意识、瞳孔、生命体征变化,正确区分颅内高压与颅内低压性头痛。确保引流管无扭曲、受压、闭塞、脱落,严格控制流速,防止牵拉及误拔引流管。搬动患者、变动体位时要更加注意。②预防引流感染。由于腰大池持续引流在一定程度上使颅腔与外界相通,增加了颅内感染的机会。保持腰大池持续引流管敷料干燥。搬动患者时,先夹闭开关再搬动,防止引流液反流。严格遵照无菌操作原则。每次更换引流袋时留取标本做脑脊液检查,以便及时发现并治疗颅内感染。③腰大池持续引流的管道很细,极易脱落,要固定妥当。为保持引流通畅,引流袋应低于脑脊髓平面,不可置于地面。引流袋低于平面15～20 cm为宜。每天记录脑脊液引流量,根据需要控制引流量。

> **拔管**:术后第11天医生予腰大池持续引流管夹管,患者无脑脊液鼻漏,无头痛等不适主诉。术后第12天医生予以拔除腰大池持续引流管,伤口敷料干燥无渗出。

问题12 腰大池持续引流管拔管后要观察哪些内容?

答 拔管后除观察患者意识、生命体征外,还应注意置管处有无脑脊液漏。

> **出院**：患者 T 36.8℃，GCS 15，无脑脊液鼻漏，左大腿拆线 I/甲愈合。遵医嘱出院。

问题 13 针对患者的出院康复宣教内容有哪些？

答 ①注意保暖，预防感冒。②避免做打喷嚏、咳嗽动作，坐起时勿过猛，避免颅内压突然增加。③宜食高热量、高蛋白、高维生素的饮食，多食新鲜水果和蔬菜。忌食过硬、过热及咖啡、浓茶、辛辣刺激性食物。进餐后漱口。保持排便通畅。④左大腿及腰椎穿刺处伤口的保护与清洁，拆线后勿搔抓及摩擦切口。切口处如有血痂，不可剥脱，待其自然脱落。如有切口红肿、疼痛或渗漏等症状及时复诊。⑤3 个月内禁止挖鼻孔。若鼻腔流出清亮、稀薄液体，及时到医院就诊，确诊是否出现脑脊液鼻漏。⑥劳逸结合，尽量从事一些力所能及的工作，避免强化患者角色。但勿从事重体力劳动及剧烈的体育运动。⑦3 个月后门诊随访，期间发生任何不适症状及时就诊。

（丁红辉　邱天明）

第十四节　颅内转移瘤

颅内转移瘤是指原发于身体其他部位的恶性肿瘤通过某种途径转移到颅内，并在颅内形成新的病灶。发病年龄高峰为 40~60 岁，男性多于女性。直接浸润和血行转移为常见的转移途径。

根据《2012 中国肿瘤登记年报》上海市区前 5 位的恶性肿瘤：男性为肺癌、大肠癌（包括结肠癌和直肠癌）、胃癌、肝癌和前列腺癌，女性为乳腺癌、大肠癌（包括结肠癌和直肠癌）、肺癌、胃癌和甲状腺癌。肺癌致死数和发生脑内转移数最多，占肺癌死亡总数的 35%，是肺癌治疗失败的常见原因。其中以小细胞肺癌更为常见。脑转移瘤常见症状有头痛、意识障碍、精神异常、视力改变、失语、肢体活动障碍及共济失调等。脑 CT、MRI 检查的应用对脑转移的诊断和放疗的定位有较高的价值。脑转移瘤患者从有颅脑症状开始，如不及时治疗，常在 3 个月内死亡。若原发灶已控制，脑单个转移灶一般可采用手术治疗，但真正能进行手术治疗的病例仅占 20% 左右。放疗是治疗脑转移瘤的主要手段。

> **现病史**：王先生，79 岁。患者因在无明显诱因下出现双下肢乏力伴言语功能障碍，当地医院行头颅 CT 及 MRI 检查发现颅内占位，又行胸部 CT 检查发现右肺占位，行全身 PET 检查显示右肺及左额、右小脑占位，考虑为肺癌并颅内转移。收入院欲行射波刀治疗。
> **既往史**：患者有高血压病史 20 年余，平日服用氨氯地平等药物降压，血压控制良好。
> **烟酒史**：吸烟 50 年，平均 10 支/天，已戒烟 2 个月。

问题1 肺癌脑转移瘤的临床症状有哪些？

答 肺癌患者出现脑转移，常见的症状为颅压增高(如头痛、恶心、呕吐、精神状态改变)和中枢定位症状(如癫痫发作、偏瘫、小脑功能障碍或失语)等。

问题2 肺癌脑转移瘤的主要治疗手段是什么？

答 对原发灶已控制、脑内单个转移灶患者一般可采用手术治疗，但真正能进行手术治疗的病例仅占20%左右。放疗是治疗脑转移瘤的主要手段。

问题3 肺癌脑转移的途径有哪些？

答 最常见的转移途径是血行转移和淋巴转移。

治疗经过：患者入院后，完善各项检查，制作面罩固定，头颅CT、MRI定位，Multiplan图像融合，勾画靶区，制订计划，分别对两处颅内肿瘤行X线立体定向放疗：左额小肿瘤(图14-32)，22 Gy/1fx，剂量曲线67%包绕。然后治疗右小脑上蚓部肿瘤(图14-33)，30 Gy/2 fx，剂量曲线65%包绕。治疗后予以甘露醇+地塞米松脱水治疗，并给予神经节苷脂减轻辐射反应。

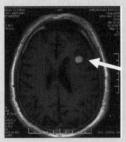 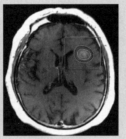

图14-32 左额小肿瘤 22 Gy/1 fx

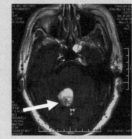 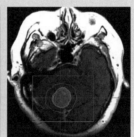

图14-33 右小脑肿瘤 30 Gy/2fx

问题4 患者为何选择射波刀治疗？

答 因为患者原发灶暂未控制，颅内病灶>1个，又处于高龄阶段，所有的评估确定该患者不适合手术，符合射波刀治疗的适应证。

问题5 什么是射波刀？

答 射波刀(cyberknife)也称赛博刀，是一种新型立体定向放疗设备，由直线加速器、机器人机械臂、治疗床、靶区定位追踪系统(target localization system)、呼吸追踪系统、治疗计划系统、计算机网络集成与控制系统组成(图14-34，图14-35)。它无需使用金属头架或体架，采用计算机立体定位导航和自动跟踪靶区技术，治疗中实时追踪靶区(肿瘤)，然后从100多个节点对肿瘤实施聚焦照射。

问题6 射波刀的适应证是什么？

答 (1) 颅内恶性肿瘤：各种类型的胶质瘤、松果体区肿瘤、脑干肿瘤、颅底肿瘤、转移瘤、鼻咽癌等。

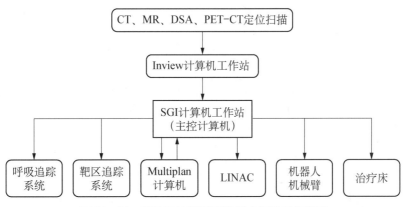

图 14-34 射波刀计算机网络集成与控制示意图

射波刀主控计算机(SGI)

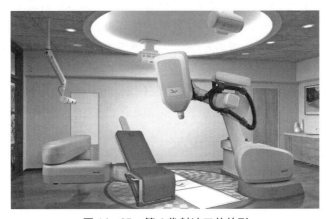

图 14-35 第 4 代射波刀的外形

（2）颅内良性肿瘤：垂体瘤、脑膜瘤、听神经瘤、三叉神经瘤、血管母细胞瘤、颅咽管瘤等。

（3）颅外肿瘤：肺部肿瘤、胰腺肿瘤、肝脏肿瘤、肾脏肿瘤、胸腰脊髓部位肿瘤、前列腺肿瘤、妇科肿瘤、骨科肿瘤等。

（4）血管畸形：脑部或脊髓动静脉血管畸形和海绵状血管畸形等。

（5）其他：三叉神经痛、腰神经根病变等。

问题7 射波刀治疗的流程如何进行？

答 见图 14-36。

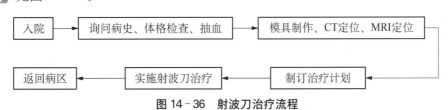

图 14-36 射波刀治疗流程

问题 8 患者行射波刀治疗前的准备和相关护理如何?

答 ①评估患心理状况,告知射波刀治疗的方法、流程,使患者有充分的思想准备,解除紧张心理,配合治疗。②评估患者健康状况,测生命体征,血常规、肝及肾功能、电解质等。如有异常需及时通知医生做相应的处理。③告知患者不要穿高领的衣服,便于面罩固定。④加强营养,给予高蛋白、高热量、高维生素、低脂肪、易消化食物,禁烟酒。

问题 9 射波刀治疗过程中患者应该怎样配合?

答 ①治疗室放音乐使患者心情放松,避免紧张,配合治疗。②将患者安置于治疗床上,告知不能随意起床,如有需求应举手示意。③治疗过程中通过对讲机经常与患者沟通,及时了解患者的主诉和需求。

问题 10 射波刀治疗后的护理要点有哪些?

答 ①治疗后返回病区,即刻观察生命体征、意识、瞳孔、GCS,观察有无恶心、呕吐、乏力等急性放射反应。②遵医嘱给予甘露醇脱水治疗,并观察药物疗效及不良反应。③定期检测血常规、电解质,如有异常及时通知医生,做好相应的处理。

问题 11 射波刀治疗颅内病灶后可能会有哪些不良反应?

答 不良反应主要包括放射性脑损伤、食欲缺乏、乏力、恶心、呕吐等颅内高压症状及癫痫。

问题 12 什么是放射性脑损伤?

答 放射性脑损伤是指电离辐射(主要是 γ 线、X 线和荷电粒子束)治疗头颈部肿瘤、颅内肿瘤、脑血管畸形等疾病时,或脑部意外地受到电离辐射的照射,引起正常脑组织功能和形态学变化,甚至可诱发肿瘤。

问题 13 放射性脑损伤按照出现反应的时间分类有哪些? 分别出现于什么时候? 各类临床表现是什么?

答 按照放射性脑损伤出现的时间将放射性脑损伤分为急性放射反应、亚急性放射反应(早期迟发性脑损伤)、迟发性放射反应和晚期诱发癌变(表 14-12)。

表 14-12 放射性脑损伤的类型

放射性脑损伤类型	发生时间	临床表现
急性放射反应	数小时~数天	恶心、呕吐、食欲缺乏及乏力
亚急性放射反应	3个月~1年	困倦、食欲缺乏、低热、淡漠、头痛、眩晕、恶心和呕吐
迟发性放射反应	1~3年	头痛、恶心、呕吐、运动障碍、感觉障碍、癫痫发作、精神异常、智能减低、记忆力减退、严重者痴呆
晚期诱发癌变	5~10年	照射区产生肿瘤

问题 14 放射性脑损伤按照形态学和影像学如何分类?

答 ①放射性脑水肿:常规放疗引起的脑水肿较少,而放射外科或常规放疗联合放射外科治疗胶质瘤容易引起脑水肿。②放射性脑坏死:这是放射性脑损伤最严重的表现形式。③放射性血管闭塞及脑白质疏松:这是迟发性放射性脑损伤的一种。放疗后1~2年出现。④放射性颅神经损伤:视神经、听神经、面神经、动眼神经及展神经均可在放疗中受损伤。⑤弥漫性脑白质损伤。⑥坏死性白质脑病。⑦钙化性微小血管病变。⑧脑萎缩。⑨脑部大血管的放射性损伤。⑩放射性下丘脑垂体内分泌轴的损伤。

出院: 患者住院共计5天,行射波刀治疗脑部病灶一个疗程,完成治疗计划。患者住院期间未见异常不良反应,生命体征平稳,遵医嘱予以出院。完成出院宣教,出院后回家休养。

问题 15 患者出院时应做好哪些方面的健康宣教?

答 ①保持良好的心情,避免过度劳累和精神紧张,树立战胜疾病的信心。②合理摄入营养,禁酒,多食高蛋白、富含维生素、粗纤维的易消化食物。如豆奶、鱼类、新鲜蔬菜及水果等,注意饮食卫生。③适当锻炼,增强体质。④按时服药,勿擅自停药,如停药或减量需得到医生同意。⑤3个月后门诊随访头颅CT和MRI,如出现头痛恶心、呕吐、脑功能障碍等放射性脑损伤症状,应及时就诊。⑥1周后无不良反应,来院积极治疗肺部原发病灶。

问题 16 患者行射波刀治疗后如何随访?

答 患者射波刀治疗后如无放射性脑损伤的表现,如恶心、呕吐、脑功能障碍,可分别于射波刀治疗后3个月、6个月、1年去医院行头颅CT、肺CT或PET-CT检查照射区病灶是否改善或有无并发症的出现,以及全身有无转移情况等。

随访结果: 小脑上蚓部转移瘤射波刀照射2次,每次15 Gy;左额叶肿瘤照射1次,每次22 Gy。治疗后3个月脑转移瘤消失(图14-37)。治疗后3年半小脑上蚓部有轻微的脑损伤,但是患者无不适症状(图14-38)。

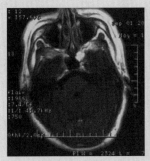
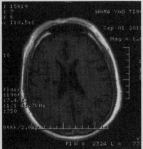

图 14-37 治疗后3个月肿瘤消失

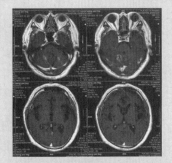

图 14-38 治疗后3年半小脑有脑损伤

右肺肿瘤射波刀照射 5 次,每次 10.5 Gy,4 年后复查 PET-CT 显示肺癌无代谢,肿瘤消失(图 14-39)。

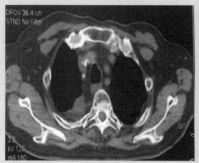
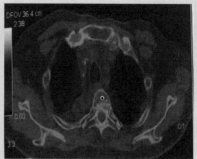

图 14-39 射波刀治疗后 4 年 PET-CT 检查显示肺癌无代谢

(陈 娟 邱天明)

第十五节 脊髓肿瘤

脊髓肿瘤(spinal cord tumor)是指生长于脊髓、神经根、硬脊膜、脂肪组织、血管的肿瘤。年发病率为(0.9~1.2)/10 万,占中枢神经系统肿瘤的 10%~20%。男性多于女性,约为 1.6∶1,好发于 20~50 岁。

按肿瘤起源分为 2 类。原发性,起源于椎管内本身的组织,如脊神经瘤、脊膜瘤等,占脊髓肿瘤数的 75%~95%;转移性,由椎管外肿瘤侵入椎管内所致,占脊髓肿瘤数的 5%~

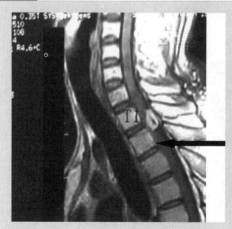

图 14-40 术前 MRI 增强检查示 T1~2 髓外硬膜下占位

现病史: 王女士,46 岁。患者出现无明显诱因下肩背部疼痛 2 个月,难以入睡,起床活动后缓解。外院 MRI 示"T1~2 髓外占位"(图 14-40),为进一步诊治收治入院。

既往史: 患者有高血压病病史 2 年余,服用硝苯地平缓释片等药物降压,血压控制良好。

烟酒史: 无。

25%。按解剖部位分为高颈段、颈膨大段、胸段、腰段。按病理性质分为良性与恶性。根据肿瘤生长部位与脊髓的关系,可分为:①硬脊膜外肿瘤,多为恶性肿瘤,如肉瘤、转移瘤等;②髓外硬膜下肿瘤,最为常见,主要为神经鞘瘤、脊膜瘤,少数为先天性肿瘤;③髓内肿瘤,主要为胶质瘤、血管母细胞瘤。

脊髓肿瘤病程长、进展缓慢,主要表现为进行性的脊髓压迫,包括病变节段以下的感觉障碍、运动障碍、自主神经系统症状及括约肌功能障碍。

问题1 **简述脊髓的解剖。**

答 脊髓位于椎管内,重30~35 g,呈前后稍扁的圆柱形,上端平齐枕骨大孔与延髓相连,向下延为终丝,位于蛛网膜下腔内。成人脊髓全长42~45 cm,粗细不等,有颈膨大和腰膨大。从脊髓发出31对脊神经,支配运动及感觉(图14-41)。表面有3层被膜包围,由外向内依次为硬脊膜、蛛网膜和软脊膜。脊髓的血液供应来自椎动脉、前根及后根动脉(图14-42)。根据31对脊神经人为分为31个节段,分别为8节颈段、12节胸段、5节腰段、5节骶段和1节尾段。

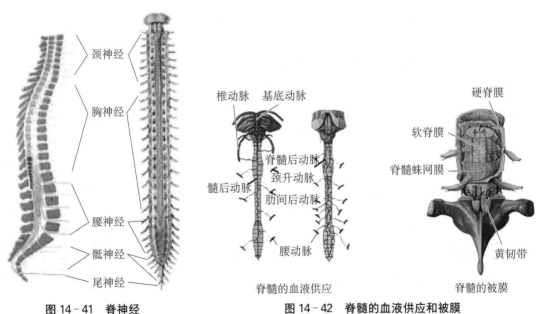

图 14-41 脊神经　　图 14-42 脊髓的血液供应和被膜

问题2 **脊髓有哪些生理功能?**

答 脊髓的活动受脑的控制,来自四肢和躯干的各种感觉冲动通过脊髓的上升纤维束传达到脑进行高级综合分析;发自脑的冲动,则通过脊髓的下行纤维束来调整脊髓神经元的活动。脊髓的感觉传导路径由浅感觉、深感觉和小脑本体感觉传导通路组成。运动支配通路由皮质脊髓束及椎体外系统。脊髓通过交感及副交感神经对血管舒张、腺体分泌发挥作用。脊髓前角细胞对其所支配的肌肉有营养作用。

问题3 深、浅感觉障碍有哪些表现?

答 (1) 深感觉:是指肌肉及关节位置觉、运动觉、震动觉。传导深感觉的神经纤维或大脑感觉中枢受损,会出现肌肉及关节位置觉、运动觉、震动觉障碍,则为深感觉障碍。

(2) 浅感觉:是指皮肤、黏膜的痛觉、温觉和触觉。传导刺激的神经纤维或大脑感觉中枢受损,出现痛、温、触觉障碍为浅感觉障碍。

问题4 髓内、髓外肿瘤临床表现的鉴别要点有哪些?

答 髓内、髓外肿瘤临床表现的鉴别要点见表 14-13。

表 14-13 髓内、髓外肿瘤临床表现鉴别要点

	髓内肿瘤	髓外肿瘤
好发部位	颈段,胸段	颈段,腰段
肿瘤性质	恶性多见	良性多见
首发症状	神经根痛少见	神经根痛多见
感觉障碍	自上而下(下行麻痹)	自下而上(上行麻痹)
括约肌障碍	出现早	出现晚

问题5 脊髓肿瘤疾病如何分期?该患者目前处于何期?

答 随着疾病发展,可分为 3 期。

(1) 刺激期:病变较小,仅引起相应结构的刺激症状,主要表现为神经根疼痛、异常感觉或节段性运动障碍。

(2) 脊髓部分受压期:病变在椎管内继续发展,脊髓受压,出现脊髓传导束障碍。

(3) 脊髓完全受压期:为晚期,压迫遍及整个横断面,表现为病变平面以下的感觉、运动完全丧失和自主神经功能障碍。

该患者目前处于刺激期。

问题6 胸椎肿瘤的临床表现有哪些?

答 胸椎肿瘤的临床表现为腰背部放射痛,少数胸腹部放射痛和束带感,上肢正常,下肢痉挛瘫痪,感觉障碍。

问题7 脊髓肿瘤的辅助检查方法有哪些?

答 MRI 是首选的检查方法,了解肿瘤血供情况可行脊髓血管造影。

问题8 脊髓肿瘤的治疗方法有哪些?

答 手术治疗为首选,对于恶性肿瘤术后应配合放疗或化疗。

> **术前:** 入院后第 2 天 15:10 分患者主诉肩背部疼痛,疼痛评分 5 分,通知医生,予对乙酰氨基酚片 1 粒口服后疼痛缓解。

问题 9　**患者为什么会出现肩背部疼痛？如何做好患者的疼痛管理？**

答　由于肿瘤压迫引起神经根疼痛。①患者入院 8 小时内，护士予 NRS 数字分级法进行首次疼痛筛查。②每天进行疼痛评估并记录。首次主诉疼痛或疼痛评分≥3 分的患者，护士及时通知医生处理。③使用药物后及时评价用药效果。

问题 10　**患者术前健康指导的要点有哪些？**

答　介绍手术成功案例，使患者积极配合治疗及护理。①指导患者练习床上解大、小便，预防术后尿潴留和排便困难。②指导患者练习深呼吸、有效咳嗽，以增加肺通气量，预防术后发生肺炎。

手术：患者在全麻下行 T1~2 髓外肿瘤切除术，术中出血约 100 ml，未输血。于 PACU 复苏后返回 NICU，GCS 15，双瞳孔等大等圆，直径 2.5 mm，对光反射均灵敏，四肢肌力均为 5 级。背部伤口敷料干燥无渗出，保留导尿通畅。予脱水、止血、抗感染等治疗。于次日返回病房。

问题 11　**患者术后观察要点有哪些？**

答　①严密观察生命体征、意识瞳孔、肌力的动态变化。在观察过程中，发现感觉障碍平面上升或下肢肌力减退，应考虑脊髓出血或水肿，必须立即通知医生采取措施。②术后可能出现因神经麻痹，对各种温、痛感觉消失或减退，应禁用热水袋，避免烫伤。③应做好疼痛评估，及时通知医生给予适当的止痛剂并配合心理疏导，减轻患者痛苦。

问题 12　**肌力如何分级？**

答　可分为 6 级。

0 级：完全瘫痪，不能做任何自由运动。

1 级：可见肌肉轻微收缩。

2 级：肢体能在床上平行移动。

3 级：肢体可以克服地心吸引力，能抬离床面。

4 级：肢体能做对抗外界阻力的运动。

5 级：肌力正常，运动自如。

问题 13　**患者术后护理要点有哪些？**

答　①改变卧位时，要保持患者的脊髓于水平位置，予以轴线翻身，避免扭曲而造成脊髓损伤。每 2 小时翻身一次，防止压疮形成。② 术后宜取侧卧位，以免伤口受压，影响血供，引起感染。③ 保持伤口敷料的清洁干燥，并指导患者不要做含胸动作以免增加伤口张力，不利于伤口愈合。④ 保持导尿管的通畅，观察尿液的颜色、性质及尿量，定时夹放引流管，以训练膀胱功能。鼓励患者多饮水，预防泌尿道感染。⑤ 指导患者早期床上活动，增加肌肉的柔韧性，防止下肢静脉血栓形成。告知患者恢复的程序，增强患者的自信心，积极主动地参与康复目标制订的全过程。⑥ 指导患者多进高蛋白、高维生素、高纤维素的易消化食物，避免辛辣饮食，保持大便通畅。

问题 14　患者术后为什么要行轴线翻身？注意事项有哪些？

答　术后翻身时保持脊椎平直,以维持脊柱的正确生理弯曲,避免躯干扭曲。

注意事项:①翻身角度不可超过 60°,防止脊柱负重增大。②要使头、颈、肩、腰、髋同时翻转,并始终保持在同一轴线上。③翻身时做好防护,防止发生坠床。

问题 15　术后如何搬运患者？

答　搬动患者时要保持脊髓水平位置,搬运时应采取三人平托法:三位搬运员同时位于患者外侧,分别托起患者头颈、躯干、下肢,保持患者身体轴线平直不扭曲,将患者轻轻放置在病床上(图 14 - 43)。

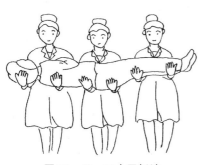

图 14 - 43　三人平托法

术后: 术后第 6 天患者出现腹胀,排便困难,经处理后患者的腹胀缓解,能够自行排便。患者拔除导尿管后,出现排尿困难、尿潴留症状。B 超检查示"残余尿>50 ml",予重新留置导尿管。

问题 16　术后出现了腹胀和排便困难,应该如何护理？

答　①指导不吃胀气食物,如奶类、豆制品、糖等,同时按摩腹部以促进胃肠蠕动。②遵医嘱予以肌肉注射新斯的明 0.5 mg 或肛管排气。③指导患者进食富含纤维素的食物,如新鲜蔬菜、水果等,必要时可使用缓泻剂通便。

问题 17　患者拔除导尿管后出现排尿困难、尿潴留是出现了什么情况？为什么会出现？有哪些临床表现？

答　患者出现了神经源性膀胱。是由于控制排尿功能的中枢神经系统或周围神经受到损害而引起的膀胱尿道功能障碍。临床表现为:①下尿路症状,如尿急、尿频、尿失禁、遗尿、排尿困难、膀胱排空不全、尿潴留等。②性功能障碍。③其他症状:便秘、大便失禁等。

问题 18　神经源性膀胱的护理要点有哪些？

答　①和患者共同制订饮水计划。②定时开放导尿管,每次排尿时做正常排尿动作,同时叩击耻骨上区。③合理安排间歇导尿。

出院: 患者伤口拆线,I/甲愈合。导尿管暂缓拔除,带管出院。下床活动自如,但肩背部疼痛感仍未完全消除,医嘱予以明日出院。病理报告示"神经鞘瘤"。

问题 19　患者的出院康复宣教内容有哪些？

答　(1) 定时夹放导尿管,开放导尿管时嘱患者做正常排尿动作,以训练膀胱逼尿肌功能。膀胱功能训练是长期的过程,鼓励患者要有足够的信心和耐心。

(2) 每日清洁尿道口 2 次,保留导尿期间多饮水,每日饮水量需 1 500～2 000 ml,达到冲洗膀胱的目的。长期留置者,需每周更换集尿袋,每月更换导尿管。若出现尿色浑浊,体温升高等情况,及时就诊。

(3) 指导患者进行定时活动四肢及肩背部肌肉以缓解疼痛不适,并告知患者疼痛可能仍会持续数月后逐渐减轻。

(4) 指导患者遵医嘱服用治疗高血压的药物,进行血压的自我检测。

(5) 保证营养的均衡摄入,多食水果和蔬菜,保持排便通畅。

(6) 定期门诊随访,如有特殊不适症状及时就诊。

(殷志雯 邱天明)

第十六节 髓内肿瘤术后并发脊髓休克

髓内肿瘤占脊髓肿瘤的20%左右,为中枢神经系统常见肿瘤之一,主要有室管膜瘤、星形胶质细胞瘤和血管母细胞瘤等,少数为先天性肿瘤、转移瘤。

脊髓休克常发生在脊髓损伤之后,是一种损伤平面以下感觉、运动、括约肌功能及病理、生理反射均丧失的临床综合征。特征是迟缓性瘫痪,肌张力下降、感觉丧失和反射消失。

现病史: 吴女士,66岁。患者半年前出现颈部酸痛感,疼痛程度与颈部活动无关,无明显恶心、呕吐等不适反应。同时患者自觉左手臂皮肤感觉异常,起初自觉发痒,无明显皮疹或发红等外观表现,后逐渐自觉为皮肤发麻,痛、温觉减退。患者起初未予重视,未曾就诊。近3个月来,患者自觉症状有所加重,外院增强MRI检查示"C2~3髓内占位"(图14-43),拟诊"C2~3髓内肿瘤"收治入院。

既往史: 高血压病病史20年,平日服用硝苯地平缓释片降压,血压控制良好。

烟酒史: 无。

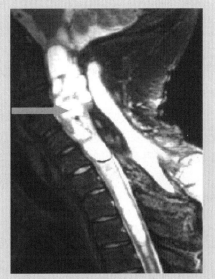

图14-44 术前MRI检查示C2~3髓内肿瘤

问题1 髓内肿瘤的临床表现有哪些?

答 髓内肿瘤的临床表现有疼痛、运动功能障碍和感觉异常。

问题2 脊髓各节段肿瘤的临床表现有哪些?

答 脊髓各节段肿瘤临床表现见表14-14。

表 14-14 脊髓各节段肿瘤临床表现

脊髓各节段肿瘤	临 床 表 现
高颈段肿瘤(C1~4)	枕颈区呈放射性痛,颈项强直,强迫头位,四肢痉挛性瘫痪,后枕部及同侧面部感觉障碍,呼吸障碍
颈膨大段肿瘤(C5~T1)	肩及上肢呈放射性痛,上肢弛缓性瘫痪,下肢痉挛性瘫痪,病灶以下感觉障碍
胸髓段肿瘤(T2~T12)	腰背部放射痛,少数胸腹部放射痛和束带感,上肢正常,下肢痉挛瘫痪,感觉障碍
腰膨大段肿瘤(L1~S2)	下肢放射性痛,弛缓性瘫痪及感觉障碍,会阴部感觉障碍,严重者有括约肌功能障碍

问题 3 患者的术前护理要点有哪些?

答 ①由于患者左手臂痛、温觉减退,护士及家属应防止患者烫伤、压伤、冻伤,禁用热水袋。②注意安全,外出要有专人陪护,防止跌倒及坠床等意外发生。③准确评估患者的疼痛情况,做好疼痛护理。④完善术前各项准备。

手术: 患者在全麻下行 C2~3 髓内肿瘤切除术,术中少量出血,未输血。患者于 17:15 在 PACU 复苏后返回 NICU,GCS 15,双瞳孔等大等圆,直径 2.5 mm,对光反射均灵敏,四肢肌力均为 5 级。23:30 患者四肢肌力降至 1 级,肌张力下降,头部以下感觉丧失,T 36.7℃,BP 112/78 mmHg,P 81 次/分,R 18 次/分。通知医生予扩容等治疗。术后第 1 天 15:10 患者四肢肌力均升至 5 级,肌张力正常,头部以下感觉恢复。

问题 4 患者术后出现肌力下降,初步判断患者出现了什么情况?临床表现有哪些?治疗原则是什么?

答 患者出现了脊髓休克。脊髓休克的临床表现为肌力、肌张力下降;感觉丧失;脊髓反射包括病理反射消失及二便功能均丧失;低血压或心排出量降低、心动过缓、体温降低及呼吸功能障碍等。

治疗原则:①扩充血容量,改善微循环。②改善细胞代谢,防止细胞损害。③改善恢复器官功能。

问题 5 患者术后可能出现的严重并发症是什么?术后护理的要点有哪些?

答 术后可能出现的严重并发症是呼吸肌麻痹。

护理要点:①严密观察患者的呼吸、血氧饱和度、GCS、四肢肌力、血压、伤口、尿量等情况的动态变化。特别要注意观察呼吸型态的变化,包括呼吸的频率和节律,观察咳嗽反射是否存在,发现异常时及时报告医生处理。②保持呼吸道通畅,鼓励有效咳嗽排痰,排痰不畅时,可予吸痰。必要时,床旁备好气管切开包和人工呼吸机。③搬动患者时要保持脊髓水平位置,应注意颈部不能过伸过屈。搬动时佩戴颈托,避免搬动造成脊髓损伤。④术后宜取侧卧位,避免伤口受压,宜睡木板床或硬垫床。⑤观察伤口皮肤有无潮红、肿胀、皮温升高,压痛明显,如出现以上情况并伴有体温升高,应及时通知医生,检查伤口情况。⑥禁用热水袋,避免烫伤。⑦做好患者与家属沟通的工作,给予针对性的心理护理与健康教育。

> **术后**：术后第2天患者返回病房后出现左侧瞳孔缩小、眼睑下垂、眼球凹陷,通知医生后未予特殊处理,后自行缓解。

问题6 患者出现的是何种症状?如何处理?

答 患者出现的是霍纳综合征,表现为患侧瞳孔缩小、眼睑下垂、眼球凹陷。一般不需处理,可自行缓解。

> **出院**：患者伤口拆线,I/甲愈合。下床活动自如,颈部酸痛感已缓解,但左手臂痛、温觉未完全恢复,医嘱出院。

问题7 如何做好患者的出院健康指导?

答 ①指导患者回家后活动时继续佩戴颈托2~3个月,卧床休息时可取下。注意颈围的高度处于颈椎的中间位置,平时避免头颈突然或快速转动,也不宜仰头、低头时间过长,以免发生意外。②指导患者选择合适的枕头,保持颈椎正常生理前凸位置,使颈部肌肉充分放松。③指导患者勿用热水袋,注意预防烫伤和冻伤。④注意环境安全,使用剪刀等锐器时,注意安全防护。⑤保持乐观的心情与均衡的营养。劳逸结合,避免过度劳累。⑥定时监测血压,遵医嘱服药,定期门诊随访。

小结

高颈段肿瘤因其解剖结构的特殊性、毗邻关系的重要性以及术后脊髓稳定性重建的复杂性使得手术难度及风险较大。术前应做好充分的准备,术后应严密观察病情变化。出现脊髓休克等情况时,应及时干预,使患者尽早恢复脊髓功能。呼吸机麻痹是高颈段肿瘤术后最严重的并发症,需注意监测患者的呼吸功能状况,做好呼吸道护理是成功治疗的关键。

(殷志雯 邱天明)

第十五章 脑脊髓血管病

第一节 脑动脉瘤

脑动脉瘤(intracranial aneurysm)是指颅内动脉壁局部异常扩大形成的一种瘤状突出，是造成蛛网膜下腔出血的首位病因。动脉瘤的发生率为0.4%～6%，男女比例为1∶1.3。其中10%～30%为多发性动脉瘤。女性患多发性脑动脉瘤的概率为男性的5倍。80%～90%非外伤性蛛网膜下腔出血由动脉瘤引起。另外，5%～15%的脑卒中原因与动脉瘤破裂出血有关。

90%患者在动脉瘤破裂出血前没有明显的症状和体征。老年人、儿童和少数成人患者无头痛，仅表现全身不适或疼痛、发热、胸背痛、腿痛、视力和听力突然丧失等。部分未破裂动脉瘤可见相应部位的占位及压迫表现。

> **现病史：** 李女士，46岁。患者1个月前无明显诱因下突然出现意识短暂丧失，晕倒在地，数分钟后自行苏醒。自诉头痛剧烈，有畏光表现。当地医院行头颅MRA检查示"前交通动脉瘤可能"，为进一步诊治收入院。
> **既往史：** 高血压病病史4年余，平日服用索他洛尔等药物降压，血压控制良好。
> **烟酒史：** 吸烟10年，平均10支/天，已戒烟1个月。

问题1　脑动脉在颅内是怎样分布的？

答　供应脑的动脉包括颈内动脉系统和椎-基底动脉系统，前者分布于大脑半球前2/3和部分间脑，后者分布于大脑半球后1/3和部分间脑、脑干及小脑。

问题2　前交通动脉和大脑动脉环有何关系？

答　大脑动脉环(图15-1)为颈内动脉与椎-基底动脉在脑底部的吻合，又称Willis环。它由左、右大脑后动脉，后交通动脉，颈内动脉，大脑前动脉及前交通动脉组成，形成脑底主要动脉间的交通结构。

问题3　颅内动脉瘤好发于哪些部位？

答　85%～95%的颅内动脉瘤发生在颈动脉系统，其中30%位于前交通动脉，25%～30%位于后交通动脉，20%位于大脑中动脉。5%～15%位于后循环系统(椎-基底动脉)，其中10%位于基底动脉，约5%位于椎动脉-小脑后下动脉。

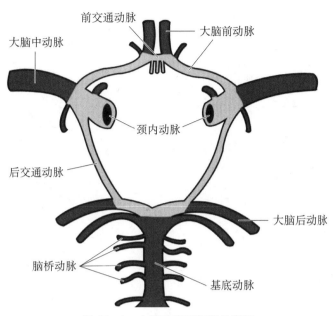

图 15-1 大脑动脉环解剖示意图

问题 4 **脑动脉瘤如何分类？其发病因素有哪些？**

答 脑动脉瘤可按动脉瘤的大小、部位、病因和病理等进行分类。发病因素见表 15-2。

表 15-1 脑动脉瘤的分类

大　　小
小型：直径≤1.4 cm
大型：直径 1.5～2.4 cm
巨型：直径≥2.5 cm
部　　位
颈动脉系统
颈内动脉：岩骨段、海绵窦、床突旁（颈眼）、后交通动脉、脉络膜前、颈内动脉分叉
大脑前动脉：A_1、前交通动脉、$A_{2\sim3}$、胼周、胼缘
大脑中动脉：M_1、$M_{2\sim3}$、$M_{3\sim4}$
椎基动脉系统
椎动脉
小脑后下动脉（中央型、周边型）
基底动脉干
小脑前下动脉（中央型、周边型）
小脑上动脉（中央型、周边型）
基底动脉分叉
大脑后动脉（中央型、周边型）

表 15-2 脑动脉瘤的发病因素

囊状动脉瘤
血流动力学
血流量增加:脑动静脉畸形、因对侧动脉阻塞、发育不良、颈动脉与基底动脉存在交通支
血压增加:主动脉狭窄、多囊肾、肾动脉纤维肌肉发育不良
血管壁结构
后天性:内弹力层变性、镰状细胞贫血、炎症、外伤、肿瘤
先天性:家族性、遗传性、Ⅱ型胶原缺失等
其他
烟雾病
巨细胞动脉炎
梭形动脉瘤
动脉硬化
遗传性
血管结构性
感染性
放射性
其他:主动脉弓狭窄、巨细胞动脉炎
层间动脉瘤
外伤
动脉硬化

问题 5　囊性动脉瘤和假性动脉瘤有什么区别?

答　囊性动脉瘤具有正常血管的内膜和外膜,但从动脉瘤颈部开始缺乏肌肉及内弹力层。假性动脉瘤的血管壁由结缔组织形成,缺少动脉壁的成分,因为它由血肿机化后形成。

问题 6　动脉瘤破裂的诱发因素有哪些?

答　举重物、情绪激动、咳嗽、屏气、用力排便、房事等是常见的诱发因素。

问题 7　动脉瘤破裂的前驱症状和体征有哪些? 前驱症状通常发生于破裂出血前多久?

答　前驱症状包括头痛、眩晕、单侧眼眶或球后痛伴动眼神经麻痹、恶心、呕吐、感觉或运动障碍等。按病理生理可分为 3 类:①微量出血或渗漏;②动脉瘤扩大;③脑缺血。半数前驱症状和体征在大出血前 1 周内发生,90% 在 6 周内发生。

问题 8　脑动脉瘤的辅助检查方法有哪些?

答　头颅平扫 CT 是目前诊断脑动脉瘤破裂引起蛛网膜下腔出血的首选方法。MRA 目前只作为脑血管造影前一种无创性筛选方法。DSA 仍是本病的经典诊断方法。经颅多普勒超声(transcranial doppler,TCD)对临床诊断蛛网膜下腔出血(subarachnoid hemorrhage, SAH)后血管痉挛有重大价值。其他检查方法还有脑脊液检查及 CT 血管造影等。

问题9 脑动脉瘤患者的常见问题有哪些？如何护理？

答 见表 15-3。

表 15-3　脑动脉瘤患者的常见问题与护理

问题	护理	预期效果
疼痛(头痛、颈/背痛，与脑膜刺激有关)	・评估头痛的类型、部位和特征 ・评估疼痛及其他脑膜刺激症状 ・翻身轻柔，避免不必要的搬动头颈部 ・按医嘱给予止痛剂 ・保持房间昏暗 ・头部冷敷或冰敷，使患者舒适	・记录疼痛特征 ・给予止痛和缓解措施 ・患者主诉疼痛缓解
感知觉、视觉改变(与脑刺激导致畏光有关)	・评估瞳孔对光反射时了解患者有无任何不适证据 ・拉上窗帘，避免强光直射，保持房间昏暗	・保持房间昏暗可有效控制畏光
受伤的风险(与癫痫活动导致继发性脑损伤有关)	・给予癫痫预防措施 ・观察、记录任何癫痫的症状 ・遵嘱给予预防性抗癫痫药	・癫痫得以预防 ・如果癫痫发生，患者不发生损伤
焦虑[与疾病和(或)预防出血的限制措施有关]	・评估患者焦虑的主观和客观证据 ・尝试辨别焦虑的特殊原因 ・尝试明确、控制或改变导致焦虑的状况 ・合适的介绍 ・安抚患者 ・根据患者的意识水平，使用图像、放松技巧或其他措施以控制焦虑 ・根据医嘱给予镇静剂	・根据患者的意识水平，能够回复、理解动脉瘤预防措施的目的 ・患者能够遵循护理计划 ・能明确焦虑的特殊原因 ・焦虑得到控制或减轻
继发性脑损伤的高风险性(与再出血或血管痉挛有关)	・增加神经系统评估的频率，以发现神经功能恶化的证据 ・一旦发现患者任何重要变化，立即报告医生 ・了解患者再出血或血管痉挛的高峰期 ・一旦发生神经功能恶化，根据治疗护理预案及时治疗缺血反应	・仔细评估患者，及时发现任何神经功能恶化的征兆 ・一旦发生神经功能恶化，医生能及时得到告知 ・及时实施治疗护理预案

问题10 患者的术前护理要点有哪些？

答 ①病房内光线柔和、安静。②给予清淡、低盐、低脂、富有纤维素的软食。③观察意识、瞳孔，警惕有无头痛或眼球后疼痛、活动障碍、失语及脑膜刺激征等出血的先兆表现。④控制血压：按医嘱监测血压(bid)，遵嘱给予依那普利片控制血压。收缩压维持在 150 mmHg 以下，平均动脉压维持在 100~110 mmHg。⑤避免血压波动、疼痛、抽搐、情绪激动等一切可能引起再出血的因素。⑥保持大便通畅。⑦预防跌倒。

患者于 4 月 25 日在局麻下行全脑血管造影术（digital substraction angiography, DSA），示"前交通动脉瘤"。

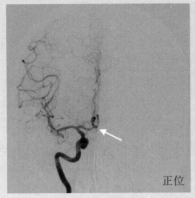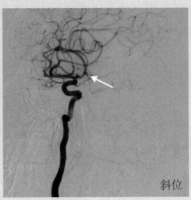

图 15-2　DSA 示前交通动脉瘤

右侧大脑前动脉主供血，其余血管未见明显异常

问题 11　如何做好 DSA 前的护理？

答　①告知患者检查目的及注意事项。检查一般为局麻，告之患者注射造影剂时可有温热感，以获得患者良好的配合。备尿壶及便盆，告知患者检查后 24 小时需在床上大、小便。②询问过敏史，如对碘或贝类过敏需告知医生。③了解患者双下肢足背动脉搏动情况，以便与术后对比。④皮肤准备，插管部位通常选股动脉，术前清洗局部皮肤包括会阴部。告知患者进入手术室后，医生可能会剃除手术区域影响操作的毛发以减少感染风险。⑤胃肠道准备：一般禁食 6 小时，不禁水，进入介入室前排空膀胱。⑥遵医嘱准备用物及药物。

问题 12　如何做好 DSA 术后护理？

答　（1）体位：遵嘱右下肢制动 12 小时。检查后 2～3 天内，禁屈髋、屈膝等上下肢角度＞90°的动作，勿剧烈活动。

（2）观察：监测患者的 GCS、瞳孔、SpO_2、生命体征及肢体活动情况。密切观察穿刺部位及其周围皮肤有无红肿、瘙痒、渗血。每 0.5 小时测足背动脉搏动及足温一次，连续 8 次。如患者主诉头晕、头痛，有呕吐、失语、短暂的意识障碍、肌力下降，下肢动脉搏动减弱或不清、温度过低等异常表现，或穿刺局部异常，均应立即通知医生。

（3）饮食：遵医嘱禁食 6 小时后予以半流质饮食。

手术：患者在全麻下行颅内动脉瘤夹闭术，使用一枚弯形永久阻断夹夹闭动脉瘤颈，术中多普勒证实夹闭完全，载瘤血流通畅。术中出血约 400 ml，未输血。

问题 13　脑动脉瘤的手术治疗方法有哪些？

答　①开颅手术：包括动脉瘤直接夹闭（切除）手术、包裹或加固动脉瘤手术、动脉瘤孤立术、近端结扎+旁路血管重建术、动脉瘤切除术并血管重建术等。②血管内介入手术。

问题 14 什么是脑动脉瘤直接夹闭手术？

答 用特制的动脉瘤夹夹闭动脉瘤颈使其与脑血液循环隔离,阻止动脉瘤的再出血和增大。

术后： 患者于 PACU 复苏后返回 NICU,GCS 15,双瞳孔等大等圆,直径 2.5 mm,对光反射灵敏,头部伤口敷料弹力帽固定,负压球引流液为血性,保持导尿管通畅。予脱水、止血、抗感染、抗癫痫、防止脑血管痉挛、降压等治疗。次日行床旁 CT 无异常(图 15-3),返回病房。

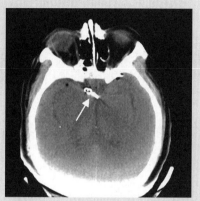

图 15-3　移动 CT 检查示术后改变

箭头所指处为动脉瘤夹

问题 15 术后护理要点有哪些？

答 ①病情观察,突发意识状态改变的患者,需考虑有无再出血、癫痫、脑积水、脑缺血或脑血管痉挛的可能。②控制血压。③按医嘱给氧、镇痛、止吐。④保持水、电解质平衡：按医嘱补液,准确记录 24 小时出入量。维持中心静脉压 5～12 cmH$_2$O,防止低钠血症,以免加重脑水肿。

问题 16 可能发生的主要并发症有哪些？如何护理？

答 患者术后可能出现继发性出血。护理措施如下：①遵医嘱观察 GCS、瞳孔、SpO$_2$、生命体征,并及时记录,尤其是血压的变化。观察伤口有无渗血、渗液。负压球引流期间,记录负压引流的色、质、量。②保持病房安静,限制探视人员,防止患者情绪波动。③治疗及护理操作分散,避免集中操作导致颅内压增高。④遵医嘱监控血压,静脉使用降压药控制血压≤150/90 mmHg。⑤保持大便通畅,勿屏便。如有便秘,按医嘱给予对症治疗。⑥按医嘱予以镇静,术后 2 天内肌肉注射苯巴比妥钠 0.1 g,q8h。⑦预防呕吐,如患者主诉恶心或呕吐,遵嘱予肌肉注射甲氧氯普胺注射液。

问题 17 静脉注射尼莫地平的作用和注意事项有哪些？

答 尼莫地平用于预防和治疗动脉瘤性蛛网膜下腔出血后脑血管痉挛引起的缺血性神经损伤。静脉注射尼莫地平需注意以下几点：①尼莫地平含有 23.7%乙醇,应在用前询问患者有无乙醇过敏史。②注意监测患者的血压情况,有无头痛主诉。低血压(收缩压＜100 mmHg)患者慎用。③严格控制输入速度,一般 2～6 ml/h 静脉推注泵 24 小时持续输注。④宜选择大静脉注射，使用三通阀与其他补液联合滴注，以减轻药液对血管的刺激。不可与其他药品直接混合。如出现静脉炎及时予以局部药物的湿敷。如50%外用硫酸镁、三圣散药膏等药物。⑤输液前后要了解患者血压变化并予以记录，如输液过程中出现面色潮红、发热或血压过低、头痛、头晕、胃肠道不适等现象，应调慢滴速并及时通知医生，必要时停用。⑥尼莫地平易被聚氯乙烯（PVC）吸收，因此应采用自带的聚乙烯（PE）输液管。药物具有轻微光敏性，应避免在太阳光直射下使用。如果在散射性日光或人工光源下使用时间＜10小时，则不必采取特殊的保护措施，否则必须使用避光注射器。

> 出院：患者 GCS 15，能下床活动，除天冬氨酸转氨酶（AST）91 U/L（正常值 15～46 U/L）略有增高，余血常规、生化指标均正常，伤口拆线后出院。

问题 18 如何做好患者的出院康复宣教？

答 ①饮食上忌暴饮暴食，宜清淡、少盐、低脂饮食。多食水果和蔬菜，保持排便通畅。②戒烟。③药物指导，坚持服用治疗高血压的药物，指导患者进行血压自我检测。④头部切口的保护与清洁。拆线后可以用无香料洗发液（如婴儿洗发液）洗发，洗发时动作轻柔，勿搔抓及摩擦切口。切口处如有血痂，不可剥脱，待其自然脱落。术后 3~4 周切口痊愈后可戴假发或帽子，但要保证清洁。术后 4 周内勿浸泡切口（如游泳），切口愈合后 1个月内不可使用护发产品，如护发素、喷雾或油。3 个月内勿染发或烫发。如有切口红肿、疼痛或渗漏等症状及时复诊。⑤劳逸结合，尽量从事一些力所能及的工作，避免强化患者角色。但勿从事重体力劳动及剧烈的体育运动。⑥3 个月后门诊随访，期间如发生不适症状及时就诊。

（金煜峰 安庆祝）

第二节 脑动脉瘤破裂出血术后继发股动脉假性动脉瘤

动脉瘤性蛛网膜下腔出血（aneurysmal subarachnoid hemorrhage，aSAH）——已破裂动脉瘤（ruptured intracranial aneurysm，RIA），是一种严重危害人类健康的脑血管疾病，占所有自发性蛛网膜下腔出血（subarachnoid hemorrhage，SAH）的 85% 左右。其发病率在世界范围内差别较大。除外芬兰和日本两个高发地区，公认的全球发病率约为每年 9.1/10万。首次发病的平均年龄为 50~60 岁，女性的发病率为男性的 1.6 倍，但这种趋势在 50 岁后才明显。

突发剧烈头痛是 aSAH 最常见的症状，常被患者描述为此生最为剧烈、呈炸裂样并立刻达到最强程度的头痛。可伴有恶心、呕吐、颈项强直、畏光、短暂性意识丧失或局灶性神经功能障碍（如颅神经麻痹症状）。另外，高达 20% 的 aSAH 患者伴有各种类型的癫痫发作，相关的危险因素包括前交通动脉瘤或大脑中动脉瘤，伴有高血压及合并脑内血肿。

根据统计，SAH 后 6 个月内再出血的累积风险为 50%，之后 10 年再出血风险降低至每年 3%，约 2/3 的患者因迟发再出血死亡。尽管内、外科治疗取得了很大进展，动脉瘤破裂仍有较高的病死率（约 1/3）和致残率（1/6）。超过 50%幸存者有长期神经功能缺陷，比如认知障碍、情绪障碍、疲倦及执行力障碍等，无法恢复到发病前的正常功能状态。

> **现病史**：陈先生，51 岁。患者 3 天前在无明显诱因下出现头痛，伴恶心、呕吐。当地医院急诊头颅 CT 检查示"SAH"，立即转院急诊。复查 CT 检查示"右额颞叶交界处血肿，SAH，脑室少量积血"，头颅 CTA 检查示"右侧大脑中动脉动脉瘤，左侧大脑中动脉 M1 段夹闭术后改变"。为进一步治疗由急诊收入院。
> **既往史**：11 年前因左侧大脑中动脉瘤破裂于我院行"动脉瘤夹闭术"；高血压病病史 7 年，血压最高达 160/95 mmHg，平日服用尼莫地平片降压，血压控制良好。
> **烟酒史**：吸烟约 30 年，近 2 年断续戒烟未成功，现每周 1 包左右；不嗜酒，节假日偶尔饮用黄酒或葡萄酒。

问题1 何谓新发脑动脉瘤？有哪些危险因素可导致新发动脉瘤？

答 新发脑动脉瘤指在与原来脑动脉瘤解剖上无关的部位发生新的（*de novo*）动脉瘤，年患病率 0.37%～4.15%。危险因素：①女性；②吸烟，每天吸烟数量比烟龄更重要；③高血压；④家族史；⑤多发性脑动脉瘤；⑥一侧颈动脉闭塞。

问题2 大脑中动脉瘤的临床表现有何特征？

答 多为无症状动脉瘤，40%患者动脉瘤破裂出血。脑缺血症状，如卒中和短暂性脑缺血发作（transient ischemic attack，TIA）较其他动脉瘤多见。

问题3 何谓自发性 SAH？常见病因有哪些？

答 自发性蛛网膜下腔出血是指非外伤性颅内血管破裂后，血液进入蛛网膜下腔。最常见的病因为颅内动脉瘤和动静脉畸形破裂，其次是高血压脑出血等。

问题4 SAH 的并发症有哪些？

答 （1）神经系统并发症：迟发性缺血性障碍（delayed ischemic deficits，DID），又称症状性脑血管痉挛；再出血；脑积水。

（2）其他系统并发症：主要有水、电解质紊乱，高血糖及高血压；91%患者可有心律失常；深静脉血栓形成、胃肠道出血、肺炎和肺水肿等。

问题5 何时是再出血的高发时段？其相关因素有哪些？

答 首次出血 1 个月内有 20%～30%的再出血可能，尤其出血后 24～48 小时内是再出血高峰期。动脉瘤再出血的相关因素包括：病情重、未能得到早期治疗、入院时即出现神经功能缺损、早期意识状态改变、先兆头痛（>1 小时的严重头痛，但未诊断出 aSAH），动脉瘤体积较大和收缩压>160 mmHg 等。

问题 6 脑动脉瘤破裂出血的紧急处理措施有哪些？

答 患者应在专科或外科重症监护室密切监护。病室安静，光线偏暗，避免额外刺激；绝对卧床 14~21 天，床头抬高 15°~30°；低渣饮食，轻缓泻剂保持大便通畅；镇静镇痛；止血；控制血压；维持正常血容量，防治低血容量导致 DID；预防及治疗系统并发症。

问题 7 应如何对患者进行监测？

答 评估患者的 GCS、瞳孔、生命体征、心电图、SpO_2 及四肢活动情况，监测间隔不应超过 1 小时。维持稳定的呼吸、循环系统功能，一方面为后续的手术治疗赢得时间，一方面有助于及时发现再出血。了解头颅 CT、出/凝血时间等化验结果。警惕 DID 先兆可能，如意识障碍加重、外周血白细胞计数持续增高、持续发热等，出现大脑中动脉综合征（失语、偏瘫、感觉减退或偏盲等）。预防系统并发症，观察有无水及电解质紊乱、高血糖、心律失常、深静脉血栓形成等症状。

DSA+栓塞： 患者在局麻下行全脑 DSA 检查，示"右侧大脑中动脉瘤，左侧大脑中动脉瘤夹闭术后，未见明显复发"。医生与患者家属沟通、交代病情后，最终决定行动脉瘤栓塞术。遂于当天全麻下行"支架辅助下右侧大脑中动脉瘤栓塞术"。复查造影显示动脉瘤基本不显影，载瘤动脉通畅。拔鞘后予血管封堵器封堵止血妥当，麻醉复苏后返回术后护理室。予以抗感染、扩容、脱水、防止脑血管痉挛、预防癫痫等对症治疗。

问题 8 动脉瘤破裂出血行栓塞术后可能有哪些并发症？

答 动脉瘤破裂出血行栓塞术的患者，需警惕以下并发症：脑积水、下丘脑功能障碍、癫痫、心律失常、造影剂反应、感染、动脉夹层、假性动脉瘤、动脉闭塞、腹股沟血肿、血栓栓塞、与线圈、支架、球囊相关的破裂出血。

问题 9 什么是血管封堵器？有何优点？目前血管封堵器有哪些类型？

答 又称为血管闭合器（vascular closure device，VCD），是一种血管封闭装置。传统上，当介入导管退出动脉后，应用人工压迫法进行穿刺点的止血，其止血相关并发症率在诊断性 DSA 时为 0~1.1%，介入治疗时上升至 1.3%~3.4%。与人工压迫止血相比，VCD 的出血及其他穿刺并发症率无明显降低，但显著缩短制动时间，增加患者的舒适度，促进早期活动。狭义上，VCD 指使用机械密封原理以达到立刻止血目的的设备。如单独缝线、单独血管外胶原、缝线与血管外胶原综合设备、外科钉或夹子等。广义上，VCD 还包括能增强人工压迫作用的辅助被动设备。如表面涂有促血栓形成材料的体外补丁、血栓形成闭合线设备、辅助压迫器械、沙袋和加压敷料等。

问题 10 患者的术后护理要点有哪些？

答 常规观察股动脉伤口敷料情况，双侧足背动脉搏动、皮肤温度及末梢血运情况，每半小时一次，连续 8 次。了解患者的血常规、出/凝血时间、D-二聚体等化验结果。了解患者动脉瘤栓塞术的过程，有无使用支架，是否使用 VCD 以及类型。该患者系在支架辅助下行栓塞术,术后按医嘱使用抗凝剂低分子肝素钠 4 100 IU 皮下注射 q12h。应警惕局部出血的可能,给予相应宣教。术后采用 VCD 封堵,嘱患者穿刺侧肢体伸直平卧 8 小时,术后 2~3 天伸髋静卧。避免升高腹压的行为,如剧烈咳嗽、挣扎起床等。

术后:术后第 5 天发现患者右腹股沟穿刺点有波动性肿块,边界清,足背动脉搏动正常。B 超检查示"右腹股沟假性动脉瘤并血栓形成"。抽血查血常规和出/凝血时间结果见表 15-4。

表 15-4 血常规和出/凝血时间结果

项目	正常值	术后第 5 天	术后第 9 天
部分凝血活酶时间(秒)	20.3~32.3	32.3	36.10
D-二聚体(FEUmg/L)	≤0.55	3.70	1.72
纤维蛋白原降解产物(μg/ml)	<5.0	29	6.30
纤维蛋白原定量(g/L)	1.8~3.5	2.87	3.11
凝血酶原时间(秒)	9.6~12.2	12.80	12.30
国际标准化比率	0.88~1.12	1.17	1.13
凝血酶时间(秒)	14.0~21.0	13	13.90
中性粒细胞(%)	45.0~70.0	84.70	81.7
红细胞计数($\times 10^{12}$/L)	4.00~5.50	3.75	3.36
血红蛋白(g/L)	120~160	110	108
白细胞计数($\times 10^9$/L)	4.5~11.0	7.93	7.43
淋巴细胞(%)	20.0~45.0	9.80	9

问题 11 股动脉假性动脉瘤的发生概率有多少?有哪些独立危险因素?

答 股动脉假性动脉瘤在诊断性 DSA 时的发生率为 0.1%~0.2%,介入治疗时的发生率为 3%~5%。独立危险因素包括低位(股骨头下方)穿刺、大尺寸鞘及使用抗凝剂。

问题 12 股动脉假性动脉瘤有何临床表现?如何治疗?

答 表现为股动脉穿刺点疼痛、有脉动的团块,听诊有杂音。直径<2 cm 的假性动脉瘤常自动愈合,直径>2 cm 者需行 B 超引导下凝血酶注射或压迫,必要时需手术修补。

问题 13 患者发生急性下肢动脉血栓形成的可能原因是什么?急性下肢动脉血栓形成有哪些典型的临床表现?

答 约 2% 应用 VCD 的患者可能并发急性下肢动脉血栓形成。临床表现为"6p"征,即疼痛(pain)、麻木(paresthesia)、苍白(pallor)、无脉(pulseless)、运动障碍(paralysis)和冰冷(poikilothermia)。

问题 14 请简述该患者假性动脉瘤合并急性下肢动脉血栓形成期间的观察和护理要点。

答 假性动脉瘤合并血栓形成期间,每 15～30 分钟观察团块大小,评估穿刺侧肢体的皮温、动脉搏动、感觉等。如肢体变冷、苍白、疼痛或感觉障碍加重,应立即通知医生。

抬高床头使患肢低于心脏水平 15°左右,以防止体位性缺血及栓子逆流。患肢加盖棉被保暖,切忌用手按摩患肢以免血栓脱落造成肺栓塞。按医嘱给予止痛药,减轻患者的疼痛。做好急诊行取栓术的准备。

血管外科手术: 术后第 10 天,在全麻下行"腹动脉探查＋股动脉成形术＋血肿清除术"(图 15-4),术中发现动脉瘤位于股总动脉分叉处下方 3 cm,约 4 cm×5 cm 大小,内有大量的凝血块,破口位于股浅动脉外侧,约 0.5 cm×0.5 cm 大小,有喷射性的血流。术中留置负压球一个,出血约 280 ml,输血浆 400 ml,局部切口用自粘式弹力绷带加压包扎。术后右侧下肢腘动脉和足背动脉搏动好。继续预防感染,营养支持及对症处理。1 月 17 日拔除负压球。

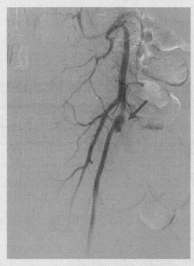 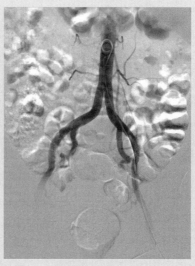

A:右腹股沟假性动脉瘤并血栓形成　　　　B:股动脉成形术后

图 15-4　右腹股沟假性动脉瘤并血栓形成股动脉成形术前、后血管造影

问题 15 取栓术后的观察和护理要点有哪些?

答 室温 22～24℃,被服干燥,避免寒冷、潮湿等不良刺激。患肢平置,低于心脏平面 15°。给予患者高浓度、大流量氧气吸入,嘱患者大量饮用清水,以避免再灌注损伤的可能。

密切观察患肢皮肤温度、颜色、疼痛程度及足背动脉搏动等情况。若皮温下降,应及时通知医生复查 B 超;负压球引流量大或局部血肿,需配合医生做好清创止血的准备;如患肢肿胀、张力增加、浅静脉怒张或酱油色尿等,提示动脉缺血性再灌注综合征可能;警惕筋膜室综合征的征兆,如下肢剧烈疼痛、肌肉坚硬有触痛、感觉和运动功能的失调。

出院: 患者 GCS 15,语言流利,四肢肌力 5 级。查血中性粒细胞 68.60%,红细胞计数 3.21×10^{12}/L,血红蛋白 104 g/L,白细胞计数 5.98×10^9/L。次日出院。

问题 16 请简述患者的出院指导内容。

答 患者的出院指导包括以下几个方面。

（1）健康生活方式：保持情绪稳定，保证睡眠。戒烟。养成定时排便的习惯，保持大便通畅。

（2）饮食：宜选择低脂低盐、含充足蛋白质和丰富维生素的饮食，如多食谷类和鱼类、新鲜蔬菜和水果；少吃糖类和甜食；限制钠盐（<6 g/d）和动物油的摄入，忌辛辣油炸食物。

（3）活动：患肢活动以不引起疼痛、疲劳为原则并逐渐增加活动量。裤子不宜过紧，以免影响血液循环。按摩小腿肌肉，促进深静脉血液回流，防止深静脉血栓形成。

（4）药物：按医嘱口服降压药，指导自我血压监测。支架辅助栓塞后需继续按医嘱服用阿司匹林及氯吡格雷至少 3 个月，下肢动脉取栓术后也需要服用抗凝药物。应严格掌握用药剂量，按医嘱服药，定期复查凝血功能。告知患者弹簧圈栓塞术后头痛通常是暂时性的，持续数天至数周，可根据医嘱使用止痛药物。

（5）终身随访：12 个月后复查 DSA。告知封堵器的类型，避免 3 个月内再次使用。如有不适，如头痛、呕吐、偏瘫、局部出血点等，及时就诊。

> **小结**
>
> 动脉瘤破裂后的不良预后与以下多种因素有关：①疾病相关事件（如再出血、DIC、脑积水）；②治疗相关因素（外科手术或血管内治疗并发症）；③长期卧床引起的并发症。动脉瘤破裂本身可以引起应激性高血糖、心肺并发症以及血液凝固性增加，这些独立于出血严重程度或代谢综合征的因素，可能增加预后不良的风险。对于高风险疾病，护士应注重全面的全程评估，严密观察病情，尽早发现各类不良事件的征兆。更要善于运用循证工具分析总结，给予针对性护理，使患者早日回归社会。

（石卫琳　安庆祝）

第三节　脑动静脉畸形

脑动静脉畸形（arterio-venousmalformation，AVM）是指脑的动脉和静脉之间保持原始交通、毛细血管的发育发生障碍的情况下所形成的异常血管团。脑 AVM 是最多见的脑血管畸形，男女比例为 1.3∶2.1。80% 在 11～40 岁发病，最多见于 20～30 岁青年。脑 AVM 可发生于脑的任何部位，90% 以上位于幕上，病灶在左、右侧半球的分布基本相等。

脑 AVM 常以颅内出血和脑盗血引起的症状起病。出血一般多发生于青年人，表现为剧烈头痛伴呕吐;不同程度的意识障碍;颈项强直等脑膜刺激症状、颅内压增高征或偏瘫、偏身感觉障碍等神经功能损害表现。额叶、顶叶及颞叶的 AVM,癫痫发作最多见,尤其是大型、大量盗血的患者。50%以上的患者有长期头痛史。较大的脑 AVM,因大量脑盗血引起的脑缺血,可出现进行性神经功能障碍的表现。

> **现病史:** 王先生,44 岁。患者头痛 2 个月余,同时伴有频发(2～3 次/天)四肢抽搐。当地医院予以丙戊酸钠口服对症治疗,癫痫症状已缓解。行头颅 MRI 检查示"右颞血管流空影,提示 AVM 可能"。为进一步治疗,由门诊收入院。
> **烟酒史:** 吸烟 20 年,平均 10 支/天。

问题 1 脑血管畸形有哪些类型?

答 脑血管畸形是一种先天性脑血管发育异常,分为脑 AVM、海绵状血管瘤、静脉畸形、毛细血管扩张症及混合症,其中以脑 AVM 最多见。

问题 2 脑 AVM 的发病机制是什么?

答 AVM 病灶中动、静脉之间缺少毛细血管结构,动脉血直接流入静脉,血流阻力骤然减少,导致局部脑动脉压下降、脑静脉压增高,于是产生一系列血流动力学的紊乱和病理生理过程。

问题 3 什么是脑盗血?其严重程度如何?

答 由于动、静脉之间短路,病变邻近的脑动脉血直接流向压力低的静脉,使脑动脉压骤降,引发病变周围脑组织得不到应有灌注,发生盗血现象。盗血的严重程度与 AVM 的大小有关。畸形血管团越大,盗血量越大,脑缺血的程度越重。严重的缺血可引起癫痫或 TIA 或进行性神经功能缺失,如躯体感觉障碍或偏瘫等。

问题 4 脑 AVM 如何按 AVM 团大小分类?

答 (1) 小型:最大径<2.5 cm。
(2) 中型:最大径为 2.5～5 cm。
(3) 大型:最大径>5 cm。
(4) 巨大型:最大径>6 cm。

问题 5 脑 AVM 如何分级?

答 (1) 史玉泉 AVM 四标准分级法:根据脑血管造影所示,将 AVM 的大小、部位、供血动脉和引流静脉等 4 项因素各分为 4 个等级,给予评分。详见表 15-5。
(2) Spetzler-Martin 评分:是目前最常用的 AVM 分级方法,以 AVM 所在区是否有明显的神经学功能、引流静脉的模式和 AVM 血管团的最大直径为主要指标,总分 5 分。详见表 15-6。

表 15-5 史玉泉分级法标准

项目	Ⅰ级	Ⅱ级	Ⅲ级	Ⅳ级
大小	小型,直径<2.5 cm	中型,2.5~4.9 cm	大型,5~7.5 cm	大型,>7 cm
部位和深度	表浅,非功能区	表浅,在功能区	深部,包括大脑半球内侧面,基底节	涉及脑深部重要结构,如脑干等
供应动脉	单根大脑前或大脑中动脉的表浅支	多根大脑前或大脑中动脉的表浅支或其单根深支	大脑后动脉或大脑中和大脑前动脉深支,椎动脉分支	大脑前、中、后动脉都参与
引流静脉	单根,表浅,增粗不明显	多根,表浅,有静脉瘤样扩大	深静脉或深、浅静脉都参与	深静脉,增粗曲张呈静脉瘤

表 15-6 Spetzler-Martin 评分

项目		评分
体积	<3 cm	1
	3~6 cm	2
	>6 cm	3
引流静脉	仅有脑表面静脉	0
	有深部静脉	1
邻近脑组织是否为重要脑功能区	否	0
	是	1

问题 6 脑 AVM 的辅助检查方法有哪些?

答 (1) 头颅 CT:对急性蛛网膜下腔出血和出血性卒中的敏感性超过 90%。

(2) 头颅 MRI 和 MRA 检查:对于后颅窝的 AVM 诊断明显优于 CT 扫描。

(3) DSA:是诊断 AVM 的"金标准"。

(4) 三维计算机断层扫描血管造影(three-dimensional computed tomography angiography,3D-CTA)和磁共振血管成像(magnetic resonanceangiography,MRA)检查:能清晰显示 AVM 血管团、主要供血动脉和引流静脉。

问题 7 脑 AVM 的治疗方法有哪些?

答 主要有 AVM 病灶切除术、血管内介入栓塞术和立体定向放射外科治疗。

问题 8 脑 AVM 切除术的手术适应证有哪些?

答 有下述情况之一,且造影检查确定畸形血管可以切除:①自发性蛛网膜下腔出血史;②癫痫频发,药物治疗效果不佳;③有进行性神经功能定位性损害症状或智力减退(盗血综合征);④合并颅内血肿或颅内高压;⑤脑血管造影显示 AVM 适合于手术切除。

问题 9 脑 AVM 切除术的手术禁忌证有哪些?

答 ①脑深部、内囊、基底节、脑干等处的 AVM;②广泛性或多发性 AVM;③偶然发现,无症状者;④60 岁以上老年人,伴有心、肾、肺等严重疾病。

问题 10 患者术前护理要点有哪些?

答 (1) 病情观察:观察患者生命体征、意识、瞳孔,以及有无头痛加剧、恶心、呕吐、肢体活动异常等情况。

(2) 疼痛评估:按医嘱口服对乙酰氨基酚对症治疗。如疼痛加剧,及时通知医生,准备CT检查。

(3) 控制血压:禁止一切可致血压升高因素,如情绪激动、便秘、剧烈咳嗽等。患者入院时血压 132/80 mmHg,按医嘱监测血压(bid),控制血压<140/90 mmHg。

(4) 预防癫痫发作:按时按量遵医嘱予口服丙戊酸钠缓释片,并监测血药浓度。

(5) 安全护理:预防跌倒等意外事件发生。

(6) 术前准备:嘱患者戒烟,予 DSA 检查及手术前护理准备及宣教。

患者在局麻下行 DSA,示"右颞叶 AVM"(图 15-5)。

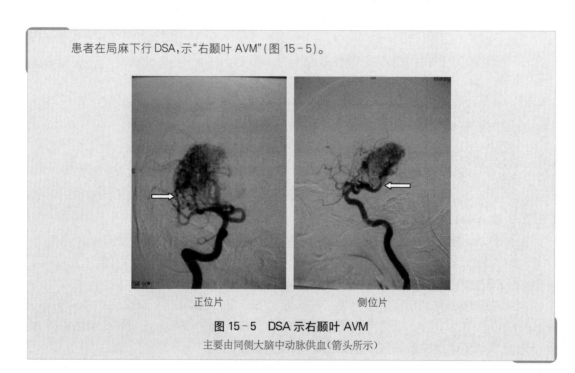

正位片　　　　　　侧位片

图 15-5　DSA 示右颞叶 AVM
主要由同侧大脑中动脉供血(箭头所示)

问题 11 AVM 患者 DSA 特征性表现有哪些?

答 ①团状、结节状畸形血管团;②增粗、增多的供血动脉;③早期显现、扭曲、扩张的引流静脉以及伴发的脑内血液分流现象等。

手术:患者在全麻下行右颞 AVM 切除术,术中结扎供血动脉,将畸形血管团完全切除。复查 DSA 证实病灶全切,引流静脉不显影,供血动脉显影较术前明显。皮瓣下留置负压球。术中失血约 600 ml,输红细胞悬液 400 ml。

术后:患者于 PACU 复苏后返回 NICU,GCS 15,双瞳孔等大等圆,直径 2 mm,对光反射灵敏。头部伤口敷料弹力帽固定,负压球引流液为血性,保留导尿通畅。予脱水、止血、抗感染、抗癫痫、扩容等治疗。术后第 1 天返回病房。

问题 12 患者术后观察要点有哪些？

答 （1）病情观察：密切观察患者生命体征及瞳孔的变化，若出现意识障碍或神经功能障碍表现，如头痛、头晕、恶心、眼痛、颈部僵痛、烦躁不安等，或负压引流短时间引流出鲜红色血性液体，应及时通知医生，必要时配合 CT 检查以明确颅内是否发生出血或水肿。

（2）控制血压：遵嘱控制术后血压＜140/90 mmHg，防止血压剧烈波动。

（3）准确记录出入量，保持出入量平衡，监测电解质。

（4）预防癫痫发作：遵医嘱使用丙戊酸钠静脉维持。

（5）伤口护理：保持伤口敷料清洁干燥、观察有无渗血渗液。

出院： 患者 GCS 15，BP 135/80 mmHg，偶有头晕，能下床活动。血常规、生化指标均正常。伤口拆线Ⅰ/甲愈合。医嘱予以出院。

问题 13 患者的出院康复宣教有哪些内容？

答 ①手术切口护理。②监测血压，维持正常血压，避免情绪激动，戒烟。③按时按量服用丙戊酸钠缓释片，指导患者勿自行停药、减量。④加强营养，饮食宜富含蛋白质、维生素的易消化食物。保持排便通畅。⑤适度进行康复锻炼，勿剧烈运动及从事高强度劳动。⑥3个月后门诊随访 MRI。若头晕症状加重，及时就诊。

（张艳蓉　安庆祝）

第四节　脑动静脉畸形介入术后脑出血

脑 AVM 在形态学上由供血动脉、异常血管团及引流静脉三部分组成。供血动脉一至多支，管径明显大于该区域的正常动脉。引流静脉扭曲而扩张，可膨大成瘤样，静脉内可见鲜红的动脉血和血流旋涡。临床上没有颅内出血症状的 AVM，在周围的变性组织中常有陈旧出血的痕迹。由于 AVM 组织解剖学的异常造成血流动力学的长期紊乱，而后者又促使组织病理学的进一步改变，这种渐变过程是多数患者到 20 岁以后才突然出现症状或症状加重的重要因素。

AVM 大小与出血危险有一定相关性。小型 AVM（直径＜2.5 cm）的出血率相对较高。相反，大型 AVM（直径＞5 cm）血管壁破裂的机会则较小。AVM 的部位与出血也有一定关系，深部病灶如位于脑室、基底节、丘脑等处出血率高于大脑半球 AVM。

现病史： 李女士，32 岁。患者因间歇性头痛 10 余年，于 3 个月前及本月各发生一次癫痫，伴意识丧失。行头颅 MRI 检查示"右额顶巨大 AVM"。为进一步治疗，由门诊收入院。

用药史： 丙戊酸钠片、卡马西平。

既往史： 无。

烟酒史： 无。

问题 1 脑 AVM 引起癫痫发作的风险有多大？

答 脑 AVM 可能引起局灶性和(或)继发性全身性癫痫发作。研究显示,5 年内发生首次癫痫发作的风险为 8%。自发性颅内出血或局灶性神经功能缺损会使癫痫发作风险增高到 23%。年龄较小、位于颞部、皮质受累和畸形血管团直径>3 cm 会增高癫痫发作风险。首次癫痫发作后发展为癫痫的 5 年风险率为 58%。

问题 2 为何 AVM 患者会出现颅内压增高症状？

答 AVM 本身没有占位效应,但也有不少患者表现为颅内压增高征。因为 AVM 导致脑静脉压增高,阻碍周围脑组织的静脉回流而使脑组织淤血、水肿,颅内压增高。如影响脑脊液循环通路,引起阻塞性或交通性脑积水,也可致颅高压。此外,出血引起的脑内血肿及血肿周围的脑水肿也是颅内压增高的重要原因。

6 月 20 日,患者在局麻下行 DSA,示"右额顶巨大 AVM"(图 15-6)。

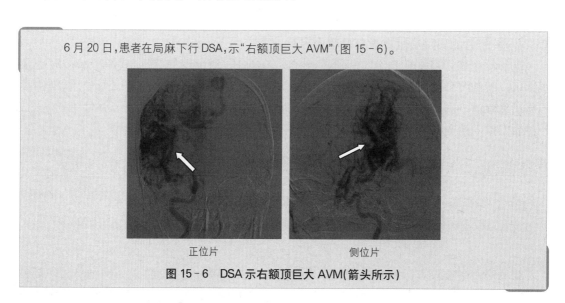

图 15-6　DSA 示右额顶巨大 AVM(箭头所示)

问题 3 怎么看患者的全脑血管造影？

答 造影可见右侧大脑中动脉向一团块状不规则的畸形血管病灶供血,同时有扩张、扭曲的引流静脉早期显现,大脑皮质 AVM 的引流静脉汇入上矢状窦。畸形血管团散在弥漫性分布在右侧额顶颞叶。

手术: 患者在全麻下行 AVM 栓塞术,术中向畸形血管团内注射 Onyx 胶 3 ml。术后返回 NICU,GCS 15,双瞳孔等大等圆,直径 2 mm,对光反射灵敏。四肢活动好。给予防血管痉挛、止血、抗感染、抗癫痫、扩容等治疗。术后第 1 天返回病房。

问题 4 AVM 栓塞治疗适应证是什么？

答 ①有蛛网膜下腔出血或脑出血、不可控制的癫痫、神经功能障碍等。②脑深部 AVM(位于基底节区、内囊、间脑、脑干等处);功能区 AVM(语言区、运动区等)。③直径>3 cm;高血流量;伴发动脉瘤易致出血;准备立体定向放射治疗和(或)显微外科手术。

问题 5 栓塞治疗的常见并发症有哪些?

答 栓塞治疗最常见的并发症是脑出血和缺血性卒中。缺血性卒中的原因包括导管插入术引起的血栓栓塞并发症和非靶血管栓塞。脑出血则可能是血管壁受损或 AVM 破裂所致。

问题 6 患者的术后护理要点有哪些?

答（1）制动:术后遵嘱右下肢制动 12 小时,观察足背动脉搏动情况、伤口敷料及足温。

（2）病情观察:每 2 小时一次观察生命体征及瞳孔的变化,如出现意识障碍或神经功能障碍表现,应及时通知医生。

（3）保护下肢静脉:禁止下肢静脉穿刺。

（4）饮食护理:手术当天禁食,术后第 1 天可遵嘱进食半流质饮食。

（5）血压管理:遵嘱术后血压维持在收缩压 110～120 mmHg,舒张压 60～70 mmHg,并保持匀速补液。当患者血压升高(≥120/70 mmHg)时,遵嘱给予降压治疗。告知患者避免导致血压显著波动的因素,如情绪激动、便秘及剧烈咳嗽等。

（6）预防癫痫:遵嘱应用抗癫痫药物,预防癫痫发生。

（7）活动:术后 2～3 天内,禁屈髋、屈膝动作,勿剧烈活动。

> **术后:** 术后第 2 天,患者 GCS 15,双瞳孔等大等圆,直径 2 mm,对光反射灵敏。主诉左侧肢体麻木、无力,测 BP 150/95 mmHg,左侧肢体肌力 3 级,立即通知医生。急头颅 CT 检查示"右侧顶叶高密度影"。遵医嘱鼻导管吸氧 2 L/min,予止血、抗癫痫治疗,调整尼莫地平微泵 2 ml/h 维持。

问题 7 目前患者发生了哪项并发症,如何护理?

答 患者发生了 AVM 栓塞术后颅内出血。护理措施如下。

（1）病情观察:每小时一次观察生命体征、意识、瞳孔及肢体运动反应,倾听李女士的主诉。如出现意识障碍或神经功能障碍加重表现,应及时通知医生。

（2）体位:绝对卧床休息,床头抬高 15°～30°。协助翻身,左侧肢体放置功能位。

（3）血压管理:监测血压变化,控制血压＜120/70 mmHg,遵医嘱予静脉使用尼卡地平降压,输液泵控制滴速。

（4）保证呼吸道通畅:予 2 L/min 鼻导管吸氧。

（5）预防癫痫:遵医嘱静脉维持使用抗癫痫药物。发生癫痫时,应及时对症处理。

（6）饮食:医嘱仍予半流质饮食,注意观察患者吞咽能力及饮食情况,避免呛咳及误吸的发生。

（7）心理护理:告知患者目前发生的情况、医疗护理的处理及需要配合和注意的事项,以稳定患者及家属的情绪。

问题 8 栓塞术后还可能发生的严重并发症是哪项? 如何观察和护理?

答 术后还可能出现的严重并发症是正常灌注压突破综合征(normal perfusion pressure breakthrough, NPPB)。可表现为颅内压增高症状,如剧烈头痛、恶心、呕吐,严重者可出现昏迷、癫痫发作或其他神经系统体征。

观察及护理措施如下。

(1) 病情观察:当患者出现意识改变或神经功能损伤表现加重时,立即通知医生。

(2) 保持患者气道通畅:给予持续低流量氧气吸入。

(3) 控制血压:控制血压<120/70 mmHg,禁止一切引起高血压的因素,避免情绪激动。

(4) 准确记录出入量:保持出入量平衡,每日补液量 2 500 ml,24 小时匀速输液。

出院: 患者 GCS 15,左侧肢体无力较前好转,肌力 4 级。血常规及生化指标均正常。复查头颅 CT 检查证实局部血肿已基本吸收,亦无明显水肿。遵医嘱予出院。

问题9 AVM 栓塞术后如何随访?

答 行栓塞术的患者术后随访需要行神经影像学检查。①一般术后 3 个月通过 MRI、MRA 复查评估。如存在 MRI 禁忌证(已植入心脏起搏器等),可进行 CT/CTA 检查。②术后 6 个月行 DSA 复查评估,DSA 是评价 AVM 是否消失的"金标准"。③若复查显示畸形血管团消失,则随后几年可根据医嘱逐渐延长 DSA 复查的间隔时间。

问题10 如何对患者进行出院指导?

答 ①出院后适度锻炼,循序渐进,注意休息。不提重物,防止意外。②遵医嘱按时按量服用抗癫痫药物,指导患者勿自行停药、减量。注意安全,注意观察癫痫发作先兆。教会患者及家属癫痫发作时的处理方法。③监测血压,每日 1 次。一旦出现头痛、恶心、呕吐等颅内压增高症状,及时就医。④加强营养,饮食宜富含蛋白质、维生素的易消化食物。保持排便通畅,必要时服用缓泻剂。⑤3 个月后门诊做 MRI 检查。若有任何不适,及时就诊。

小结

近年来,随着神经介入材料及技术的不断发展,血管内介入栓塞治疗也已经逐渐成为 AVM 治疗的首选方法之一。尽管脑 AVM 的血管内治疗具有一定优势,但术后仍存在如颅内出血、癫痫等致死、致残率极高的并发症。事实上,AVM 术后并发症呈现一定的规律性,一些相关的危险因素已明确与术后并发症相关,如术前有癫痫病史的患者术后发生癫痫的概率显著高于无癫痫史患者;术前有高血压病病史患者发生术后灌注突破的风险也显著增高。综合文献发现,AVM 的围手术期重点在于严密观察病情变化,对症护理,预防再出血。术后维持血压在较低水平,加强观察,防止并发症的发生,降低与并发症相关的神经功能障碍,有利于预后的改善。

(张艳蓉　安庆祝)

第五节 脑动静脉畸形伽玛刀治疗

脑动静脉畸形(AVM)是一种属于高发病率的先天性脑血管疾病。目前其治疗方法主要包括显微外科手术切除、介入治疗和立体定向放射治疗3种方法,每种方法既可以作为单独的治疗方式,也可以与其他治疗方式结合使用。

立体定向放射治疗利用现代立体定向技术和计算机技术,将单次大剂量高能粒子束从多个方向和角度聚集到治疗靶区上,使之产生局灶性坏死,从而达到治疗疾病的目的。

现病史: 患者,男性,7岁。3个月前突发右手发麻,进而右手无力,右面歪斜,伴有短暂性失语,急诊CT检查示"左额自发性出血"。经保守治疗血肿吸收后,于1个月前行DSA及MRA检查发现"左额异常血管团",考虑动静脉畸形。为行伽玛刀治疗收入院(图15-7)。

体检: 右侧肢体肌力4级,右侧跟膝胫反射略减退,步态不稳。

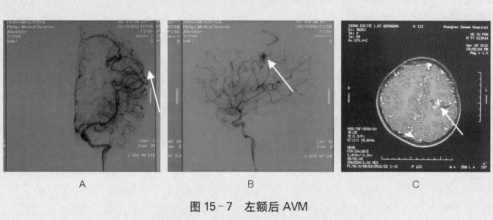

图 15-7 左额后 AVM
DSA(A. 正位片;B. 侧位片,箭头所指血管畸形团 AVM)
MRI(C. 水平位片箭头所指为血管畸形团 AVM)

问题1 AVM 行立体定向放射治疗的方法有哪些?

答 立体定向放射治疗技术主要有 GammaKnife、LINAC 线性加速器和射波刀。

问题2 γ刀治疗 AVM 的机制是什么?

答 机制是放射线引起的畸形血管内皮增生、血管壁发生结构破坏后逐渐被胶原性物质代替,最后血管壁增厚硬变,进行性血管腔狭窄以及随之而出现的血流速度缓慢,最终导致血栓形成和 AVM 闭塞(图15-8)。

问题3 γ刀治疗优点有哪些?

答 目前临床中用于治疗 AVM 的 γ刀技术由于创伤小、无出血、并发症少,省时简便,患者只需短期住院(1~2天),治疗后可迅速重返工作岗位而应用最为广泛。

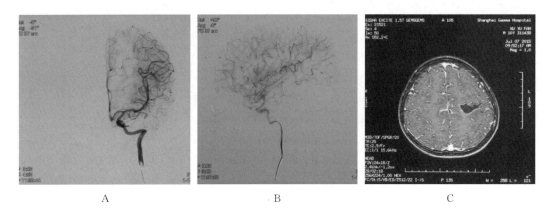

图 15-8 患者 3 年后复查显示 AVM 闭塞
DSA(A. 正位片；B. 侧位片，原血管畸形团已闭塞)
MRI(C. 水平位片原血管畸形团已闭塞)

问题 4 AVM 是否都能选择 γ 刀治疗？

答 否。

选择 γ 刀治疗 AVM 的适应证：①畸形血管容积＜10 cm³或平均直径＜3 cm,脑血管造影未见瘤样扩张改变者；②位于脑深部和功能区；③AVM 出血后，血肿吸收后仍残留或经手术切除、血管内栓塞治疗后仍有复发者；④全身情况差,不能耐受开颅手术者。

问题 5 治疗前的护理评估内容有哪些？

答 ①了解患者的一般情况，包括：麻醉史、手术史（各类支架、内固定植入史）、食品及药物过敏史、家族史、遗传史等既往病史。有无使用皮质激素的禁忌证。②目前其他或当前疾病的大概治疗情况，患者有无高血压、糖尿病、骨折或创伤史,有无义齿等。③患者有无脑室-腹腔分流阀，如有需了解其类型是否为磁控；是否在 MRI 检查后需重新调整压力；在 MRI 图像上是否会产生巨大伪影而影响定位的情况。④患者头部有无手术史。如有手术史，其具体手术切口的大致范围。及时与医生沟通颅骨缺损的部位，以便在安装框架时避开骨窗或骨瓣，防止螺钉损伤脑组织及影响定位图像的准确性。⑤评估患者的心理和社会支持系统，从而发挥社会支持系统的作用。

该患者无既往疾病史，无过敏史，无义齿。患者由父母及外祖母陪同入院，家庭经济条件较好，意识清楚，GCS 15，沟通顺利，能配合医务人员的操作。

问题 6 γ 刀治疗前护理要点有哪些？

答 ①治疗前一天嘱家属给患者清洗头发。②根据医嘱完善各项检查，如血常规、特殊序列的 MRI 检查等。③治疗当日患者无需特别肠道准备,只需按平时饮食习惯进食，饮食宜清淡，不宜过饱，以免在治疗过程中发生呕吐。④治疗当日嘱患者换上干净的病员衣裤，同时取下一切金属物品，包括带金属纽扣或拉链的衣服等。⑤治疗当日用洗发水清洗头发后用 1:1000 苯扎溴铵消毒头皮，戴手术帽，减少固定头架处局部感染的可能。⑥留置静脉针，建立可靠的静脉通路。⑦告知患者家属相关的配合及护理注意事项。

> 患者局麻下行 Leksell 头架固定后在 MRI 定位下行 γ 刀治疗，治疗范围 14.2 mm×9.1 mm× 15.7 mm，中心剂量 25 Gy，周边剂量 17 Gy，参考等剂量线 68%。治疗后予脱水、抗炎等治疗。

问题7 γ 刀治疗的流程?

答 首先局麻下安装 Leksell 头架，其次根据患者病情选择进行 CT 或 MRI 或 DSA 定位，待定位的影像学资料传送到伽玛刀计算机工作站后由医生进行剂量计划设计，等设计完成后便可进行伽玛刀治疗，待治疗结束后将 Leksell 头架拆除便完成了整个 γ 刀的治疗。

问题8 患者在治疗中有哪些需注意的事项?

答 (1) 患者 MRI 定位后由护士陪同返回病房，需卧床休息，抬高床头 30°，等医生根据定位的影像进行治疗计划的设计后便可进行治疗。期间请家属陪同，以避免患者跌倒及因头架挡住视线而引起的碰撞，导致头架移位而影响治疗的精确度。

(2) 护士每 2 小时一次定时观察生命体征，巡视注意患者病情有无变化。患者如有不适，应立即告知医护人员。

(3) 在等待治疗计划设计期间患者尽量禁食，避免在治疗过程中引起呕吐。若口渴可用吸管饮用少量水、棉签蘸水或用润唇膏滋润唇部。

(4) 在治疗过程中需嘱咐患者在治疗床移动过程中双手不要放于护栏外，避免床在移动过程中发生意外(图 15-9)。

(5) 告知患者整个治疗过程约 40 分钟，医务人员可通过监控对讲系统了解患者的情况，如有不适主诉、要求上厕所等情况可通过对讲系统告知医务人员，便可立即暂停治疗。

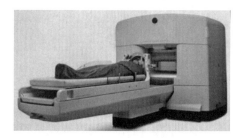

图 15-9 Leksell C 型伽玛刀

问题9 一旦发生不适、呕吐，医护人员应如何紧急处理?

答 立即暂停治疗进行对应的处理，如平卧、肌肉注射胃复安或静脉推注雷莫司琼、吸氧等，待患者症状缓解后可继续治疗。

问题10 患者治疗后的护理要点有哪些?

答 (1) 头架固定点护理:治疗后，头部用无菌含碘纱布覆盖、绷带包扎。如固定点有少量出血，可先将出血点压迫止血后伤口加压包扎，告知患者 24 小时后可解除绷带。

(2) 严密观察:护士陪同患者送至病房并交接，由病房护士观察患者的生命体征、瞳孔、意识、伤口渗血情况每小时一次共 2 次。再 2 小时后观察一次，如出现恶心、呕吐等不适症状，立即通知医生，根据医嘱给予相应处理。

(3) 饮食护理:治疗结束后可给患者先进食温度适宜、易消化的软食。如无不适可恢复正常饮食，同时补充适量的水分如温水、牛奶、新鲜果汁等。

问题 11 γ刀治疗后可能发生哪些并发症?

答 放射外科治疗后,并发症的发生率与治疗时的处方边缘剂量成负相关,因此近期发生头痛、颅内压增高等并发症的概率较小,且多较轻,经休息或对症治疗后大多能很快恢复。

迟发性并发症多于放射外科治疗后数月出现,主要类型有放射性水肿、放射性坏死、迟发性囊肿及放射性肉芽肿形成。由于AVM为非肿瘤性疾病,一旦出现放射性并发症,可以尽早选择高压氧治疗。

出院: 患者GCS 15,头部绷带拆除,无并发症发生,遵嘱予出院。

问题 12 患者需要哪些方面的出院宣教?

答 AVM经γ刀治疗后,畸形团逐渐缩小直至闭塞需要较长的时间,在此期间可能出现迟发性放射并发症,也可发生再出血,因此出院后需注意以下几点。

(1) 为了避免诱发AVM未闭塞前再次出血,需保证患者充足的睡眠时间,避免劳累、剧烈运动(暂免体育课)、情绪紧张等诱因的出现。

(2) 不宜吃刺激性食物,如酸辣、冷冻、生的食物,以清淡的为主。可给予高蛋白、高维生素、低脂肪、易消化食物,以增强体质,提高对放射反应的耐受力,促进组织的修复。

(3) 避免受凉,预防呼吸道感染。

(4) 伤口护理:头架固定点给予暴露,忌抓、挠,5~7天内不宜洗头。若出现红、肿症状可及时给予含碘消毒液或银离子制剂喷涂伤口。

(5) 保持大便通畅:勿用力排便,以免颅内压增高发生出血。

(6) 定期随访:根据病情在出院后6个月进行复诊,带好出院小结、影像学资料、门诊病历本。如病情出现变化:意识障碍、肢体抽搐或瘫痪,头痛伴恶心、呕吐等症状发生时或原有症状及体征加重应及时携带出院小结等资料就诊。

(林春红 安庆祝)

第六节 颈内动脉海绵窦瘘

颈内动脉海绵窦瘘(carotid cavernous fistula,CCF)是颈动脉及其分支与海绵窦之间形成异常的动、静脉交通而产生的一组临床综合征。按发生原因,可分为外伤性与自发性两类,前者占80%以上。

现病史: 王先生,35岁。患者于2个月前因车祸受伤,伤后出现昏迷,头面部出血,当地医院诊断为头面部及胸部等外伤予以对症治疗后,遗留左眼胀痛、视物模糊,复视及左侧颅内杂音。查头颅MRI检查示"左侧海绵窦部动静脉瘘可能",为进一步治疗收入院(图15-10)。

既往史: 头面部及胸部外伤史2个月。

烟酒史: 吸烟10年,平均10支/天,已戒烟1个月。

体检： 左眼突眼、结膜充血、复视、视物模糊，可听诊颅内杂音，头面部及胸部的伤口已愈合。四肢肌力正常。

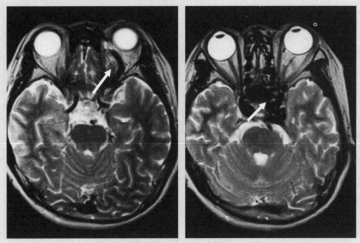

图 15-10 MRI 表现

左图箭头所指为增粗的眼静脉，右图箭头所指为颈内动脉海绵窦

问题1 **请简述海绵窦区的显微解剖。**

答 颈内动脉在海绵窦内穿行，将海绵窦腔分为 3 部分。

(1) 内腔：位于垂体与颈内动脉之间，是最大的腔隙，宽约 7 mm。

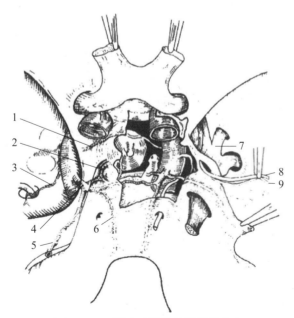

图 15-11 颈内动脉海绵窦段的分支

1. 包膜动脉 2. 垂体下动脉 3. 海绵窦下动脉 4. 脑膜垂体干 5. 小脑幕动脉 6. 脑膜背侧动脉 7. 三叉神经 8. 动眼神经 9. 滑车神经

(2) 前下腔：在颈内动脉后升段与水平段的前下方，第5对颅神经在此绕过颈内动脉达窦的外侧壁。

(3) 后上腔：位于颈内动脉与后半段窦顶之间，颈内动脉窦内段发出多根分支，与颈动脉海绵窦形成有关。

问题2　颈动脉海绵窦瘘按血流动力学分为哪两型？该患者属于哪一型？

答　动脉海绵窦瘘按血流动力学分为直接型和间接型。

(1) 直接型：又称高流量瘘，通常由外伤或医源性损伤造成。

(2) 间接型：又称低流量型，由颈内动脉、颈外动脉，甚至椎动脉的脑膜支参与供血。

该患者属于直接型。

问题3　直接型颈动脉海绵窦瘘的病因有哪些？

答　(1) 外伤：是最多见的原因。颅面部损伤尤其是颅底骨折，引起颈内动脉窦内段及其分支撕裂或断痕。

(2) 医源性创伤：如血管内治疗、经皮穿刺三叉神经节治疗三叉神经痛、蝶窦或经蝶窦的手术误伤颈内动脉窦内段。

(3) 少数直接型颈动脉海绵窦瘘是自发性的，多为颈内动脉海绵窦段的动脉瘤破裂引起。

(4) 各种原因引起颈内动脉主干或分支破损，造成颈内动脉与海绵窦间高压、高流量管道而产生一系列复杂的临床表现。

问题4　颈动脉海绵窦瘘的临床表现有哪些？

答　(1) 头痛：多见于早期，疼痛位于眼眶部位。随着病程迁延，头痛常会逐渐减轻。

(2) 颅内杂音：杂音如机器轰鸣样连续不断，夜晚及安静时尤为明显，常使患者难以忍受，烦躁不安，严重影响休息和睡眠。

(3) 搏动性突眼：患侧眼球向前突出并有与脉搏相一致的眼球跳动。手触摸眼球可感到眼球搏动及血液流过时的颤动感。

(4) 眼结膜充血与水肿：患侧眼眶内、眼内眦、眼结膜、视网膜等部位静脉怒张充血及水肿，严重时并发暴露性角膜炎。

(5) 眼球运动障碍：患侧眼球运动不全、麻痹，并可伴复视。

(6) 视力障碍：患侧视力下降，甚至失明。

(7) 鼻出血：量大可引起出血性休克。

问题5　直接型颈动脉海绵窦瘘的辅助检查有哪些？

答　(1) 脑血管造影检查：是诊断颈动脉海绵窦瘘最可靠的方法。通过血管造影可以明确：①瘘口位置、大小；②颈内、外动脉供血情况；③盗血现象，瘘口远端颈内动脉分支是否正常显影；④引流静脉的走向、扩张情况；⑤Willis环侧支循环情况。

(2) CT和MRI检查：增强CT和MRI片上可见明显扩张的眼静脉，眼球突出，眼外肌充血增厚，眼睑肿胀，球结膜水肿，鞍旁结构密度或信号明显增高。

(3) 经颅多普勒超声(transcranial doppler，TCD)检查：能无创、实时地了解颈动脉海绵窦瘘的血流动力学参数。

(4) 单光子发射电子计算机断层扫描(single positron emission computed tomography，SPECT)检查：无创的脑灌注及脑代谢的检查方法。

问题6 **如何听诊颅内杂音？**

答 听诊检查时在患侧眼眶、额部、外耳乳突部、颞部甚至整个头部可听到与心率一致的节律性杂音。压迫患侧颈总动脉，杂音减轻或消失；而压迫对侧颈总动脉，则杂音不消失甚至更响。

问题7 **直接型颈动脉海绵窦瘘眼球突出的原因是什么？**

答 眼球突出是由于眶内组织充血，水肿所致。

问题8 **如何做好患者的眼部护理？**

答 ①室内光线柔和，避免强光刺激，告诉患者不能用手揉眼睛，洗脸时注意不要将水溅入眼内。②控制咳嗽，避免用力大便及剧烈运动，防止颅内压及眼内压增高，加重症状或血管破裂出血。③用干或蘸生理盐水的消毒棉签擦拭眼部分泌物，白天可用抗生素眼药水每2小时滴眼一次。滴眼时动作轻巧，药物一定要滴在穹隆部。夜间可盖以湿盐水纱布。④若患者眼内压过高，疼痛剧烈，进行性视力下降或有失明的危险时，应即刻通知医生，准备血管内栓塞治疗。

> **DSA**：患者在局麻下行DSA检查示"外伤性颈内动脉海绵窦瘘"。
> **术前**：患者在无明显诱因下突发鼻出血，持续5分钟，出血量约150 ml。嘱患者侧卧，测BP 116/72 mmHg，医生予碘仿纱条填塞患者鼻腔以暂缓出血。

问题9 **请问患者发生鼻出血的可能原因是什么？应该如何护理？**

答 海绵窦与周围静脉有广泛的交通，大量颈动脉血直接进入海绵窦，血流向下经颅底引流至翼窝，引起鼻咽部静脉扩张破裂而引起鼻出血。护理措施如下。

(1) 心理护理及宣教：患者因突然鼻出血情绪紧张，对患者及家属进行安慰、疏导，告知出血的原因，进行相关知识宣教。提醒患者用口呼吸，咳嗽或打喷嚏时动作勿过猛。

(2) 病情观察：护士需严密观察生命体征和全身情况，纱条填塞是否严密，预防大出血引起窒息或者休克。遵医嘱监测尿量，血红蛋白、血小板计数及红细胞比容。

(3) 鼻腔护理：医生予碘仿纱条填塞患者鼻腔以暂缓出血，告诉患者暂时勿坐起，勿擅自取出纱条。如有渗血现象，及时与医生沟通。

(4) 维持有效的血容量：遵医嘱给予止血药、扩容治疗。合理安排补液，维持有效血容量。

问题10 **直接型颈动脉海绵窦瘘的治疗目的及原则是什么？**

答 治疗的主要目的是保护视力，消除杂音，回缩突眼，防止脑缺血。治疗原则是关闭瘘口,同时保持颈内动脉通畅。

问题 11 直接型颈动脉海绵窦瘘的主要治疗方法有哪些?

答 首选血管内介入治疗。若介入治疗困难或先前颈内动脉已被结扎,可考虑直接手术。

问题 12 血管内介入栓塞材料有哪些?

答 (1) 可脱性球囊:可脱性球囊栓塞法,操作简单,创伤小,并发症少。最理想的是球囊位于颈内动脉腔外海绵窦内,造影时海绵窦不再显影,颈内动脉血流通畅,患者自觉颅内杂音消失。

(2) 微弹簧圈:可进入球囊不易通过的较小瘘口,当微导管尖端进入海绵窦内后,将微弹簧送入,利用弹簧圈本身的机械栓塞作用和其所带的呢绒纤维诱发血栓形成,以闭塞瘘口。

(3) 液体栓塞剂:Onyx 仅作为微弹簧圈栓塞的补充,是由次乙烯醇异分子聚合物、二甲基亚砜及钽粉微粒按一定比例组成的混悬液,是一种新型血管内非黏附性液体栓塞剂。

(4) 覆膜支架:目前已有国产 Willis 支架上市。

> **手术**:患者在全麻下行颅内海绵窦瘘介入栓塞术,术中置支架一枚覆盖瘘口,经微导管先后填入 17 枚不同弹簧圈,Onyx 注入海绵窦、眼静脉、海绵窦间,将瘘口完全闭塞。复查造影证实外伤性颈内动脉海绵窦瘘(TCCF)不再显影,左颈内动脉通畅。
>
> **术后**:患者于 PACU 复苏后返回 NICU, GCS 15,双瞳孔等大等圆,直径 2.5 mm,对光反射灵敏,右腹股沟伤口敷料外观清洁干燥,予加压包扎中。右足背动脉搏动好,足温暖。语言、感觉及运动功能均良好。保持导尿管通畅。予脱水、扩容、抗炎、防止脑血管痉挛、控制血压、神经营养等治疗。术后第 1 天返回病房。

问题 13 患者术后可能发生哪些并发症?如何预防及护理?

答 (1) 脑血管痉挛:脑血管痉挛为血管内栓塞常见的并发症。术后应严密观察病情,按医嘱应用扩容、脱水、解痉治疗,并观察疗效。

(2) 过度灌注综合征:当瘘口被栓塞后,病侧半脑血流量突然增加,正常脑血管的调节机制失调,可出现头痛、眼胀等症状。按医嘱予以 20% 甘露醇脱水治疗外,当头痛明显时,可予硝普钠降压,一般患者在 1~2 天可适应新的血流状态,症状消失。

(3) 颅神经损伤症状:据文献报道,术后患者出现的眼神经麻痹约占 20%,多见于 TCCF 较大需填用多个球囊栓塞者。眼神经麻痹表现为上眼睑下垂、斜视和复视,并有瞳孔散大,调节和聚合反射消失。安抚患者,告知原因,避免恐慌。室内光线柔和,避免强光刺激。遵医嘱予营养神经的药物治疗。同时做好生活护理,将生活用品放置在患者视力好的一侧,以方便拿取,防止碰伤或烫伤。

问题 14 颈动脉海绵窦瘘栓塞后,患者的突眼症状何时可以改善?

答 一般患者术后颅内杂音立即消失,数小时后结膜充血、水肿明显好转,1 周左右后眼球突出可恢复正常。

> **出院：** 患者 GCS 15，颅内杂音消失，突眼及结膜充血明显改善，复视消失。患者无并发症发生，能下床活动，医嘱予出院。

问题 15 针对患者的出院康复宣教有哪些内容？

答 ①避免情绪激动，保持心情舒畅。②戒除不良生活习惯，如继续戒烟，勿复吸。多食水果和蔬菜，多吃一些米面或粗粮食物，少吃油腻的食物及寒凉的食物，保持排便通畅。③告诉患者，虽然眼及结膜充血明显改善，复视消失，但仍需做好眼部护理。避免用眼过度，可用眼药水滴眼。如有眼部感染，遵医嘱予抗生素眼药水滴眼。避免剧烈咳嗽、用力排便及剧烈运动等增加眼压的行为。④劳逸结合，尽量从事一些力所能及的工作，但勿从事重体力劳动及剧烈的体育运动。⑤3 个月后门诊随访，期间如发生不适症状及时就诊。

（柴敏茵　安庆祝）

第七节　脑海绵状血管瘤

海绵状血管瘤（cavernous angioma，CA）也称海绵状血管畸形（cavernous malformation，CM）或血管瘤，为边界清楚的良性血管错构瘤，由不规则厚薄的窦状血管腔道组成，因其外表形态似海绵而得名。由于血管造影检查时常无异常血管团的发现，故归类于隐匿性血管畸形。

现病史： 金先生，32 岁。患者 1 年前无明显诱因下出现头痛，发作频率最高达每日 1 次，休息睡觉后可缓解。近 1 周自觉头痛加重。当地医院行头颅 MRI 检查示"左侧额叶海绵状血管瘤"（图 15-12）。为进一步诊治收入院。

烟酒史： 无。

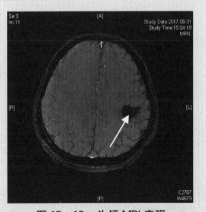

图 15-12　头颅 MRI 表现
左侧额叶小结节状异常信号影，可见强化，直径约 11 mm，伴含铁血黄素沉积

脑海绵状血管瘤占中枢神经系统血管畸形的 5%～13%，人群发生率为 0.02%～0.13%。见于各年龄，多见于 20～50 岁，男女发病率相似。多为单发和散发，也可多发，后者占海绵状血管瘤的 6%～33%，多有家族史。48%～86% 位于幕上，4%～35% 位于脑干，5%～10% 位于基底节。

问题1 什么是隐匿性脑血管畸形？包括哪些类型？

答 隐匿性脑血管畸形是指在脑血管造影检查中不显影的血管畸形。包括：海绵状血管瘤、毛细血管扩张症、小型脑动静脉畸形以及静脉血管畸形。

问题2 脑海绵状血管瘤病因是什么？

答 其病因尚不清楚，文献显示 40%～60% 脑海绵状血管瘤患者有家族遗传倾向，且为多发病灶。外伤、颅内感染、放射治疗等也可诱发脑海绵状血管瘤。

问题3 海绵状血管瘤可做哪些辅助检查用以诊断？

答 (1) CT 检查：诊断海绵状血管瘤的敏感性为 70%～100%，但特异性＜50%。表现为边界清楚的结节状病灶，均略高或高密度或混杂密度。高密度的出血可掩盖肿瘤本身。

(2) MRI 检查：是诊断海绵状血管瘤最敏感的方法。在 MRI 的 T1WI 和 T2WI 上海绵状血管瘤表现为中央呈网状混杂信号的核心，周围为低信号环（含铁血黄素沉着）。新近出血者，病灶周围脑组织可有水肿。

(3) PET 检查：海绵状血管瘤表现为正常或低放射性核素摄入。

问题4 脑海绵状血管瘤的影像学分类？

答 MRI 是诊断脑海绵状血管瘤最主要的影像学手段。目前，联合影像学和病理学特征，把海绵状血管瘤病灶分成 4 个类型。

Ⅰ型：出血急性型（＜3 周），T1WI 高信号，T2WI 高或低信号的病灶，伴局灶水肿；亚急性型（3～6 周），T1、FLARI 加权病灶中心呈高信号，伴周边低信号带。

Ⅱ型：表现为中央呈网状混杂信号的核心，周围为低信号环，为典型的海绵状血管瘤的 MRI 表现。

Ⅲ型：病灶的核心在 T1WI 呈现等/低信号，在 T2WI/GRE 加权上呈现低信号，周围有低信号的晕圈。

Ⅳ型：T1 和 T2 很难显示，在 T2/GRE 序列呈现低信号的微小点状病灶。这提示是海绵状血管瘤处于早期阶段。

上述分类中，Ⅰ 和 Ⅱ 类最易出血和引起相应症状。

问题5 脑海绵状血管瘤的临床表现有哪些？

答 11%～44% 患者无症状，轻微头痛可能是唯一主诉。头痛是否与病灶出血有关有待进一步研究，但其中 40% 患者在 6 个月至 2 年内出现下述症状。

(1) 癫痫：占 40%～100%，见于大多数幕上脑内海绵状血管瘤，表现各种形式的癫痫，其中约 40% 为难治性癫痫。

(2) 出血：有症状的显性出血占 8%～37%，与动静脉畸形出血不同，海绵状血管瘤的出血一般发生在病灶周围脑组织内，较少进入蛛网膜下腔或脑室，海绵状血管瘤出血预后较动静脉畸形好，但首次出血后再次出血的可能性增加。女性患者，尤其是怀孕女性海绵状血管瘤的出血率较高。反复出血引起病灶增大并加重局部神经功能缺失。

(3) 局部神经功能缺失：占 15.4%～46.6%。急性及进行性局部神经功能缺失常继发于病灶出血，症状取决于病灶部位与体积。可表现为静止性、进行性或混合性。大量出血引起严重急性神经功能症状加重较少见。

问题 6 影响海绵状血管瘤自然病程因素有哪些？

答 虽然海绵状血管瘤会引起出血，但其年出血率一般为 0.25%，比动静脉畸形低，出血危害性小且出血危害性取决于年龄、性别和以往有否出血史等因素；难治性癫痫；幕下海绵状血管瘤预后较幕上者差；儿童海绵状血管瘤易出血或发生癫痫；妊娠易促使海绵状血管瘤出血或增大。

问题 7 海绵状血管瘤的治疗方法有哪些？

答 ①基于本病的自然病程，对无症状的或仅有轻微头痛的海绵状血管瘤，可保守治疗，并定期随访。②显微外科手术治疗。③立体定向放射外科治疗：海绵窦状血管畸形效果较好，其他部位尚无随机前瞻性研究，很难确定治疗效果。

问题 8 海绵状血管瘤的手术治疗适应证有哪些？

答 ①有明显症状如神经功能缺失、显性出血（即使只有 1 次）、难治性癫痫、病灶增大或有高颅压者均应手术治疗。②准备妊娠的妇女，对怀孕期间诊断为海绵状血管瘤除非反复出血或神经功能症状进行性加重者一般建议先行保守治疗。③儿童患者由于病灶出血可能大以及潜在癫痫可能，是手术的强烈指征。

问题 9 患者的术前护理要点有哪些？

答 ①观察意识、瞳孔、生命体征的变化，警惕有无癫痫或头痛、活动障碍、脑膜刺激征等出血的先兆表现。②评估患者疼痛的部位、性质、程度、频率、持续时间，必要时按照医嘱给予镇痛药，观察记录用药效果。患者偶发头部胀痛，使用数字评估法，分值 1 分，持续时间 2 分钟，未用镇痛药。③保持大便通畅。④预防跌倒。⑤做好术前导航的护理。

> **手术**：患者完善各项术前检查后准备在全麻 MRI 导航下行左额海绵状血管瘤切除术。术前 1 天行 MRI 导航。

问题 10 什么是神经导航？

答 神经导航又称为无框架立体定向外科或影像导引外科。神经导航系统把患者的影像学资料和术中手术部位的实际位置通过高性能计算机紧密联系起来，准确显示颅内病变的三维空间位置及邻近的重要神经、血管结构，通过红外线或电磁定位装置能对空间内任何一点精确定位,又能达到实时跟踪。

问题 11 神经导航有哪些优点?

答 ①术前进行手术方案设计;②术中实时三维空间定位;③显示术野周围的结构;④指出目前手术位置与靶灶的三维空间关系;⑤术中实时调整手术入路;⑥显示入路可能遇到的结构;⑦显示重要结构;⑧显示病灶切除范围。

问题 12 神经导航前需要做哪些特殊准备工作?

答 术前一天剃头,清洁,涂上甲紫标记。在头皮上贴皮肤标记物,CT 或 MRI 扫描采集导航序列影像。

问题 13 神经导航的注意事项有哪些?

答 ①告诫患者,避免揭下皮肤标记,一旦发现脱落,应及时通知医生。②切勿擅自粘贴脱落的皮肤标记,因标记位置的准确对手术成功起着很重要的作用。③手术当日早晨再次检查皮肤标记位置与甲紫标记是否一致。

手术: 患者在全麻 MRI 导航下行左额海绵状血管瘤切除术,术中见灰红色质地中等的病灶,约 1.5 cm×1.5 cm,血供一般,与脑组织边界清,予分离病灶边缘,整块全切除病灶。术中出血少,未输血。

术后: 患者于 PACU 复苏后返回 NICU,GCS 15,双瞳孔等大等圆,直径 2.5mm,对光反射灵敏,左侧肢体肌力 5 级,右侧肌力 4 级。头部伤口敷料弹力帽固定。予脱水、止血、抗炎、抗癫痫、抑酸等治疗。术后头颅 CT 检查无异常。术后第 1 天返回病房。当日下午在进食后出现呕吐一次,为胃内容物,量约 50 ml,遵医嘱予以甲氧氯普胺注射液 10 mg 肌肉注射后症状缓解。

问题 14 患者术后的护理要点有哪些?

答 ①观察患者的 GCS、瞳孔、SpO$_2$、生命体征、言语、感觉、肢体活动及伤口有无渗血、渗液情况。神经功能异常者及时通知医生。②保持呼吸道通畅,去枕卧位,床头抬高 15°~30°,低流量吸氧。③保持大便通畅,勿屏便。如有便秘,按医嘱给予开塞露纳肛或口服乳果糖口服溶液。④预防并发症,如癫痫及颅内出血。⑤鼓励患者床上活动,早期下床活动。

问题 15 患者呕吐后的护理要点有哪些?

答 ①评估。观察患者的意识、瞳孔、饮食及呕吐情况,倾听患者的主诉,判断引起呕吐的因素,排除颅内高压的可能。②保持呼吸道通畅。给予患者平卧位或侧卧位,避免颈部扭曲,及时清除呕吐物。③基础护理。给予患者漱口或口腔护理,更换污染的衣物和床单位,保证患者的舒适和清洁。④宣教及指导。告知患者呕吐为麻醉后反应,一般麻药在体内代谢 4 天左右就能完全清除干净,呕吐感也会随之消失。指导患者的饮食可以流质或半流质为主,如米汤、燕麦粥等,少量多餐。⑤根据医嘱及时补充水分和电解质。呕吐频繁时,遵医嘱使用胃复安。

> **出院:** 患者 GCS 15,左侧肢体肌力 5 级,右侧肌力 4 级,能下床活动,伤口拆线,Ⅰ/甲愈合。遵医嘱予出院。

问题 16 针对患者的出院康复宣教内容有哪些?

答 ①避免情绪激动,保持心情舒畅。②患者虽无癫痫发生,但仍需坚持服用抗癫痫的药物 1 个月,不可自行减量或停药。③饮食无特殊禁忌,避免辛辣刺激性食物,3 个月内避免食用人参等活血食物。④头部切口的保护与清洁。拆线后可以用无香料洗发液(如婴儿洗发液)洗发,洗发时动作轻柔,勿搔抓及摩擦切口。切口处如有血痂,不可剥脱,待其自然脱落。术后 3~4 周切口痊愈后可戴假发或帽子,但要保证清洁。术后 4 周内勿浸泡切口(如游泳),切口愈合后 1 个月内不可使用护发产品,比如护发素、喷雾或油。3 个月内勿染发或烫发。如有切口红肿、疼痛或渗漏等症状及时复诊。⑤劳逸结合,适当活动。患者右侧肌力略差,可针对性加强锻炼,生活中尽量从事一些力所能及的工作,以促进功能恢复,避免强化患者角色。⑥3 个月后门诊随访,期间如发生不适症状及时就诊。

(柴敏茵 安庆祝)

第八节 烟雾病

烟雾病(moyamoya)又称脑底异常血管网病,是一种特殊类型的、慢性进展性脑血管疾病。以双侧颈内动脉末端及其大分支进行性狭窄或闭塞,伴颅底异常新生血管网为特征。在血管造影时扩张的血管形态如烟雾状,故得名烟雾病。

烟雾病的确切病因不明,目前发现与遗传因素、病毒和细菌感染有关。烟雾病在全球范围内均有发生,而在日本、韩国和中国等东亚国家的发病率高于其他地区,其中中国发病率约 0.43/10 万。烟雾病有 2 个发病高峰期,一为年龄 5~9 岁的儿童,临床症状以脑缺血为主;二为 45~49 岁的成人,临床主要表现为颅内出血。

> **现病史:** 孙先生,35 岁。患者 3 个月余前同房时突发左侧顶颞部针刺样疼痛,休息后缓解。近 1 个月自觉右侧肢体持续性乏力。外院头颅 CT 示"脑出血",予保守治疗。5 天前自觉间歇性头痛,为进一步诊治,门诊拟"烟雾病"收治入院。
> **体检:** 左侧肢体肌力 5 级,右侧肢体肌力 4 级。
> **既往史:** 无。

问题 1 烟雾病的发病机制有哪些?

答 ①大脑基底部的大血管闭塞或极度狭窄;②异常血管网破裂;③脑实质内继发血液循环障碍的变化。

问题 2 烟雾病如何分期?

答 根据 Suzuki 的分期标准,分为 6 期。Ⅰ期:颈内动脉分叉部狭窄期;Ⅱ期:异常血管网初发期;Ⅲ期:异常血管网增多期;Ⅳ期:异常血管网变细期;Ⅴ期:异常血管网缩小期;Ⅵ期:异常血管网消失期(图 15-13)。

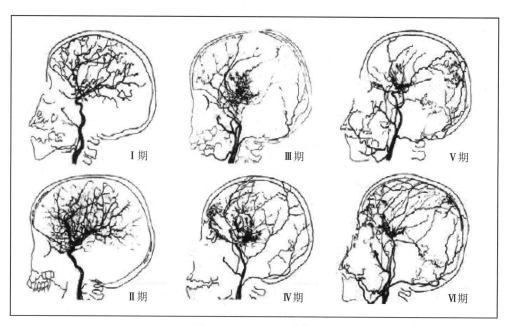

图 15-13　Suzuki 分期

问题 3 成人烟雾病有哪些临床表现?

答 (1) 出血症状:多见。以突发脑出血(脑室出血、蛛网膜下腔出血和脑实质出血)为主,根据出血位置不同其临床症状可表现为意识障碍、头痛、肌无力和言语障碍。颅内出血一般为微量脑室出血,所以症状轻微,然而仍会导致一定的神经功能损伤,若发展到严重程度可能会导致死亡。此外,再出血的概率很高,大约有一半的患者由再次出血引起死亡。14%患者伴有动脉瘤。

(2) 缺血症状:可表现为短暂性脑缺血发作(TIA)、可逆性神经功能障碍或脑梗死。

问题 4 患者的术前护理要点有哪些?

答 ①注意观察患者生命体征及瞳孔变化,有无头痛、意识障碍症状。倾听患者肢体乏力的主诉,观察患者有无偏瘫、失语等症状,如病情加重及时通知医生。②患者已发生过出血,医嘱予卧床休息。翻身时保护头部,动作宜慢,以免加重出血。同时,抬高床头 15°~30°,以减轻脑水肿。③患者主诉有习惯性便秘,每周仅一次排便;不爱运动、喜欢吃辛辣食物。告知患者多吃含粗纤维的食物及蔬果,少食辛辣刺激类食物。散步、按摩腹部等可以促进排便。术前 2 天遵嘱使用缓泻剂。④患者右侧肢体乏力,注意患者安全,预防跌倒。⑤保持情绪稳定,避免各类不良刺激诱发血压升高。⑥做好 DSA 术前健康宣教。

问题 5　烟雾病的辅助检查方法有哪些?

答　方法有头颅 CT、CTA、MRI、MRA、SPECT、PET、DSA 和脑血流灌注。其中 DSA 是诊断烟雾病的"金标准"。

问题 6　烟雾病的手术方法?

答　烟雾病的手术方法主要是搭桥手术,分为直接搭桥术、间接搭桥术、联合搭桥术 3 种。

(1) 直接搭桥术:颞浅动脉-大脑中动脉分支吻合术(最常用)、枕动脉-大脑中动脉分支吻合术及枕动脉-大脑后动脉吻合术。

(2) 间接搭桥术:脑-硬脑膜-动脉血管融合术、脑-肌肉血管融合术及脑-肌肉-动脉血管融合术。

(3) 联合搭桥术:直接与间接搭桥术或几种不同的间接搭桥术合用。

患者在局麻下行 DSA,示"烟雾病,左侧大脑中动脉闭塞"。

手术: 患者在全麻下行左侧颞浅动脉-大脑中动脉搭桥术+颞肌贴敷术。术中取左侧大脑中动脉一支皮层支(M4 段)作为受体血管,行颞浅动脉后支-大脑中动脉皮层支吻合术,吲哚菁绿荧光造影示桥动脉通畅。而后行颞肌贴敷于脑表面。在不压迫吻合口的前提下回纳部分骨瓣,置负压引流 1 枚。术中出血约 400 ml,未输血。

术后: 患者于 PACU 复苏后返回 NICU, GCS 15,双瞳孔等大等圆,直径 2.5 mm,对光反射灵敏。头部伤口敷料干燥,负压球引流液为血性。予脱水、止血、抗炎、抗癫痫、防止脑血管痉挛等治疗。术后第 1 天行床旁 CT 检查无异常,返回病房。

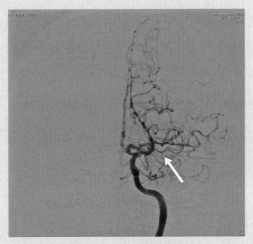

图 15-14　DSA 示烟雾病
DSA 正位片,箭头显示左侧大脑中动脉闭塞

问题 7　患者的术后护理要点有哪些?

答　①体位:术后抬高床头 15°~30°,头部偏向健侧,勿过于扭向患侧。②伤口护理:禁用弹力帽,以免压迫重建血管,阻碍侧支循环形成。③观察意识、瞳孔、生命体征,尤其是血压的变化。监测患者的语言能力及四肢活动度。④并发症的观察和护理:继发性出血、脑缺血、脑动脉痉挛、过度灌注综合征及癫痫等。

术后第 3 天。患者在吃饭时突发黑蒙,自觉右上肢乏力,言语障碍,持续时间约 20 分钟。急查头颅 MRI,未见明显缺血灶。术后第 4 天,患者左侧肢体肌力 4 级,右侧肢体肌力 3 级,言语含糊不清,测 BP 150/98 mmHg,CVP 15 cmH$_2$O。再查头颅 MRI 仍未见明显缺血灶。

问题 8 患者术后第 3 天出现的是什么症状？有何临床特点？

答 患者术后第 3 天出现的症状是短暂性脑缺血（TIA）。

TIA 是一种局灶性脑缺血导致突发短暂性、可逆性的神经功能障碍。发作持续时间数分钟，通常在 30 分钟内完全恢复；可反复发作，间歇时间不规律。

问题 9 患者术后第 4 天出现了肢体障碍及言语障碍的原因是什么？如何护理？

答 原因：患者术后第 4 天出现的症状由高灌注综合征引起，与之前 TIA 的发作都属于术后早期脑血流动力学紊乱。

护理：①观察患者意识、瞳孔、生命体征及血流动力学变化，注意患者有无神经功能缺失的表现。②准确记录出入量。按医嘱使用脱水剂、扩容药物，合理安排补液量，控制补液总量 2 000～3 000 ml/d，匀速补液。③遵嘱控制血压 120～140/60～80 mmHg，维持 CVP 8～12 cmH$_2$O。

问题 10 患者术后还需警惕哪项并发症的发生？如何预防和护理？

答 由于局部血流动力学紊乱，患者可能会并发继发性脑出血。

护理：①病情观察，遵医嘱观察 GCS、瞳孔、SpO$_2$、生命体征，并及时记录，尤其是血压的变化。观察伤口有无渗血、渗液。负压球引流期间，记录引流液的色、质、量。如患者突发头痛、意识障碍、肢体活动障碍、瞳孔不等大，血压持续升高，或负压引流短时间内引流出大量鲜红色液体，应考虑脑出血可能，应及时通知医生。②保持病房安静，限制探视人员，防止患者情绪波动。③治疗及护理操作分散，避免集中操作导致颅内压增高。④保持大便通畅，勿屏便。如有便秘，按医嘱给予乳果糖口服溶液。⑤预防呕吐，如患者主诉恶心或呕吐，遵嘱予以甲氧氯普胺注射液肌肉注射。

出院： 患者 GCS 15，能下床活动，四肢肌力 5 级，语言可清晰表达。伤口拆线，Ⅰ/甲愈合。遵医嘱予出院。

问题 11 针对患者的情况，护士可给予哪些方面的出院宣教？

答 ①保护头部，严防外伤，防止引入颅内的血管受伤引起供血通路中断，造成严重的后果。②术后 1～3 个月颅内外血管建立侧支循环，患者避免剧烈运动，术后 6～8 个月避免术侧颞浅动脉受压而影响向颅内供血，睡觉时尽量健侧卧位。③忌暴饮暴食，减少辛辣刺激性食物的摄入；宜清淡、少盐、低脂饮食。多食水果和蔬菜等含粗纤维的食物，保持排便通畅。④遵嘱门诊随访。术后 3 个月或 6 个月复查 DSA 和头颅 MRA、CTA。

（王晓静 安庆祝）

第九节 高血压脑出血

高血压脑出血（hypertensive intracerebral hemorrhage，HICH）是指长期高血压病伴发的脑小动脉病变在血压骤升时引起的破裂出血，其发生率占脑卒中的10%～20%，病死率占50%。好发年龄多为60岁以上的高血压患者，男性发病率略高于女性。

高血压脑出血发病前常无预感，突然发生，起病急骤，可在数分钟到数小时内发展至高峰。由于出血多为短暂性出血，血肿扩大发生在出血的6小时内，所以经较长病程发展到严重者少见。临床表现视出血部位、范围等因素而定。一般在发病时患者常感到头部剧烈疼痛，随即发生频繁呕吐，收缩压可达180 mmHg以上，出现意识障碍者约为60%，约25%的患者在首次出血时发生癫痫。严重者快速陷入昏迷，伴大、小便失禁。

现病史： 叶先生，71岁。患者于某日19:00洗澡时突发站立不稳，伴剧烈头痛、呕吐。外院CT检查示"小脑高密度团块影，考虑脑出血"。予对症支持治疗，4小时后转院急诊，行头颅CT检查示"出血未见明显增多"（图15-15）。拟"高血压脑出血"可能，当即收治入NICU。
体检： GCS 10(E3M5V2)，BP 300/100 mmHg，左侧肢体肌力3级。
既往史： 高血压病史30余年，服药不规律，血压控制不佳。

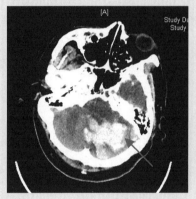

图15-15 CT示小脑高密度团块影

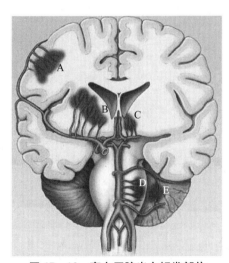

图15-16 高血压脑出血好发部位
（A. 脑叶出血；B. 基底节区出血；C. 丘脑出血；D. 脑桥出血；E. 小脑出血）

问题1 高血压脑出血好发于哪些部位？

答 高血压脑出血在大脑基底节处最常发生，约占脑出血的2/3。其中，基底节区出血较多见（占50%），丘脑出血占15%，脑桥出血占10%，小脑出血占10%，皮层下白质-脑叶出血约占15%（图15-16）。

问题2 高血压脑出血在临床上如何分类？有哪些神经症状和体征？

答 临床上常按出血部位分类并描述局灶性神经症状和体征（表15-7）。

问题3 高血压脑出血的发病因素有哪些？

答 高血压脑出血的发病是由脑血管解剖特点、血管壁的病理变化，以及血压骤升等因素综合所致（表15-8）。

表 15-7 高血压脑出血的分类及其症状和体征

壳核、基底节区出血
凝视病灶:头和眼转向出血病灶侧
三偏症:偏瘫、偏身感觉障碍、偏盲
失语
脑桥出血
双侧肢体瘫痪
双侧瞳孔"针尖样"
小脑出血
一侧后枕部剧烈头痛伴频繁呕吐
发音含糊
眼球震颤
病侧肢体共济失调
脑叶皮质下出血
脑中央区:偏瘫、偏身感觉障碍,特别是辨别觉丧失
枕顶叶:同向偏盲
额叶:强握、吸吮反射、排尿困难、淡漠、反应迟钝

表 15-8 高血压脑出血的发病因素

脑血管解剖特点
脑小动脉:管壁薄、中膜肌纤维少、无弹力纤维层、外膜结构薄弱
脑动脉穿通支:血管管腔压力大
血管壁的病理变化
玻璃样变或纤维样变性
内弹性纤维层受到破坏
高血压
自调节功能丧失
血管被迫过度扩张

问题 4 高血压脑出血患者的血压该如何控制?

答 血压过高可加重脑水肿,诱发再出血。因此应及时应用降压药物以控制过高的血压。血压降低的程度应根据每个患者的具体情况而定。

(1) 收缩压在 150~220 mmHg 和无急性降压治疗禁忌证的脑出血患者,急性期收缩压降至 140 mmHg 是安全的,且能有效改善功能结局。

(2) 收缩压>220 mmHg 的脑出血患者,连续静脉用药强化降低血压和频繁血压监测是合理的。但在临床实践中应根据患者高血压病史长短、基础血压值、颅内压情况及入院时的血压情况个体化决定降压目标。

(3) 为防止过度降压导致脑灌注压不足,可采用阶梯式的降压方法,在入院高血压基础上每日降压 15%～20%。

> **问题 5** 高血压脑出血的诱发因素有哪些?

答 情绪波动、精神紧张、体力劳动、饭后或酒后、性生活、用力摒便和气候变化等是常见的诱发因素。

> **问题 6** 高血压脑出血的首选辅助检查方法是什么? 还有哪些检查可以辅助诊断及治疗?

答 头颅平扫 CT 是目前诊断高血压脑出血的首选方法。仅当怀疑脑出血病因是高血压以外因素时,MRI 检查才有价值。MRI 的 DTI 成像和白质纤维束示踪成像技术可显示脑出血后内囊白质纤维束的受累情况,为避开受压迫的锥体束进行血肿清除、降低神经功能的损伤创造有利条件。

> **问题 7** 有哪些因素影响高血压脑出血的预后?

答 下列因素影响患者的预后:①意识障碍的程度;②血肿大小;③中线移位程度;④合并脑室出血;⑤血肿部位(如丘脑、脑桥);⑥年迈。一般少量脑出血、轻度神经障碍者,多能完全康复。有明显局灶神经障碍的中等血肿者,虽存活,多严重病残。

> **问题 8** 高血压脑出血有哪些治疗方法?

答 (1) 内科治疗:首选。

(2) 外科手术治疗:由于目前对高血压脑出血的外科治疗尚有争议,所以当内科治疗无效及患者病情符合手术指征时,予以外科手术治疗(表 15 - 9)。

表 15 - 9 高血压脑出血的手术指征及手术方式

基底节区出血、脑叶出血
手术指征:颞叶钩回疝;明显颅内高压表现;实际测量颅内压＞25 mmHg
手术方式:血肿清除术,立体定向血肿抽吸术
丘脑出血
手术指征:同基底节区出血
手术方式:血肿清除手术,脑室钻孔外引流术
脑室出血
手术指征及手术方式
少量到中等量出血,无梗阻性脑积水,可保守治疗或行腰大池持续外引流
出血量较大,超过侧脑室 50%,合并梗阻性脑积水者,行脑室钻孔外引流
出血量大,超过脑室 75% 或完全脑室铸型,颅内高压明显者,可脑室钻孔外引流或开颅清除血肿
小脑出血
手术指征:小脑血肿＞10 ml;第四脑室、脑干受压或并发梗阻性脑积水
手术方式:去骨瓣开颅血肿清除术

问题 9 患者拟于次日 01:00 急症行血肿清除术,其术前护理要点有哪些?

答 (1) 绝对卧床休息,床头抬高 20°~30°,避免刺激,减少不必要搬动。

(2) 观察:密切观察生命体征、意识、瞳孔、SpO₂ 及四肢肌力的变化。警惕生命体征紊乱、颈项强直、呼吸骤停等枕骨大孔疝表现,做好术前急救准备。

(3) 保持呼吸道通畅:鼻导管 3 L/min 给氧。随时做好气管插管或气管切开的准备。

(4) 控制血压:遵嘱给予佩尔地平持续静脉输注控制血压,维持血压在 150/90 mmHg 左右。

(5) 降低颅内压:遵嘱使用 20% 甘露醇 250 ml 快速静脉滴注。

(6) 术前准备、禁食,留置导尿管。

(7) 避免血压急剧波动、疼痛、抽搐、情绪激动等一切可能引起出血加重的因素。

(8) 右侧肢体适当保护性约束,预防跌倒、坠床。

手术:患者于次日 01:00 在全麻下行小脑血肿清除术+Ommaya 置入术,术中清除血肿约 25 ml,弃除左枕部骨瓣。左枕角置入 Ommaya 囊,硬膜外置负压球。术中出血约 200 ml,未输血。

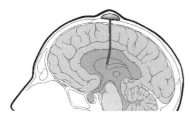

图 15-17 Ommaya 储液囊

问题 10 何谓 Ommaya?有哪些优缺点?

答 Ommaya 管是美籍巴基斯坦人 Ommaya 博士于 1963 年发明的一种脑室引流装置,由一个埋在头皮下的扁平状储液器和一根插入侧脑室的引流管相接而成(图 15-17)。根据治疗目的不同,引流管也可以置入囊性肿瘤的囊腔、第四脑室、脑池和腰池。现代使用的 Ommaya 由硅胶顶层和聚丙烯底层构成,硅胶顶层可耐受 130 次 25G 或更细针头重复穿刺使用。相比传统脑室引流管,Ommaya 管不与外界直接相通,穿刺针头细,不易感染;置管时间长,甚至可以终身留置,同时减少了脑室开放时间,减少了感染概率,提高了疏通脑脊液循环通路的效率。但由于引流管管径细,引流积血效果不如传统脑室引流快。

术后:患者于 PACU 复苏后返回 NICU,GCS 11(E3M6V2),双瞳孔等大等圆,直径 2.5 mm,对光反射灵敏,BP 160/90 mmHg,右侧肌力 5 级,左侧肢体肌力 4 级。予脱水、止血、抗炎、抗癫痫、抑酸及神经营养等治疗。次日行床旁 CT 检查(图 15-18)无异常。

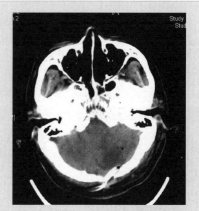

图 15-18 CT 示术后改变

问题 11 请问患者的术后护理要点有哪些？

答 （1）病情观察：遵医嘱观察 GCS、瞳孔、SpO_2、生命体征、肢体活动度，并及时记录，尤其是血压的变化。观察伤口有无渗血、渗液。评估患者咳嗽咳痰能力。留置负压球及 Ommaya 引流期间，注意观察引流液的色、质、量。

（2）卧位：床头抬高 30°～45°，翻身或移动患者时注意头部的摆放位置，避免左枕部骨窗受压的同时，确保呼吸道通畅。保证患者体位舒适，肢体处于功能位。

（3）负压球及 Ommaya 引流的护理：保持导管通畅，避免管路拔脱、扭曲、打结。Ommaya 引流高度以高于侧脑室平面 10～15 cm 为基准，根据医嘱要求的每日引流量＜150 ml 略做调整。注意引流速度，避免引流量过快和过多。

（4）控制血压：静脉使用降压药控制血压≤150/90 mmHg，血压波动幅度不宜大。避免血压过度降低导致脑组织灌注不足，引起缺血缺氧性损伤。

（5）注意对骨突处的皮肤保护，加强翻身避免压疮。

（6）保持水、电解质平衡：按医嘱补液，准确记录 24 小时出入量。

（7）保持大便通畅，避免便秘。按医嘱使用缓泻剂的同时，警惕腹泻的可能。

（8）饮食护理：患者嗜睡，虽然吞咽功能良好，但每餐进食极缓慢、量少，食欲差。为避免营养不足及误吸，遵医嘱留置胃管，鼻饲高蛋白高纤维流质。

（9）预防 DVT 及感染等并发症。

> **病程：** 术后第 4 天患者 GCS 12（E3M6V3），痰液较多，难以咳出。肺部 CT 检查示"肺炎"。血气分析示 PaO_2 9.77 kPa，SpO_2 93%。医生予以气管切开，加温湿化高流量经鼻导管氧疗，抗感染、维持内环境稳定等对症治疗。

问题 12 什么是加温湿化高流量经鼻导管氧疗？有何作用？

答 加温湿化高流量经鼻导管氧疗（heated humidified high-flow nasal cannula oxygen therapy，HFNC），系通过空氧混合器提供精确的氧浓度（21%～100%），提供最高达 70 L/min 的流量，提供 37℃、相对湿度 100% 的气体（图 15-19）。它能够快速改善患者氧合水平，并保持气道黏液纤毛的正常运转，主要适用于轻中度呼吸窘迫综合征、低氧血症等有自主呼吸的患者及撤离呼吸机或气管插管后过渡治疗的患者。

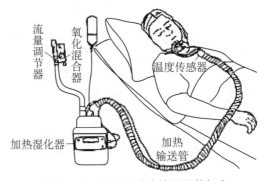

图 15-19 加温湿化高流量导管氧疗

问题 13 如何做好加温湿化高流量经鼻导管氧疗治疗期间的护理？

答 （1）病情观察：患者的呼吸模式、给氧压力、导管位置以及机器品牌型号都能影响湿化效果。上机后需严密观察患者血氧饱和度及呼吸形态，痰液性状，有无呼吸频率加快、呼吸窘迫、气道梗阻、焦虑及不适感，了解患者血气分析、胸片等检查结果。若有异常，及时通知医生。

(2) 注意患者适应情况及舒适度:一般从低流量 6 L/min 开始增加至目标流量,鼓励患者用鼻腔呼吸,可减慢呼气及吸气时间,保持压力。

(3) 确保水盒中有充足湿化水方可开启湿化器功能,避免加热板干烧。

(4) 导管护理:妥善固定,保持导管通畅,适当支撑管道,以减轻对鼻腔的压力。及时清理导管内冷凝水,防止导管内凝水倒流入呼吸道。

(5) 清洁:每天清洁面罩并更换水盒中的水,防止细菌滋生。

(6) 根据患者个体的观察频率,在护理记录上记录温度、流量及氧浓度。

> **出院:** 患者 GCS 13(E3M6V4),气管切开,留置胃管中。左侧肢体肌力 4 级,双侧病理征阴性。头部伤口愈合Ⅰ/甲。血常规、生化等各项指标均正常,予转康复医院继续治疗。

问题 14 患者的出院康复宣教内容有哪些?

答 (1) 心理护理:告知患者和家属高血压脑出血的平均康复时间一般半年以上,要耐心,循序渐进配合康复,不可操之过急造成额外肢体损伤;充分的家庭支持有利于解除患者自责自弃自卑的心理障碍,亦有利于避免血压的急剧波动。

(2) 饮食:鼻饲低盐、低脂、优质高蛋白和丰富维生素的流质,告知患者和家属鼻饲液制作、保存和喂给的注意事项。只有当康复科医生确认患者可经口饮食,拔除胃管后,才可逐渐恢复正常饮食。

(3) 安全:告知患者及家属各导管的注意事项,包括气切套管、胃管及导尿管,给予相应的书面宣传册;预防跌倒坠床,患者左侧肢体活动无力,可将常用生活用品放置在右手容易拿取的地方,床上翻身及下床活动时需有人协助,动作宜慢,注意保护头部骨窗。

(4) 控制血压:长期血压控制目标为 140/90 mmHg,坚持按医嘱规律服用厄贝沙坦氢氯噻嗪和氨氯地平。告知患者服用降压药物后改变体位时动作宜慢,避免发生直立性低血压;多补充含钾食物,避免血钾过低;指导家属进行血压检测。

(5) 康复训练:患者左侧肢体活动乏力,可用右手主动带动左手进行简单的运动锻炼,如上肢的上举、外展、外旋,肘关节的伸屈活动,下肢的伸屈和足的伸屈活动。遵从康复师进行针对性康复理疗。

(6) 随访:若患者术后血压控制稳定、肺部感染得以纠正,排除其他手术禁忌证后 3~6 个月,可考虑再行颅骨修补术。

(陈蓓妮 任学芳 安庆祝)

第十节 颈动脉狭窄

颈动脉狭窄(carotid stenosis)系脑血管狭窄或闭塞导致脑组织缺血或血栓形成后出现的一系列的病变,是卒中的重要危险因素(图 15-21)。根据症状有无分为无症状性颈动脉狭窄(asymptomatic carotid stenosis, ACS)和有症状性颈动脉狭窄(symptomatic carotid stenosis, SCS)。SCS通常指既往有卒中或非致残性卒中或短暂性脑缺血发作,或三者皆有,患者常有一过性的脑缺血发作,如一过性的失明、肢体麻木无力、语言障碍,突发的眩晕、认知功能障碍。颈动脉粥样硬化性斑块形成是其常见病因,与脑缺血性疾病发生高度相关。颈动脉外科治疗可以防止脑卒中,不仅可以增加脑血流量,还可以消除潜在的脑血栓和栓塞的根源。

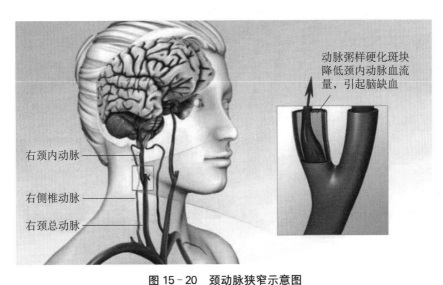

图 15-20　颈动脉狭窄示意图
图片来源:Schaller BJ. Imaging of Carotid Artery Stenosis

> **现病史:** 明先生,57岁。患者1个月前睡觉时突发左侧肢体乏力伴言语不清。外院头颅CT检查示"脑梗死",后复查CTA示"右颈内动脉开口段重度狭窄、次全闭塞"。为进一步诊疗由门诊收治入院。
> **现用药:** 阿司匹林100 mg,qd;波利维75 mg,qd;立普妥40 mg,qd;二甲双胍500 mg,qd;甘精胰岛素24 U睡前皮下注射。
> **既往史:** 糖尿病病史9年,自诉血糖控制良好;3年前曾受"心脏支架植入术"手术,术后恢复良好。吸烟饮酒史30余年,吸烟10支/天,饮酒2两/天。
> **体检:** 伸舌左偏,左侧鼻唇沟变浅;双侧肢体肌力5级。

问题1　颈动脉狭窄常见病因有哪些?

答 (1)动脉粥样硬化:最常见,常多发,累及颈总动脉分叉、颈部颈内动脉、海绵窦内颈内动脉、基底动脉和大脑中动脉等。

(2)颈动脉纤维肌肉发育不良:一种非炎症性血管病,多见于20~50岁白种女性。

(3)颈动脉内膜剥离:外伤和自发两种,自发性常有动脉粥样硬化和纤维肌肉发育异常。

问题2　颈动脉系由哪些动脉组成? 何谓颈动脉窦? 颈动脉窦的病理生理是什么?

答 (1)组成:左侧颈总动脉发自主动脉弓,右侧颈总动脉起于头臂干,经胸锁关节后方上行(图 15-22)。

(2) 颈动脉窦的病理生理:颈总动脉末端和颈内动脉起始部有膨大部分,即颈动脉窦,窦壁外膜富含丰富的压力感受器。当血压升高时,窦壁扩张,刺激压力感受器,可反射性地引起心跳减慢、末梢血管扩张,血压下降。

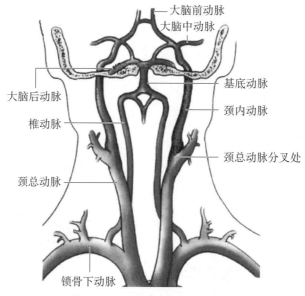

图 15-21 颈动脉系解剖示意图

问题3 动脉狭窄程度如何分级?

答 根据血管造影图像,将颈内动脉狭窄程度分为 4 级。①轻度狭窄:动脉内径缩小<30%;②中度狭窄:动脉内径缩小 30%~69%;③重度狭窄:动脉内径缩小 70%~99%;④完全闭塞。

研究显示,颈动脉管腔狭窄<70%时,脑血流量仍保持不变;当狭窄≥70%,管腔横切面减少 90%,即引起显著脑血流量减少。

问题4 颈动脉狭窄的临床表现如何?

答 颈动脉病变可导致脑和眼部缺血,以栓塞机制为主,少数为低血流动力学机制。

(1) 短暂性眼部缺血:单眼视力短暂性丧失,即一过性黑蒙;长时间眼部缺血可导致失明。

(2) 眼-脑综合征:同侧眼部和大脑半球血液循环同时受累可导致同侧单眼视力丧失和对侧轻偏瘫或感觉丧失,提示颈动脉闭塞性病变。

(3) 与颈动脉狭窄或斑块溃疡有关的大脑半球短暂性脑缺血(TIA)症状:失语、面瘫、对侧肢体肌力下降和(或)感觉减退,以上肢症状为主。

(4) 症状在进餐后、运动、咀嚼、咳嗽或过度换气时发病,快速站立或坐起时发病,服用降压药后发病等。

(5) 颈部听诊闻及血管杂音往往提示存在重度颈动脉狭窄;触诊时,闭塞颈动脉的血管搏动感较对侧明显减弱。

> **DSA:** 患者在局麻下行 DSA 检查示"右侧颈内动脉起始部重度狭窄"。

问题5 **颈动脉狭窄可行哪些辅助检查?**

答 明确诊断需要行 DSA,同时可采用彩色血流、能量多普勒和高分辨率 B 超对颈动脉进行全面横向和纵向扫描,以获得颈总动脉、颈外动脉和颈内动脉(包括球部和远端)的完整图像;使用经颅多普勒超声(TCD)能监测和评价单侧无症状狭窄患者双侧血液代偿程度。

问题6 **患者术前的护理要点有哪些?**

答 (1)观察患者生命体征、意识、瞳孔变化,观察患者言语功能与肢体功能障碍变化,如若加重,或出现新的脑梗死症状,如视力下降、认知功能障碍等,应通知医生,确定是否脑缺血灶扩大。

(2)安全护理:患者四肢肌力正常,但主诉左侧肢体活动乏力,评估其日常生活自理能力,行走及上、下楼梯需要协助,评估患者对环境的适应程度后,给予跌倒、坠床等相应预防措施的宣教和实施。

(3)患者口服抗凝药物,遵嘱监测凝血功能,密切观察患者皮肤、黏膜、牙龈等的出血倾向。

(4)戒烟戒酒,予糖尿病、低盐低脂饮食。

(5)监测四点血糖,遵嘱予二甲双胍 500 mg 口服 qd,血糖控制平稳。

(6)评估患者言语功能,与患者进行有效沟通。

问题7 **如何评估言语功能障碍? 如何进行个体化交流?**

答 可采用汉语标准失语症检查法(China Rehabilitation Research Center Aphasia Examination,CRRCAE)、Boston 失语症严重程度分级(BDAE)进行评定。另外,西方失语症成套测验(Western Aphasia Battery,WAB)观察患者自发语流畅度、听理解、复述、命名以及失语商(Aphasia Quotient,AQ)值等。BDAE 分级在国际上广泛采用,包括 27 个条目,分为 0、1、2、3、4、5 级(表 15 - 10)。

表 15 - 10 Boston 失语症严重程度分级

分级	表现
0 级	无有意义的言语或听觉理解能力
1 级	言语交流中有不连续的言语表达,但大部分需要听者去推测、询问或猜测;可交流的信息范围有限,听者在言语交流中感到困难
2 级	在听者的帮助下,能进行熟悉话题的交谈,但对陌生话题常常不能表达出自己的思想,使患者与检查者都感到进行言语交流有困难

续表

分级	表现
3级	在仅需少量帮助下或无帮助下,患者可以讨论几乎所有的日常问题。但由于言语和(或)理解能力的减弱,使某些谈话出现困难或不大可能
4级	言语流利,但可观察到有理解障碍,但思想和言语表达尚无明显限制
5级	有极少可分辨得出的言语障碍,患者主观上可能有点困难,但听者不一定能明显觉察到

按照 BDAE 分级,该患者言语障碍程度分级为3级,在主要照顾者帮助下,采取实物、图片、情景画等方式可与患者进行有效沟通。

问题 8 **颈动脉狭窄的治疗方案有哪些?**

答 颈动脉内膜剥脱术(carotid endarterectomy,CEA)、颈动脉支架置入术(carotid artery stenting,CAS)及颅内外血管重建术等。

> **手术:** 患者在全麻下行右侧颈动脉内膜剥脱术。术中打开右侧颈总动脉鞘,依次暴露血管,保护舌下神经降支。沿正中切开颈内动脉,完整剥离颈内动脉斑块,见部分钙化,部分伴泥沙样碎屑。麻醉清醒后转送 ICU 病房监护24小时,予以止血、扩容、预防癫痫等对症治疗。术后第1天下午,患者 GCS 15,左侧肢体肌力下降至2级,患者口角歪斜,伸舌左偏,左侧鼻唇沟变浅。病理结果示:动脉粥样硬化斑块。

问题 9 **舌下神经受损时患者会有哪些表现?**

答 舌下神经是第12对颅神经,支配舌内肌和部分舌外肌运动;第1颈神经前支的部分纤维随舌下神经走行,在颈动脉三角内离开此神经,称为舌下神经降支。一侧舌下神经完全损伤时,患者半舌肌瘫痪。伸舌时,患侧半舌肌瘫痪不能伸舌,舌尖偏向患侧。若舌肌瘫痪时间过长可造成舌肌萎缩。

问题 10 **颈动脉内膜剥脱术后可能发生哪些并发症?**

答 ①脑梗死:可发生于手术时或术后,围手术期脑卒中率为2.2%~5.5%,其中1/3为可逆性脑缺血,1/3轻度脑卒中,1/3重度脑卒中。②颈动脉再狭窄:多发生于术后6~12个月,原位缝合颈动脉再狭窄率为0~50%,有症状颈动脉狭窄者复发率为1%~2%。③其他:脑出血、心肌梗死、伤口出血或感染、颅神经(舌下神经、迷走神经、面神经、舌咽神经及耳大神经)损伤。

问题 11 **患者术后发生了哪项并发症?**

答 患者在术后24~48小时出现肌力下降至2级,患者口角歪斜,伸舌左偏,左侧鼻唇沟变浅,言语功能障碍3级(按照 BDAE 分级)。CT 检查示脑梗死。

问题 12 什么是高灌注综合征？有哪些临床表现？为什么会发生？

答 高灌注综合征（hyper-perfusion syndrome，HS）是 CEA 术后的一个少见、严重的并发症，常发生于 CEA 后数小时至 3 周内，发生率为 0.3%～2.0%。临床症状包括头痛、癫痫发作、谵妄、局灶性神经功能缺损及颅内出血等。

HS 发生在血管自动调节功能衰退并已适应低灌注压的血管床。通常在同侧（偶尔在对侧）出现颅内血管血流量显著增高，毛细血管床灌注压急剧增加而引起血脑屏障破坏，从而导致脑水肿等。术后高血压及压力感受器反射受损的共同参与是导致 HS 的主要原因。

问题 13 请简述患者的术后护理要点。

答 （1）观察生命体征、意识变化及患者肢体功能，了解心肌酶谱、脑钠肽等化验检查结果，以评估心、脑功能，及时发现并发症，妥善处理。

（2）饮食护理。术后第 1 天予患者流质忌糖饮食，术后第 2 天改半流质忌糖饮食，低盐低脂饮食。

（3）遵嘱予扩容治疗，注意控制补液速度，注意患者有无水、电解质失衡，必要时遵医嘱监测中心静脉压；合理使用止血药及抗凝药，观察并记录有无药物不良反应。

（4）术后第一天晨开始，遵嘱口服阿司匹林 100 mg，qd。

（5）血糖控制。监测四点血糖，患者术后空腹血糖维持在 6.6～7.0 mmol/L，餐后血糖维持在 12.5～14.0 mmol/L，请内分泌科会诊后停用口服降糖药，遵嘱甘精胰岛素 12 U 睡前皮下注射，诺和灵 R 早中晚各 6 U、4 U、4 U 皮下注射，控制血糖。

（6）避免下肢静脉穿刺。如患者长期卧床，可在确认无下肢动脉粥样斑块的前提下，预防性使用弹力袜。

（7）肢体功能障碍护理：协助康复科医生根据患者情况恢复期早期制订康复计划，循序渐进训练。患者术后第 4 天，肢体肌力逐渐恢复至 4 级。

（8）协助生活护理，做好安全护理。

问题 14 CEA 术后是否需要抗血小板治疗？

答 颈动脉狭窄行 CEA 手术可以减少脑卒中的风险，抗血小板药物如阿司匹林等也可以减少卒中的危险，但有时会导致严重出血。术后应用抗血小板药物可以减少接受 CEA 患者术后卒中的风险，出血的危险则缺乏循证支持。系统评价支持 CEA 术后常规使用抗血小板药物，如阿司匹林。

> **出院：** 患者总蛋白 58 g/L（正常值 63～82 g/L），白蛋白 34 g/L（正常值 35～50 g/L），其余实验室检查均正常。左侧肢体肌力恢复至 4 级，口角歪斜、伸舌左偏、左侧鼻唇沟变浅明显缓解。遵嘱予出院。

问题 15 患者出院前，护士需给予哪些方面的健康指导？

答 （1）生活规律，告知患者戒烟及减少饮酒的重要性。

(2) 饮食:进食高蛋白、高维生素、低盐、低脂、低热量清淡饮食,多食新鲜蔬菜、水果、鱼类等。

(3) 告知患者及家属疾病及相关知识,按时正确服用抗凝、降糖、降血脂药物。服用抗凝药物(阿司匹林肠溶片、氯吡格雷)期间关注有无皮肤及黏膜出血,有无黑便或大便隐血阳性;按时按量服用降糖药物,防止低血糖及相关并发症;注射胰岛素时观察注射部位是否有红、肿、瘙痒等,警惕皮肤过敏反应;若出现消化不良、肌痛、关节痛、皮疹等,应警惕是否是阿托伐他汀钙片不良反应。

(4) 定期复查:首次复查是术后 3 个月,复查项目包括 CTA、血管超声、血脂等;若出现头痛、头晕等症状或体征,及时就近复查。

(5) 评估患者及家属是否掌握康复锻炼方法,持续康复;嘱家属整理生活环境,清理障碍物,防止患者跌倒,保障患者安全。

(6) 鼓励患者生活自理,避免产生依赖心理,增强自我照顾能力。

小结

颈动脉狭窄为颅外血管性疾病,颈动脉狭窄导致大脑供血不足,发生局灶性脑缺血病变,其致残率高,给患者、家庭及社会带来较大负担。早期治疗能有效恢复脑血流量,拯救濒死的神经细胞,降低功能障碍的发生率。术后细致观察、规范用药,尤其是提高服用抗凝药物的依从性、积极调解血脂,有利于预防术后并发症及术后康复。在注重住院期间的围手术期护理同时,还需针对性制订出院计划,更好地促进患者康复。

(陈 红 安庆祝)

第十一节 硬脊膜动静脉瘘

脊髓血管性疾病的发病率仅为脑血管畸形的 1/10,甚至更低,一般不影响患者的生命,但严重影响患者的生活质量和心理质量。脊髓血管畸形的分类有多种,具有血流动力学特性和血管构成特点的脊髓血管畸形包括两大类:动脉与静脉之间形成直接交通的动静脉瘘(arteriovenous fistulas,AVF)和动脉与静脉之间存在异常血管团的动静脉畸形(arteriovenous malformation,AVM)。一般认为,动静脉瘘是获得性的病变,病灶的位置可以多变,但多数位于腰及骶段。

硬脊膜动静脉瘘(spinal dural arteriovenous fistulas,SDAVF)症状多由椎管内静脉高压引起,病变多累及胸、腰段脊髓。常见于中老年男性,男性约占 80% 以上。症状病程 2~4 年或更长,慢性、进行性的症状加重为其发病特点。

现病史：张先生，44 岁。患者近 5 个月开始出现步态不稳、臀部疼痛、大便控制不佳等症状，逐渐加重。当地 MR 检查示"椎管内血管流空影"（图 15-23），为进一步诊治收治入院。

体检：双上肢肌力 5 级，双下肢肌力 4 级，双侧 Babinski 阳性、传导束性感觉减退，T9 以下及双下肢深感觉减退、跟腱反射减退。

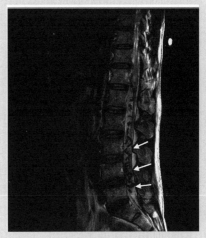

图 15-22 MRI 示 T9~L5 节段椎管内异常流空小血管伴 T11~12 节段脊髓缺血改变

问题 1 脊髓血管畸形的发病机制有哪些？

答 （1）椎管内静脉高压：动脉血经过低阻力瘘口进入静脉，静脉回流系统内压力增高，正常脊髓静脉回流受阻，脊髓肿胀、细胞缺血甚至坏死，引起临床症状。

（2）"盗血"：由于低阻力血管的出现，如动-静脉短路（A-V Shunt）或畸形血管团，供应脊髓组织的血液直接由动脉经过病变的低阻力区进入回流静脉，造成脊髓组织的缺血而引起临床症状。

（3）占位效应：脊髓血管畸形本身占位效应不明显，多数情况下是由于病变出血或伴有较大动脉瘤引起的。

问题 2 硬脊膜动静脉瘘的临床表现有哪些？

答 常隐匿发病，缓慢进展，进行性加重。开始多为感觉和运动功能障碍，可伴大、小便和性功能障碍，之后上行发展。临床以圆锥综合征最常见，首发症状为神经根性疼痛，占 25%~50%。

问题 3 脊髓血管畸形的诊断的"金标准"是什么？

答 全脊髓血管造影，为治疗方法的选择提供主要依据。

问题 4 硬脊膜动静脉瘘有哪些治疗方法？

答 （1）手术：①引流静脉切除术；②漏口切除（阻断）术。

（2）血管内介入治疗：脊髓血管造影后，经微导管注入栓塞剂闭塞硬脊膜上的动静脉漏口。

问题 5 患者的术前护理要点有哪些？

答 （1）安全护理：患者步态不稳，如厕、行走需要辅助，护士应保证环境安全，告知患者预防跌倒和坠床的措施,协助生活护理。

(2) 由于患者存在双下肢感觉减退,所以禁忌进行感觉障碍平面以下的各种热敷、热疗,避免烫伤。

(3) 疼痛护理。评估患者神经根痛的程度、持续时间等情况。指导患者按摩肢体、分散注意力等缓解疼痛的方法,按医嘱给予非甾体类镇痛药,并观察用药效果。

(4) 患者大便控制不佳,运用肛门失禁评分(wexner fecal incontinence score)对患者进行评估。该患者总分12分,属不完全大便失禁。可使用保护性液体敷料喷涂肛周皮肤,便后及时清洁,预防湿疹及失禁性皮炎的发生。

(5) 警惕严重并发症脊髓实质静脉缺血性坏死的发生。

问题6 **何谓脊髓实质静脉缺血性坏死?请简述发生的原因、临床表现及后果。**

答 脊髓实质静脉缺血性坏死,即Foix-Alajouanine综合征,是指硬脊膜动静脉瘘伴有脊髓静脉流出道狭窄与闭塞时,脊髓静脉高压导致的脊髓静脉回流障碍,继发静脉性脊髓缺血,致使脊髓功能受损,可进一步发展成脊髓缺血坏死,造成不可逆转的脊髓功能丧失,致残率极高。临床表现为迅速进展的感觉、运动和括约肌功能障碍,需尽早栓塞或抗凝治疗。如不采取积极治疗措施,患者在数日到1个月内即会完全截瘫。

问题7 **何谓大便失禁?如何判断大便失禁的严重程度?**

答 大便失禁的定义为:年龄>4岁,不能控制大便和(或)气体,病程>1个月。

目前,临床上常用的大便失禁评分标准为肛门失禁评分,简称Wexner评分,见表15-11。

表15-11 肛门失禁评分

肛门失禁类型	频率				
	从不	很少	有时	经常	总是
固体	0	1	2	3	4
液体	0	1	2	3	4
气体	0	1	2	3	4
卫生垫	0	1	2	3	4
生活方式改变	0	1	2	3	4

从不=0(从不);很少≤1次/月;有时≤1次/周,≥1次/月;经常≤1次/天,≥1次/周;总是≥1次/天
总分:0=正常;20=完全失禁

问题8 **大便失禁的治疗方法有哪些?**

答 (1) 饮食和药物治疗是大便失禁患者的一线治疗方法。帮助患者调整饮食习惯、液体摄入、排便习惯和药物使用等,可以使22%~54%的大便失禁患者症状得以改善。药物治疗可延缓结肠传输、减少肠内液体分泌、增加吸收、减少括约肌松弛,如吸附剂、止泻剂、三环类抗抑郁药及阿片类药物等。使用栓剂排空直肠,可减少直肠大便量,也有助于减少大便

失禁的发生。

（2）生物反馈训练：可作为大便失禁患者和括约肌保留部分自主收缩患者的初级治疗方法。

（3）手术治疗：主要是解剖学缺陷的修复，包括括约肌修复术、注射填充剂、射频治疗、骶神经调节治疗、括约肌替代治疗及结肠造口术。

（4）其他：经皮胫神经电刺激治疗等。

问题9 **患者大便失禁的可能原因是什么？**

答 硬脊膜动静脉瘘为后天获得性疾病，由于脊神经根处的硬膜邻近椎间盘、椎骨或韧带，该处的硬膜极易受到创伤的损害，由此引起的肠道功能紊乱和排便功能障碍，又称为神经源性肠功能障碍。

问题10 **大便失禁有哪些护理措施？**

答 护理原则：饮食调整、排便习惯调整、用药护理、护理支持措施及皮肤保护。

（1）个性化评估及制订护理计划：①评估患者有无脊髓损伤、损伤平面；②胃肠功能现状，肠道功能状态，记录排便频率、量、性状、颜色；③需要的辅助排便措施，单次排便耗时等；④评价其独立排便能力，排便体位；⑤腹痛、腹胀等排便相关不良反应；⑥了解辅助检查的结果，如大便常规、直肠内压测定及肛指检查等，针对患者情况制订肠道护理计划，计算纤维素和饮水量，选择适合的护理干预措施。

（2）健康指导：对患者及家属进行健康宣教，指导使用排便日记，通过系统记录治疗的细微变化，观察对肠道功能和肛门排便自制能力的影响。告知患者及家属饮食及护理方法。

（3）饮食管理：适当增加膳食纤维的摄入量，可改变大便质地，但对括约肌功能受损患者，纤维摄入多会增加大便量和大便所含液体量，加重失禁。对神经源性肠功能障碍患者，推荐保证 10~25 g/d 的纤维素（如魔芋、麸皮及黄豆等）。规律饮水，饮水量 40 ml/kg + 2 000 ml（根据膀胱功能调整），根据排便情况对膳食摄入进行适当调整。对咖啡因、乳糖及代糖等不耐受的患者，减少或避免摄入。

（4）皮肤护理：使用柔性肥皂和纸巾，保护性软膏（以氧化锌为主）、除臭剂和衬垫等清洁、保护皮肤。

问题11 **患者术后的护理要点有哪些？**

答 （1）病情观察：除栓塞术后的常规观察外，加强脊髓神经功能的观察，术后立即评估患者双下肢感觉、运动及括约肌功能，与术前作对比，警惕脊髓实质静脉缺血性坏死。

（2）维持血容量、控制血压：按医嘱实施扩容治疗，控制血压在正常范围内，预防急性血流动力学改变引起脊髓静脉血栓形成。

（3）抗凝治疗的护理：术后当天开始按医嘱予抗凝治疗，以防止因术后脊髓引流静脉压力突然下降导致静脉血栓形成。用药期间严密监测凝血功能，同时密切观察患者齿龈、皮下等有无出血倾向。指导患者以软牙刷轻轻刷牙，避免意外损伤，各种穿刺后适当延长针眼按压时间。

（4）卧位及活动：制动 12 小时后，指导患者轴线翻身，翻身角度为 45°，避免角度过大引起疼痛不适。术后第1天开始,指导患者在疼痛耐受的情况下行直腿抬高运动及足背伸、跖屈运动。

(5) 其他:术后留置导尿期间进行夹管训练,以锻炼膀胱的收缩功能,并指导患者进行缩肛运动锻炼括约肌功能,警惕麻醉等导致脊髓水肿的加剧引起的膀胱功能恶化。患者术后第2天拔除尿管,自行解尿。

出院: 患者 GCS 15,下肢肌力4级无改善,臀部偶有轻微疼痛,仍有不完全性大便失禁、传导束性感觉减退、双下肢深感觉和跟腱反射减低。遵医嘱予以出院。

问题 12 患者的康复教育内容有哪些?

答 (1) 安全指导:患者双下肢深感觉减退症状未缓解,仍需注意安全,避免跌倒、坠床,避免烫伤或冻伤。指导患者加强对肌力、感觉及括约肌功能的自我检测。

(2) 药物指导:术后必须坚持服用抗凝剂3个月,指导按时、按量服药,并告知注意观察出血倾向,定期复查凝血功能。

(3) 大便失禁的护理:指导患者及家属护理大便失禁的相关注意事项。

(4) 下肢功能锻炼:适当锻炼,活动关节。

(5) 定期随访:硬脊膜动静脉瘘行栓塞治疗需预防复发。首次随访在出院后3个月,期间如发生不适症状及时就诊。

(侯春华　安庆祝)

第十六章 先天性和后天性异常病变

第一节 脑积水

脑积水(hydrocephalus)是由于脑脊液分泌过多、吸收障碍和(或)循环障碍,引起脑脊液循环动力学的异常改变。脑脊液在脑室内和(或)颅内蛛网膜下腔异常积聚,使其部分或全部异常扩大。脑积水在人群中的发病率尚不清楚,患病率为1%～1.5%。先天性脑积水的发病率为0.9‰～1.8‰。获得性(后天性)脑积水有明确的病因,其发病率因原发病而异。脑积水有两个好发人群:婴幼儿(先天性脑积水)和60岁以上的老年人(原发性正常压力脑积水)。

现病史: 患者,女性,12岁。患者于4年前体检因头围偏大发现脑积水,当时未予治疗,现反复头痛2年,加重2天。头部MRI检查示"脑积水"(图16-1),为进一步诊治收治入院。
过敏史: 头孢类药物过敏史。
体检: 头围55 cm,韦氏儿童智力量表测定评分67(智力低下<70;正常>90)。

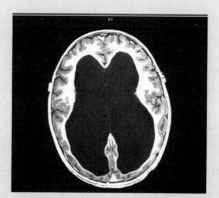

图16-1 MRI检查显示双侧侧脑室、第三脑室及第四脑室均扩大

问题1 脑脊液由何处分泌?
答 脑脊液主要由脑室脉络丛产生(占80%),其余由软脑膜、蛛网膜的毛细血管和脑室的室管膜上皮渗出(占20%)。人体每天的分泌量为500～800 ml(0.35 ml/min)。

问题2 脑脊液是如何在脑内循环的?
答 左、右侧脑室脉络丛产生的脑脊液,经左、右室间孔流入第三脑室,与第三脑室脉络丛产生的脑脊液一起,经中脑导水管流入第四脑室,再与第四脑室产生的脑脊液一起经正中孔和两个外侧孔到蛛网膜下腔,最后通过蛛网膜颗粒回流到上矢状窦(图16-2)。

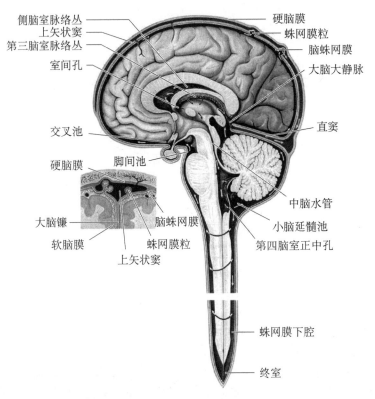

图 16-2 脑脊液循环模式图

问题3 脑积水如何分类?

答 (1) 传统的分类方法是按脑室系统和蛛网膜下腔是否相交通分为:①梗阻性(也称非交通性脑积水),特点是梗阻发生在脑室系统或第四脑室出口,使脑脊液部分或全部不能流入蛛网膜下腔,梗阻部位以上的脑室扩大;②交通性,特点是全脑室扩大,脑室系统和蛛网膜下腔是相通的。

(2) 按发病年龄分为:①小儿脑积水;②成人脑积水。

(3) 按压力分为:①高压性脑积水;②正常压力脑积水。

(4) 按病程分为:①急性脑积水(数天);②亚急性脑积水(数周);③慢性脑积水(数月或数年)。

(5) 按临床症状有无分为:①症状性脑积水;②无症状性脑积水。

(6) 按病程进展与否分为:①进展性脑积水;②静止性脑积水。

问题4 儿童脑积水的临床表现有哪些?

答 儿童脑积水的临床表现根据患者的年龄可分以下2种情况。

(1) 婴幼儿期:①头围增大,呈进行性,前囟随之扩大和膨隆;②破罐音;③落日眼,即上凝视麻痹;④视神经乳头萎缩;⑤神经功能失调,双下肢肌张力增高,膝腱反射亢进;⑥发育迟缓。

(2) 年长儿童:①以慢性颅内压增高为主要特征,双侧颞部或全颅疼痛,恶心、呕吐,视神经乳头水肿或视神经萎缩；②智力发育障碍，智商轻中度降低；③头围增大；④肢体轻度痉挛性瘫痪。

问题5 患者的脑积水属于何种类型？

答 患者病程长达4年，梗阻部位为第四脑室出口，使脑脊液部分不能流入蛛网膜下腔，因此诊断为慢性梗阻性脑积水。

问题6 脑积水可行哪些辅助检查？

答（1）头围的动态观察：一般测量周径、前后径及横径。如出现以下情况属于异常：①超出正常上限；②连续每周增长超过1.25 cm；③与身体其他部位发育比例失衡。

（2）颅骨X线平片：儿童可见蝶鞍扩大、后床突吸收、脑回压迹加深等颅内压增高的表现。

（3）CT和MRI检查：是诊断脑积水主要的和可靠的方法。

问题7 脑积水有哪些治疗方法？

答（1）药物治疗：主要是减少脑脊液分泌和增加机体水分排出。如呋塞米、乙酰唑胺、甘露醇等。

（2）手术治疗：①脑脊液分流术，包括脑室腹腔分流、脑室心房分流；②第三脑室造瘘术；③解除梗阻；④减少脑脊液形成，包括脉络丛切除或烧灼术。

问题8 脑脊液分流术有哪些并发症？

答（1）分流管堵塞：最常见，可由脑室端、腹腔端、分流阀或整个分流装置阻塞造成。

（2）感染：包括颅内感染、分流管皮下通道感染及腹腔感染。

（3）分流不当：分流过度或不足。

（4）癫痫。

问题9 相对于脑室颅外分流术，第三脑室造瘘术有哪些优越性？

答 与脑脊液分流术相比，第三脑室造瘘术可恢复接近脑脊液生理状态的循环，无需终身留置异物，避免低龄患者因发育成长需要手术换管的痛苦，还可避免脑脊液分流术的主要并发症。

问题10 患者行第三脑室造瘘术前的护理要点有哪些？

答（1）病情观察：注意观察患者的生命体征，头痛的部位、程度及其伴随症状，发现异常及时通知医生给予处理。评估患者的意识、记忆力及配合程度，请家属参与治疗及护理计划。

（2）疼痛护理：每天疼痛评估以了解患者的头痛情况。指导非药物性疼痛缓解方法，如父母参与、转移注意力、放松疗法等。

（3）遵嘱使用20%甘露醇100 ml静脉滴注q12h。记录24小时出入量，观察脱水治疗效果。

（4）患者的手术计划为幕上经额入路行第三脑室造瘘术，故需预防性服用抗癫痫药物丙戊酸钠片 0.2 g,每天 2 次,遵嘱按时给药。

> **手术**:患者在全麻下内镜辅助下行第三脑室造瘘术,导航定位下穿刺右侧脑室,置入脑室镜,打通第三脑室底与蛛网膜基底池,球囊扩展,完成造瘘。术中未输血。术后患者 GCS 15,双瞳孔等大等圆,直径 25 mm,对光反射灵敏。予抗炎、止血、抗癫痫等治疗。

问题 11 哪类脑积水患者适合行第三脑室造瘘术?

答 ①梗阻性脑积水,尤其是梗阻发生在第三脑室后部至第四脑室出口之间的脑积水,是第三脑室造瘘术的最佳适应证;②部分交通性脑积水;③分流术失败的脑积水;④2 岁以上的小儿脑积水。

问题 12 第三脑室造瘘术后可能有哪些并发症?

答 总体来说第三脑室造瘘术的并发症发生率较分流术低,为 5%～7%。术后可能产生的并发症有颅内出血、脑膜炎、脑脊液漏、癫痫或下丘脑功能低下。

> **出院**:术后第 6 天复查头颅 CT 扫描示"术后改变"(图 16-3)。术后第 7 天,患者 GCS 15,头痛较术前缓解,自行下床活动。伤口拆线,Ⅰ/甲愈合,遵医嘱予以出院。

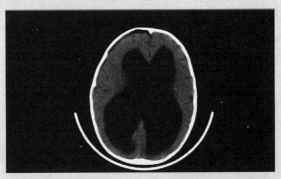

图 16-3 头颅 CT 示脑积水第三脑室造瘘术后改变

问题 13 术后应给予患者哪些康复指导?

答 ①指导患者家属做好伤口保护,给患者勤剪指甲、戴帽或戴手套、用玩具分散注意力等措施减少对伤口的搔抓。②饮食调整。患者偏爱油炸食物,不喜蔬果,既不利于营养,也是造成便秘的因素之一。改变烹饪方式,增加膳食中纤维素的含量,以逐渐纠正患者的不良饮食习惯。③患者偶尔有便秘,指导家属腹部按摩、定时排便等促进排便的措施,不可习惯性依赖缓泻剂。④仍需预防性服用丙戊酸钠抗癫痫治疗,指导家属需按时给患者服药,门诊复查时根据医嘱减量或停药。⑤门诊随访,术后 3 个月复查头颅 MRI,指导家属如患者出现头痛加剧、呕吐等不适表现,及时来院就诊。

(侯春华　邱天明)

第二节 小脑扁桃体下疝畸形及脊髓空洞症

小脑扁桃体下疝畸形又名 Chiari 畸形,是一组包括小脑扁桃体经枕大孔疝入到椎管的后脑异常。小脑下疝、拥挤的枕大孔和颅颈交界区脑脊液流动异常,导致了脊髓空洞症的形成。

脊髓空洞症是脊髓的一种慢性、进展性的退行性病变,与某些原因引起的颅内与脊髓蛛网膜下隙脑脊液循环障碍有关。通常继发于小脑扁桃体下疝畸形。其病变特点是脊髓内管状空腔形成以及胶质细胞增生。本病多在 20~30 岁发生,男性多于女性。起病较隐匿,病程多缓慢,呈逐渐加重趋势。脊髓空洞症的空洞多限于颈髓,其次为胸髓,腰段以下少见。

现病史: 张女士,47 岁。患者主诉阵发性颈部不适 4 个月,伴双手麻木 1 个月。当地医院行头颅 MRI 检查示"小脑扁桃体下疝畸形伴脊髓空洞症",为进一步诊治收入院。
既往史: 无。
体检: 四肢肌力均正常,双手麻木,存在痛、温、触觉障碍,双侧大拇指不能弯曲。

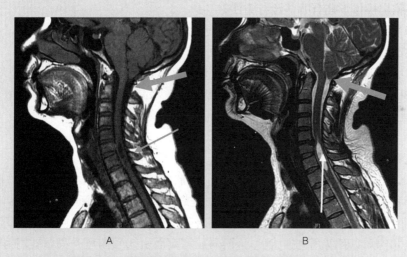

图 16-4 小脑扁桃体下疝畸形伴脊髓空洞症 MRI 表现
A. T1WI 图像可见脊髓中央低信号的管状扩张;B. T2WI 图像上空洞内液呈高信号。粗箭头为小脑扁桃体下疝处,细箭头为脊髓空洞处

问题 1 小脑扁桃体下疝畸形的发病机制有哪些?

答 小脑扁桃体下疝畸形的发病机制有后脑发育不全,发育停滞,尾端牵拉,脉络丛的脑脊液搏动对神经管的扩张作用,胚胎脑室膨胀缺乏等。

问题 2 小脑扁桃体下疝畸形如何分类?

答 Ⅰ型:小脑扁桃体下移至上部颈椎管内,常伴有脊髓空洞,偶尔并发脑积水,拥挤的枕大孔可能压迫疝出的小脑组织,限制颅颈区正常的脑脊液流动。

Ⅱ型:下疝的组织有小脑蚓部、脑干和第四脑室。脉络丛和相关的椎-基底动脉、小脑后下动脉也可能向下移位。常并发脑积水与脊髓空洞。

Ⅲ型：小脑、脑干经颅裂向后膨出，常伴有严重神经发育障碍和脑神经损害，往往预后不良。

Ⅳ型：小脑发育不全，不并发后脑下疝。

问题3　小脑扁桃体下疝畸形的临床表现有哪些?

答　(1) 疼痛：持续性枕部、颈部和手臂疼痛，疼痛呈放射性烧灼样，在颈部活动时疼痛加重。

(2) 感觉障碍：上肢常有痛觉、温觉减退，而下肢则为本体感觉减退。

(3) 其他症状：眩晕、耳鸣、复视、步态不稳及肌无力、肌萎缩。

问题4　脊髓空洞症的临床表现有哪些?

答　(1) 感觉障碍：单侧的痛觉、温度觉障碍，而触觉及深感觉完整或相对正常。

(2) 运动障碍：肌张力减低，肌纤维震颤和反射消失等症状。

(3) 自主神经损害：受累部位皮肤光泽消失，有增厚、变薄、溃疡、多汗或无汗等。

(4) 营养性障碍：好发于肩肘关节，关节腔积液、骨擦音，但无疼痛。

问题5　小脑扁桃体下疝有哪些治疗方法?

答　(1) 随访：无脊髓空洞，小脑扁桃体轻微移位且无客观神经病学表现，可不进行治疗，通过连续检查及影像学进行安全随访。

(2) 手术：若患者出现限制生活方式的头痛和客观的神经系统异常，尤其是呼吸和后颅神经功能障碍，需及早进行外科手术治疗。首选后颅窝减压术；如患者合并有脑积水，需先做分流术，无改善者行后颅减压术。

问题6　患者的术前护理要点有哪些?

答　①评估患者的呼吸功能、颈部疼痛、肢体肌力，观察手部麻木程度，有无痛、温、触觉障碍。②患者手部麻木且存在感觉障碍，需加强安全宣教，提醒洗漱时注意水温，防止烫伤。患者的双侧大拇指不能弯曲，握持物品存在困难，应主动关心患者，倾听患者主诉，协助做好日常生活。③告知患者勿用力擤大便，以防腹压增高而引起颅内压升高，诱发脑疝。④术前指导患者进行深呼吸及有效咳嗽，促进痰液排出，预防术后坠积性肺炎发生。

> **手术**：患者在全麻下行后颅窝减压术，硬脊膜切开，充分减压，使下疝的小脑扁桃体不再压迫延髓，术中未输血。
>
> **术后**：患者于PACU复苏后返回NICU，GCS 15，双瞳孔等大等圆，直径2.5 mm，对光反射灵敏，后颈部伤口予敷料包扎，颈托固定中，保留导尿通畅。予脱水、止血、抗炎等治疗。次日返回病房。

问题7　患者术后应采取何种体位?

答　术后取平卧位，头垫软枕，高度以一拳为宜。翻身时颈部与躯干同一轴线水平，过高易引起颈部前屈，过低则颈部向后过伸。患者侧卧位时在肩背部和腿部垫支持物，避免旋转与震动。

第十六章 先天性和后天性异常病变

问题 8 患者术后为什么要佩戴颈托？一般佩戴多久？佩戴时有哪些注意事项？

答 由于手术导致脊柱稳定性下降，术后患者需要佩戴合适的颈托，防止因头颈部扭曲导致脊椎脱位压迫脊髓，引起脊髓功能障碍。

颈托一般佩戴 3 个月，选择大小合适的颈托，以限制颈部活动，高度以能保持平视为宜；松紧以能放入 2 个手指为宜。使用时注意观察患者的颈部皮肤状况，防止颈部及耳郭、下颌部皮肤受压，必要时可在颈托内侧垫小毛巾。

问题 9 患者术后的观察重点有哪些？

答（1）呼吸功能：注意观察患者的呼吸频率、节律和血氧饱和度。如患者主诉呼吸费力，自感缺氧，伴有呼吸频率、节律的改变，重则出现鼻翼扇动、血氧饱和度下降、发绀，提示脊髓颈段手术后影响呼吸中枢或呼吸肌有关神经支配，需及时通知医生，做好呼吸支持的准备。

（2）四肢肌力和运动功能：如有感觉缺失或肌力下降等神经功能障碍，应立即报告医生。

> 患者于术后第 6 天起连续 3 天体温波动于 38.0～38.8℃，主诉头痛。血常规化验示：白细胞计数 $14×10^9$/L[正常值(4～10)$×10^9$/L]，查体脑膜刺激征阳性。术后第 8 天在局麻下行腰大池置管引流术。脑脊液化验示：白细胞计数 $18×10^6$/L[正常值(0～8)$×10^6$/L]，蛋白含量 800 mg/L[正常值 150～400 mg/L]，糖蛋白定量 1.8 mmol/L(正常值 2.8～4.5 mmol/L)。1 周后，患者体温 36.4℃，脑脊液、血常规化验指标均正常，医生拔除腰大池引流管。

问题 10 后颅窝减压术的常见并发症有哪些？

答 最常见的并发症涉及脑脊液异常，发生率为 10%，包括脑脊液漏、脑膜炎和脑积水；颅神经损伤、假性脑膜膨出和空洞进展亦有发生；小脑下垂是其独特的并发症，可造成患者头痛。

问题 11 何为小脑下垂？如何治疗？

答 小脑下垂源于骨切除范围过于向外扩大，导致小脑自骨缺损处疝出。可造成头痛、脑脊液流动受阻和空洞形成，以及多种运动、感觉和颅神经功能障碍。需行颅骨成形术将小脑托回原位。

问题 12 患者术后高热的可能原因是什么？如何治疗？

答 患者术后第 6 天出现高热，根据化验指标提示，怀疑颅内感染的可能。

治疗方法：对症处理高热、头痛；静脉应用抗生素（美罗培南）治疗；留置腰椎穿刺引流管。

问题 13 患者高热时，可采取哪些护理措施？

答 ①房间定期开窗通风，保持舒适温湿度。②定期监测体温变化，降温后及时复测。患者腋温 38.5℃ 以下时，给予冰袋、温水擦浴等物理降温；腋温超过 38.5℃，按医嘱予吲哚美辛（消炎痛）栓 0.05 g 纳肛。③当患者大量出汗或退热时，及时更换干净衣物和床单位，注意观察有无虚脱现象，如大量出汗、面色苍白、四肢湿冷。④鼓励患者多饮水，大量出汗后饮用水中可加少量盐和糖，以补充电解质的流失。

出院: 患者体温正常,伤口愈合良好,偶有颈部不适感,双上肢麻木感较前减轻。遵嘱予以出院。

问题 14 患者出院后,在生活中要注意什么?

答 ①佩戴颈托 3 个月,避免过度扭转、过屈及过伸等损伤颈椎的动作。②保持情绪乐观,开朗,积极配合康复训练,坚持肌肉活动训练,促进功能恢复。③劳逸结合,尽量从事一些力所能及的活动,但勿从事重体力劳动及剧烈的体育运动。④指导感觉障碍的患者每天自我检查感觉区有无受伤,注意皮肤有无发红、水疱、青肿、抓伤等情况出现;在拿热的碗、盆、杯及金属勺子时应戴手套,以免烫伤。

(李瑞燕 邱天明)

第三节 脊髓栓系综合征

脊髓栓系综合征(tethered cord syndrome, TCS)是由于各种先天和后天原因引起脊髓或圆锥受牵拉,产生一系列神经功能障碍和畸形的综合征。由于脊髓受牵拉多发生在腰骶髓,引起圆锥异常低位,故又称低位脊髓。本病多见于新生儿和儿童,成人少见,女性多于男性。

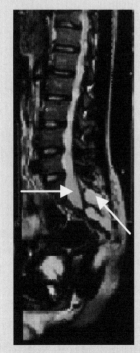

现病史: 胡女士,56 岁。患者左下肢疼痛伴大、小便障碍 2 年余。当地医院行腰骶部 MRI 检查示"脊髓栓系综合征"(图 16-5),为进一步诊治收入院。

既往史: 自幼腰骶部凹陷、双足畸形。

烟酒史: 无。

体检: 双上肢肌力 5 级,左下肢肌力 2 级,右下肢肌力 3 级,双下肢感觉减退,左侧明显,腰骶部局部皮肤凹陷,双下肢肌肉有萎缩,尤其双足明显,足趾营养不良,步态不稳,病理征阴性。

图 16-5
MRI 示脊髓栓系综合征
左侧箭头所指终丝增粗,
右侧箭头所指脂肪瘤

引起脊髓栓系综合征的原因很多,如脊髓脊膜膨出、显性或隐形脊柱裂、脊髓裂、藏毛窦和肿瘤(脂肪瘤、血管瘤、畸胎瘤等),脊髓术后脊髓与硬脊膜粘连等。

问题1 脊髓栓系综合征的发病原因有哪些?

答 (1)腰骶部的多种病变:如脊髓脊膜膨出、肿瘤(如脂肪瘤、血管瘤和畸胎瘤等)、隐性脊柱裂、脊髓终丝肥大、先天性囊肿及藏毛窦。患儿以腰骶皮肤异常、脂肪瘤和脊膜膨出多见;成人则以终丝增粗和脂肪瘤多见。

(2)脊髓手术后脊髓与硬脊膜粘连。

问题2 脊髓栓系综合征的促发和加重因素有哪些?

答 ①儿童的生长发育期;②成人见于突然牵拉脊髓的活动,如向上猛踢腿、向前弯腰、分娩、运动或交通事故中髋关节被迫向前屈曲;③椎管狭窄;④外伤,如背部外伤。

问题3 脊髓栓系综合征的临床表现有哪些?

答 (1)疼痛:是最常见的症状。表现为难以描述的疼痛或不适,腰骶部疼痛比下肢常见,疼痛局限于腰背部,腹股沟会阴区和臀部,有时可放射至下肢。疼痛常因久坐和躯体向前屈曲而加重,很少因咳嗽、打喷嚏和扭曲而加重。腰骶部受到打击可引起剧烈的放电样疼痛,伴短暂下肢无力。

(2)运动障碍:主要是下肢进行性无力和行走困难,可累及单侧或双侧,但以后者多见。在儿童早期多无或仅有下肢运动障碍,随年龄增长而出现症状,且进行性加重,可表现为下肢长短和粗细不对称,呈外翻畸形,皮肤萎缩性溃疡等。

(3)感觉障碍:主要是鞍区皮肤感觉麻木或感觉减退。

(4)膀胱功能障碍:包括遗尿、尿频、尿急、尿失禁和尿潴留。儿童以遗尿或尿失禁最多见。

(5)直肠功能障碍:由于结肠、直肠蠕动功能减弱,失去正常的排便反射,引起便秘或大便失禁。

(6)腰骶部皮肤异常:表现为腰骶部皮肤隆突或凹陷,伴毛发丛生、皮下脂肪瘤、色素沉着及皮肤血管瘤。

问题4 脊髓栓系综合征的辅助检查方法有哪些?

答 MRI或CT椎管内造影是诊断脊髓栓系综合征的主要检查方法。神经电生理检查可作为脊髓栓系综合征判断术后神经功能恢复的一种手段。B超检查适用于<1岁的患儿。结合患者的二便功能情况进行泌尿系统B超和尿流动力学检查,以评价患者泌尿系统受累情况,有助于判定手术疗效。

问题5 患者的术前护理要点有哪些?

答 (1)安全护理:患者下肢感觉减退,如厕、行走需他人协助,且有尿频症状,需保证环境安全,协助生活护理,完善预防跌倒、坠床等意外的措施。

(2)症状护理:入院后即给予疼痛宣教,每日疼痛评估。患者尿频、便秘,告知患者症状由疾病引起,请患者配合泌尿系统检查。遵嘱每晚使用酚酞片口服通便治疗。

(3) 保持会阴部皮肤清洁,避免泌尿道感染以及皮肤湿疹的发生。

(4) 手术卧位指导:术前1~2天指导患者俯卧位。注意评估患者卧位的坚持时间,以不出现身体不适为宜。根据患者的身体情况及需要在胸前、骨隆凸处等地方垫软垫,以增加舒适度。

> **手术**:患者在全麻下行脊髓栓系松解术,术中将椎板咬除,分离肿瘤与硬脊膜粘连,保护马尾神经,切断终丝,充分松解。术中出血约400 ml,未输血。
>
> **术后**:患者从PACU复苏后返回NICU,GCS 15,双瞳孔等大等圆,直径2 mm,对光反射灵敏,腰背部伤口敷料干燥,双上肢肌力4级,双下肢肌力3级,保留导尿通畅。予止血、抗炎、激素、止痛等治疗。术后第1天返回病房,患者主诉腰背部伤口持续性胀痛,尤其在变换体位时明显。

问题6 脊髓栓系综合征手术治疗的目的是什么?

答 松解栓系,去除引起栓系的病因,矫正合并的畸形,最大限度地保护神经功能,恢复局部的微循环,促进神经功能恢复。

问题7 患者的术后护理要点有哪些?

答 (1) 病情观察:观察GCS、生命体征、双下肢肌力的变化每小时一次,每日评估患者有无疼痛、感觉障碍及二便情况。

(2) 卧位:俯卧位5~7天,以避免伤口受压。

(3) 饮食:给予高蛋白、高维生素、易消化饮食,有利于伤口愈合。保持大便通畅,必要时遵嘱使用缓泻剂。

(4) 预防局部感染:保持会阴部清洁,若发现敷料污染,应及时通知医生换药。密切监测体温变化及伤口周围有无红肿、压痛。遵医嘱使用抗生素。

(5) 二便功能训练:术后定期夹放导尿管配合按时饮水,有利于早期拔除导尿管。指导患者盆底肌锻炼,如逼尿肌练习、Crede手法及缩肛法等。

(6) 镇痛:遵嘱使用止痛药(芬太尼透皮贴剂)。嘱患者咳嗽、咳痰时勿太用力,以免增加腹压加重疼痛。

(7) 康复训练:尽早进行肢体功能的训练,以免肌肉萎缩加重,预防压疮和下肢静脉血栓的发生,同时有利于消除局部水肿,防止神经后根粘连和再栓系。术后24小时后,指导患者床上主动及被动运动,如直腿抬高训练、踝泵练习、膝关节屈曲运动等。

问题8 使用芬太尼透皮贴剂时,有哪些注意事项?

答 ①芬太尼透皮贴剂适用于治疗中度到重度慢性疼痛,临床上按照麻醉药品管理。②贴剂不可切割、拆分,以免芬太尼释放失控。使用时应贴敷于躯干或上臂平整、干燥的皮肤上,用掌力按压30秒,以确保贴剂与皮肤完全接触。可以持续贴敷72小时。更换贴剂时,同时更换使用部位。③患者可有与阿片类药物相关的不良反应,如恶心、呕吐、低血压、便秘及嗜睡等。如出现红、刺痒等皮肤反应,一般在去除贴剂后24小时内消失。④使用期间,加强患者的疼痛评估和气道护理,避免严重并发症呼吸抑制的发生。

问题 9 脊髓栓系综合征术后的早期并发症主要有哪些?请问发生的原因是什么?如何预防和护理?

答 早期并发症有:头痛、腰痛及神经损伤。

(1) 头痛:与手术时间长、脑脊液丢失较多有关。术后去枕平卧,必要时给予头低脚高位,一般1~2天可缓解。

(2) 腰痛:多见于切口附近,与局部瘢痕对神经、脊髓形成粘连压迫、术中牵拉或椎板广泛切除、术后长期卧床骶棘肌无力致腰椎不稳等有关。术后早期充分卧床,尽早功能锻炼,避免过早下地及负重活动。对已经出现的腰痛,则需要配合理疗、支具及非类固醇抗炎类药物治疗。

(3) 神经损伤:多为脊髓和马尾神经的损伤,患者可表现为:感觉、运动丧失,尿潴留或大、小便失禁。与手术牵拉、血运障碍、再灌注损伤等因素有关。此并发症一般不可逆。

问题 10 脊髓栓系综合征术后的晚期并发症有哪些?请问如何预防和处理?

答 主要是再栓系及腰椎不稳。再栓系多发生于术后3个月至1年内,主要表现为腰骶、会阴、下肢等部位疼痛和进行性脊髓、马尾神经功能受损。目前尚无彻底的预防、治疗方法。术后定期行MRI检查,能对可疑再栓系提供准确的诊断资料。对于再栓系的治疗,大多数学者主张再次手术松解粘连。

腰椎不稳可出现于术后半年至数年,表现为腰椎前凸增加、侧弯,甚至出现腰椎滑脱。主要与为了充分显露而行广泛椎板切除有关。患者术后应加强腰背肌锻炼,避免过早下地和负重活动,可预防或减少腰椎不稳的发生。

> **出院**:术后第5天,患者GCS 15,能在家属搀扶下下床活动,下肢疼痛明显缓解,下肢肌力感觉同术前,能在缓泻剂帮助下每天排便1次,排尿情况同术前,除总蛋白61 g/L(正常值64~83 g/L)略有降低外,余血常规、生化指标均正常。遵医嘱予出院。

问题 11 患者的出院康复宣教内容有哪些?

答 ①坚持功能锻炼,近期内避免负重活动。②合理饮食。宜高蛋白、高维生素、高纤维饮食,少吃辣椒、生蒜等刺激性食物,多吃水果、蔬菜。定时、正常饮水。③坚持盆底肌训练,培养定时排便的习惯,二便后及时清洗会阴部。④遵嘱按时按量饭后服用维生素B_1和甲钴胺片,告知甲钴胺片要避光保存,拆封后即刻服用,并定时监测肝功能。⑤嘱患者出院1周来院行切口拆线。⑥3个月后门诊随访,复查腰骶部MRI。告知患者再栓系的症状,如有出现及时就诊。

(姚雪华 邱天明)

第四节 脊髓脊膜膨出

脊髓脊膜膨出(meningomyelocele)是部分性脊椎裂的常见表现类型,指在脊椎裂的基础上,椎管内的脊膜和脊髓神经组织向椎管外膨出。全球发病率为0.05%~0.1%。我国为高发区,发病率为0.1%~1.0%,是新生儿致残和致死的重要原因之一,严重损害我国儿童的身体健康,并给其家庭带来巨大的经济和精神上的负担。

> **现病史:** 患者,男性,10岁。患者出生后即有骶尾部皮下肿块,近半月来表皮破损,高热3天,外院MRI检查示"脊髓栓系综合征伴脊膜膨出",收入院。
> **既往史:** 无。
> **体检:** 四肢肌力5级,病理征阴性,腱反射(++),略有跛行。骶尾部2 cm×3 cm浅表皮肤破损,达真皮浅层,表面粉红色,有少量淡黄色渗液。

问题1 脊髓脊膜膨出如何分类?

答 可分为3类(图16-6)。

(1) 脊膜膨出型:仅有脊膜膨出而脊髓组织位于椎管内,可分为脊膜后膨出和脊膜前膨出。

(2) 脊髓脊膜膨出型:脊髓组织与脊膜同时膨出,膨出物表面有完整的皮肤或假上皮覆盖。

(3) 脊髓外翻型:脊髓在某部位呈平板状,而部分脊髓组织在中线处直接暴露在外,也称脊髓裂。

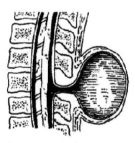
脊膜膨出
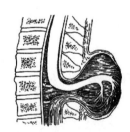
脊髓脊膜膨出
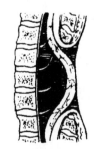
脊髓外翻

图16-6 脊髓脊膜膨出类型

问题2 哪些因素可导致脊髓脊膜膨出?

答 引发该病的高危因素,包括母亲在孕前或孕早期叶酸摄入不足、糖尿病、长期服用某些药物及遗传因素等;也可能与维生素B_{12}缺乏、肥胖、高热等有关。

问题3 脊髓脊膜膨出的临床表现有哪些？

答　(1) 局部包块：婴儿出生时，背部中线，颈、胸或腰骶部可见一囊性肿物。包块呈圆形或椭圆形。多数基底较宽，少数为带状。表面皮肤可正常或菲薄瘢痕样。曾发生破溃者，表面呈肉芽状或有感染。已破溃者，包块表面有脑脊液流出。婴儿哭闹时包块增大，压迫包块则前囟门膨隆。

(2) 神经损害症状：有不同程度的双下肢瘫痪及大、小便失禁。腰骶部病变引起的严重神经损害症状，远远多于颈、胸部病变。脊髓脊膜膨出本身构成脊髓栓系，随年龄、身长增长，脊髓栓系综合征也更加重。

(3) 其他症状：少数脊膜膨出向胸腔、腹腔、盆腔内伸长，出现包块及压迫内脏的症状。

问题4 脊髓脊膜膨出的辅助检查方法有哪些？

答　①脊椎 X 线可见病变部位椎板缺损和局部椎管扩大。②B 超检查显示囊内充满液体，脊髓及神经粘连于囊壁。③CT、MRI 扫描可见囊腔与椎管蛛网膜下隙相同，脊髓呈弓状凸入囊内，并可见合并其他畸形。

问题5 患者的术前护理要点有哪些？

答　(1) 安全护理：患者低龄、跛行，上下楼梯时需他人协助，应加强对患者及家属关于跌倒、坠床等方面的安全宣教，协助生活护理。

(2) 高热护理：监测体温变化。体温升高时，遵嘱使用降温贴，使用时避开伤口处。

(3) 皮肤破损的护理：请医院伤口护理专家会诊，给予水胶体伤口敷料外用，根据渗液情况每隔 1~3 天更换敷料。每次更换时，清洁伤口后，观察破损处大小、深度、颜色及渗液情况，并记录。保持床单位清洁，无褶皱，衣服宽松柔软，避免摩擦皮损处，告知患者勿抓挠。

(4) 体位训练：指导患者俯卧或侧卧于床上，并习惯该体位。

> **手术**：患者经对症治疗及护理后，骶尾部皮损感染得到控制，无渗液，体温维持在 37.2~37.4℃。在全麻下行腰骶部脊膜膨出修补术＋脊髓神经粘连松解术，术中逐层切开皮肤肌肉各层，显露棘突并咬除，暴露硬膜囊及疝出椎管外的囊壁，松解囊壁，切开硬膜，将疝出组织复位，硬膜缝合，逐层关闭。术中出血不多，未输血。
> **术后**：患者于 PACU 复苏后返回 NICU，GCS 15，双瞳孔等大等圆，直径 2 mm，对光反射灵敏，尾骶部伤口敷料予以儿童腹带加压包扎，双上肢肌力 5 级，双下肢肌力 3 级，保留导尿通畅。予止血、抗炎、通便等治疗。术后第 1 天返回病房。患儿术后第 1~3 天，体温维持在 38~39℃。

问题6 脊髓脊膜膨出患者为什么要尽早手术？

答　小儿脊髓脊膜膨出为临床常见神经管发育畸形，多合并脑脊液吸收障碍。无论患儿有无大小便失禁及下肢瘫痪，均应尽早手术治疗，松解神经粘连，解除马尾牵拉，阻止神经损害，改善患儿症状。

问题 7 术后可能发生的并发症有哪些？

答 术后可能发生的并发症有颅内高压、瘫痪、脑脊液漏、伤口感染、尿潴留。

问题 8 术后护理主要关注哪些方面？

答 ①观察肌力变化，注意患者有无恶心、呕吐等颅内压增高的表现。②密切观察体温变化，做好高热护理。③观察伤口周围有无红肿、压痛。每次便后用温水清洗，同时检查伤口有无污染。如有污染，及时通知医生换药。④俯卧位或侧卧位，臀部抬高，防止伤口受压。⑤鼓励患者在床上主动运动，尽早进行肢体功能的训练，防止关节挛缩、肌肉萎缩。⑥合理饮食，给予患者高热量、高蛋白、高维生素饮食。⑦并发症的预防和护理。

问题 9 患者术后最有可能发生的并发症是哪项？如何护理？

答 因患者脊柱后骶部皮肤组织缺损，囊壁菲薄，硬膜修复时张力较大，术后最有可能发生的并发症是脑脊液漏。护理措施：①患者臀部抬高或侧卧位，避免弓背、弯腰。②保持大便通畅，术后第一天开始即按医嘱口服乳果糖口服溶液和酚酞片缓泻剂，防止因排便困难引起腹压增高。③遵医嘱予口服止痛药复方对乙酰氨基酚片，避免患者哭闹引起腹压及颅压增高而致脑脊液漏。

问题 10 儿童高热如何护理？

答 ①监测体温的变化。②根据医嘱使用物理降温，腋温 38℃时遵嘱使用医用降温贴。腋温超过 38.5℃时遵嘱使用布洛芬混悬液 10 ml，持续发热时可间隔 4～6 h 重复给药，24 小时内不超过 4 次。③多喝水，给予易消化的饮食。饮用水中可加入少量糖和盐，以补充丢失的电解质。④松开衣被以加快散热，及时更换汗湿衣服。⑤如体温骤然下降，大量出汗，面色苍白，四肢发冷，应立即给予保暖，以免降温过快或过低而导致患者虚脱。

> **出院：** 患者 GCS 15，四肢肌力 5 级，能在床上活动，腰骶部皮损愈合，除血红蛋白 119 g/L（正常值 120～160 g/L）略有降低，余血常规、生化指标均正常，遵嘱予出院。

问题 11 患者的出院康复宣教内容有哪些？

答 ①1 个月内避免剧烈运动。②多食高热量、高蛋白、高维生素、易消化饮食，增加机体抵抗力，利于切口愈合。③患者术后便秘，除口服缓泻剂外，偶尔需加用开塞露才能 2～3 天解便 1 次。指导患儿家属腹部按摩，培养患者定时排便的好习惯。④定时复诊，出院 3 个月后复查腰骶段 MRI 平扫和增强，期间如有不适立即就医。

(姚雪华 邱天明)

第十七章 功能神经外科

第一节 三叉神经痛

三叉神经痛(trigeminal neuralgia,TN)是一种累及单侧面部三叉神经 1 支或数支感觉分布区的阵发性、剧烈的电击样或刀割样、反复发作的疼痛。病程多迁延数年,间歇期逐渐缩短,发作渐趋频繁,疼痛程度逐渐加重,发作持续时间可由最初的数秒延长至数分钟。一般中老年人好发,发病高峰年龄为 50～70 岁,青少年罕见。女性多于男性,约为 1.4∶1。右侧多于左侧,约为 1.2∶1。疼痛常累及单侧面部三叉神经第 2 和第 3 支分布区,单纯 1 支痛者少见,双侧发病罕见。

大多数三叉神经痛患者有典型的病史和症状,它们常是诊断本病的重要依据。

> **现病史:** 兰女士,63 岁。患者 7 年前无明显诱因下出现右侧面部反复发作阵发性抽痛,疼痛时主要为右侧鼻旁皮肤上、下牙槽触电样痛,触摸、吃饭及张口可诱发。来院就诊,拟"右侧三叉神经痛"收治入院。
>
> **既往史:** 高血压病病史 10 年余,平日口服药物降压,血压控制良好。

问题 1　三叉神经是怎样分布的?

答　三叉神经为混合性神经。从脑桥中枢起源后,分成运动根和感觉根,前者支配颞肌和咀嚼肌的运动;后者管理面部的痛温觉和触觉。感觉根上的感觉神经节位于颞骨岩部尖端前面的三叉神经压迹处,称为三叉神经半月节。自三叉神经半月节发出 3 支,即眼神经、上颌神经和下颌神经。这 3 支神经分别经眶上裂、圆孔和卵圆孔出颅。

问题 2　三叉神经痛发病因素是什么?

答　原发性三叉神经痛的病因和发病机制至今尚不明确。目前认为可能有下列两种机制。

(1) 周围性学说认为:大多数三叉神经痛是由于微血管压迫三叉神经感觉根入脑干段所造成。三叉神经根进入脑干段的中枢与周围鞘膜间存在 5～10 mm 长的移行带,由于鞘膜形成常不完整,造成对机械性刺激的敏感性增加,并认为所谓原发性三叉神经痛大多是由于血管压迫三叉神经入脑干段所致。

(2) 中枢性学说认为:三叉神经根可能受到刺激。如血管压迫等,会造成节段兴奋性增高,导致三叉神经中枢核团的过度兴奋,出现三叉神经痛。

问题3 三叉神经痛的主要症状有哪些？

答 面痛是本病最主要的表现，典型的三叉神经痛具有以下特点：①阵发性，短暂而剧烈；②疼痛间隙期如常人；③90%疼痛为单侧性，不扩散过中线；④病侧三叉神经分布区常有触发点，如上下唇、鼻翼、口角、门齿、犬齿、齿根、颊、舌等。

问题4 三叉神经痛可有哪些体征？

答 患者可出现营养不良，面色憔悴，精神抑郁，情绪低落。面部皮肤较粗糙，眉毛脱落，有时会出现角膜水肿、混浊，麻痹性角膜炎，虹膜脱出，白内障，甚至有咀嚼肌萎缩。神经系统检查正常，面部触痛觉可轻度减退。

问题5 三叉神经痛的辅助检查方法有哪些？

答 （1）影像学检查：X线、CT和普通MRI扫描检查对于原发性三叉神经痛的诊断帮助不大，但对原发性和继发性三叉神经痛，以及明确继发性三叉神经痛的病因有很大帮助。磁共振体层成像脑血管显影术（MRTA）有助于术前明确责任血管。

（2）神经电生理：对三叉神经痛患者可行诱发电位监测。目前主要用于术中监测，以判断三叉神经的完整性，或通过听觉脑干诱发电位检测对听力的保护起一定作用。

问题6 三叉神经痛有哪些治疗方法？

答 （1）药物治疗：仍然是目前的首选方法。卡马西平是治疗三叉神经痛的一线药物，奥卡西平与卡马西平的镇痛效果无显著差异，但不良反应小于卡马西平。单药控制不满意者可以加用拉莫三嗪，两药有一定的协同作用。

（2）物理治疗：包括针灸或理疗，可减轻症状，不能根治。

（3）外科治疗：包括微血管减压术、立体定向放射外科治疗、经皮穿刺三叉神经半月节毁损术。

问题7 口服卡马西平有哪些注意事项？

答 （1）剂量：卡马西平是目前治疗三叉神经痛的首选药物。初服200 mg，每天1～2次，症状不能控制时每天增加100 mg，直至疼痛缓解或出现不良反应。每天最大剂量为1 000～1 200 mg。

（2）不良反应：在服药过程中，注意观察有无不良反应，包括头晕、嗜睡、眼球震颤、皮疹等；定期复查血象，注意有无药物性肝损、骨髓抑制、低钠血症、充血性心理衰竭等，孕妇忌用；定期监测血药浓度，开始2个月每周一次，以后每年4次；需注意少数患者有可能导致严重皮肤过敏反应。

问题8 术前护理有哪些内容？

答 （1）心理护理：患者由于疼痛剧烈，病程长且反复发作，一旦罹患此病，常严重影响身心健康。因此，要从心理上帮助患者消除不安和恐惧。加强与患者的沟通交流，介绍疾病相关知识，缓解患者的焦虑、紧张情绪，必要时遵医嘱应用镇静剂。

（2）疼痛护理：采用合理的评估工具进行疼痛评估，并采取正确、合理的控制措施。保持周围环境安静,鼓励并指导患者听音乐、阅读等分散注意力,以达到放松精神,减轻疼痛。疼痛剧烈、频繁和入睡困难者,可酌情使用镇静、安眠药或对症处理,并注意观察药物效果。

(3) 饮食及口腔护理:鼓励患者进食高蛋白、高维生素、易消化饮食,避免粗糙、干硬食物。患者由于疼痛或面部抽搐常常减少漱口和进食次数导致口腔卫生情况较差,应督促患者每日早晚及饭后使用生理盐水或漱口液漱口,预防口腔感染和溃疡等并发症。

(4) 用药护理:了解患者所用药物治疗的目的、方法、剂量,做好健康教育,指导患者按时、按量服药,不可随意加量、减量或停服;掌握药物的药理作用,观察药物的疗效和不良反应。

手术:患者在全麻下行右侧三叉神经微血管减压术(图 17-1)。术中出血 50 ml,未输血。

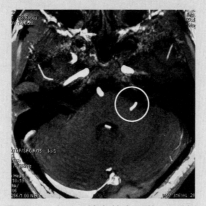

图 17-1 CT 示被血管卡压的三叉神经

问题 9 **什么是微血管减压术?**

答 微血管减压术是目前唯一针对病因治疗的非损毁性手术,有效率高且可同时保留三叉神经正常功能。10 年以上长期治愈率可达 70% 左右。手术时可采用单纯隔离法、血管包裹法和神经包裹法,以"完全、彻底和可靠"地分离神经和血管。

术后:患者于 PACU 复苏后返回 NICU,GCS 15,双瞳孔等大等圆,直径 2.5 mm,对光反射灵敏,头部伤口敷料弹力帽固定,保持导尿管通畅。予止血、抗炎、抗癫痫、防止脑血管痉挛、降压等治疗。次日返回病房。

问题 10 **患者的术后护理要点有哪些?**

答 ①病情观察,尤其注意有无面瘫等变化,特别注意呼吸、血压的变化,警惕颅内高压的发生。②伤口的观察和护理,观察伤口有无渗血、渗液,出现异常通知医生并处理。③体位与活动,床头抬高 30°,侧卧位,指导患者床上肢体活动。④观察患者三叉神经痛是否改善甚至消失,区分患者术后疼痛的性质。

问题 11 术后可能发生哪些并发症？如何护理？

答 （1）口角疱疹：遵医嘱予以阿昔洛韦软膏外涂，口服 B 族维生素及抗病毒药物，保持口周皮肤清洁。

（2）面部麻木：应给予面部局部按摩、保暖，以促进血液循环；嘱患者进食时细嚼慢咽，防止咬伤；进食后予以漱口，必要时进行口腔护理以保持口腔清洁。

（3）眼睑闭合不全：加强眼部护理，避免角膜溃疡的发生。

（4）复视：应耐心向患者解释出现复视的原因。遵医嘱给予患者营养神经治疗，并给予眼部热敷，嘱其闭眼休息。

（5）耳鸣及听力下降：必要时提高说话的音量或在健侧与患者交流。

出院： 患者 GCS 15，能下床活动，右侧面部轻度麻木。血常规、生化指标均正常，伤口无需拆线，予出院。

问题 12 患者的出院康复宣教内容有哪些？

答 ①三叉神经痛患者术后可有面部麻木感，可给予局部按摩、保暖，促进血液循环。②合理饮食，忌食辛辣刺激性食物，忌烟酒。保持劳逸结合，情绪稳定，大、小便通畅等。避免不良刺激等诱发因素。③注意季节的冷暖变化。外出时避免面部受风，注意保暖，防止感冒。④坚持服用治疗高血压的药物，指导患者进行血压自我检测。

（汤黎琼　胡　杰）

第二节　面肌痉挛

面肌痉挛（hemifacial spasm，HFS）是一种临床常见的颅神经疾病，表现为阵发性不自主面肌抽搐，情绪激动或紧张时加重，给患者造成严重的心理障碍，影响患者的生活质量、工作和社交，患者治疗愿望迫切。近年来，面肌痉挛的发病率有上升趋势，多在中年后起病，极少数（<1%）为双侧先后发作。女性略多于男性。

现病史： 杜女士，43 岁。患者约 2 年前开始出现右侧面部反复的抽搐发作，多发于上眼睑并逐步扩散至眼周、嘴角，每次持续时间数秒至 1 分钟左右，能自行好转，紧张、疲劳易诱发，睡眠时也有发作。当地医院考虑面肌痉挛，先后予针灸、药物、肉毒素注射治疗无效。本次为进一步诊治收入院。

既往史： 无。

问题 1 面肌痉挛的发病原因有哪些？

答 外伤、炎症、肿瘤、脑血管病、放射等均可导致面肌痉挛。迄今为止，脑血管对面神经的长期压迫依然被认为是导致面肌痉挛的主要病因。但面肌痉挛的真正原因，目前仍知之甚少。

问题2 面肌痉挛的如何分型？

答 可分为典型面肌痉挛和非典型面肌痉挛。典型面肌痉挛是指痉挛症状从眼睑开始，并逐渐向下发展累及面颊部表情肌等下部面肌，而非典型面肌痉挛是指痉挛从下部面肌开始，并逐渐向上发展最后累及眼睑及额肌。临床上非典型面肌痉挛较少。

问题3 如何诊断面肌痉挛？

答 特征性的临床表现是主要的诊断依据。对于缺乏特征性临床表现的患者需要借助辅助检查予以明确，主要依据电生理检查[异常肌电反应（AMR）]诊断。

问题4 面肌痉挛的主要治疗方法有哪些？

答 目前面肌痉挛的治疗方法主要包括药物、肉毒素注射以及外科手术3种。微血管减压术是目前唯一一种有望彻底治愈面肌痉挛的方法。

问题5 肉毒素注射疗法适合哪些患者？

答 常用药物为治疗用A型肉毒素，主要应用于不能耐受手术、拒绝手术、药物治疗无效或者药物过敏的成人患者。

问题6 肉毒素注射疗法有哪些常见不良反应？

答 少数患者可出现短暂的症状性干眼，暴露性角膜炎、流泪、畏光、复视、眼睑下垂、瞬目减少、睑裂闭合不全、不同程度面瘫等，多在3～8周内自然恢复。

问题7 患者的术前护理要点有哪些？

答 ①完善术前各项检查。②疼痛的观察和护理，指导患者疼痛评估的方法、如何缓解疼痛等。③口腔护理，患者由于严重抽搐，会减少漱口和进食次数，应督促患者每日用生理盐水或漱口液漱口，预防口腔感染和溃疡等并发症。

手术：患者在全麻下行右侧面神经微血管减压术（图17-2）。术中出血50 ml，未输血。

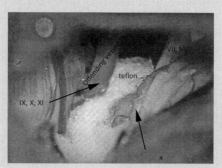

图17-2 术中所见

箭头所指为被分离的血管和神经

问题 8 术后护理要点有哪些？

答 ①病情观察，术后应注意观察患者面肌抽搐改善情况，尤其注意患者有无出现面瘫及听力障碍等并发症的发生。②其余护理均与三叉神经痛术后护理相同。

问题 9 面肌痉挛术后疗效如何评估？

答 面肌痉挛术后疗效判定标准，共分 4 级（表 17-1）。

表 17-1 面肌痉挛术后疗效判定标准

分级	症 状	患者是否满意	是否有效
痊愈	完全消失	满意	有效
明显缓解	基本消失，只在特定时间偶尔诱发	满意	有效
部分缓解	症状减轻，发作仍比较频繁	不满意	无效
无效	症状无变化，甚至较术前加重	不满意	无效

出院：患者 GCS 15，术后右侧面部抽搐消失，伤口无需拆线，遵医嘱予以出院。

问题 10 患者的出院康复宣教内容有哪些？

答 出院宣教内容同三叉神经痛。

（汤黎琼 胡 杰）

第三节 癫痫

癫痫（epilepsy）为一组由大脑神经元异常放电引起的，以一过性中枢神经系统功能失常为特征的慢性脑部综合征，具有突然发作、反复发作的特点。其中约 15% 的患者对药物反应不佳而成为顽固性癫痫患者。我国大规模人群调查的资料显示，癫痫的年发病率，农村为 25/10 万，城市为 35/10 万，处于国际的平均水平。始发年龄呈两极化，70%～74% 发生于 20 岁以前。采用外科手术切除癫痫灶，可使部分患者的癫痫发作得到良好控制。

现病史：吴小姐，20 岁。患者 11 年前无明显诱因出现癫痫发作，发作前无任何征兆，发作时表现为突然出现双上肢强直，伴头颈右偏，发作持续时间 1～2 分钟，发作频率为 5～6 次/月，予药物治疗效果不佳。现发作频率为 7～8 次/天，劳累时多发，为进一步治疗收治入院。
既往史：患者出生时产程过长，可疑缺氧史；出生 3 天后高热病史；6 岁时脑膜炎病史及高热惊厥史。

问题 1 何谓难治性癫痫？

答 指应用正确选择且能耐受的两种抗癫痫药物（单药或联合用药），当疗程充分时仍未能达到持续无发作。

问题2 癫痫的外科治疗适应证有哪些?

答 约有30%的癫痫患者药物治疗无效时,可以考虑外科治疗。适应证:①药物难治性癫痫;②适合于外科治疗的病灶相关性癫痫和某些特殊癫痫综合征。

> **癫痫监测:** 完善各项专科检查后,患者入视频监控病房行长程视频脑电监测,3天内,癫痫发作3次,提示致痫灶位于右颞叶及双侧顶叶可能。为进一步定位,患者在局麻下行立体定向脑深部电极植入术,术中在双侧顶叶及右颞叶共植入电极15条。术后返回NICU,24小时后转视频监控病房行大脑皮质长程视频脑电监测。

问题3 难治性癫痫术前定位的方法有哪些?

答 (1) 脑电图:包括普通脑电图、睡眠脑电图、长程视频脑电图、立体定向电极或硬膜下电极脑电图及软圆孔蝶骨嵴电极等。

(2) 影像学技术:包括CT、MRI(图17-3)。

(3) 功能性影像学技术:包括SPECT、PET(图17-4)。

(4) 脑磁图。

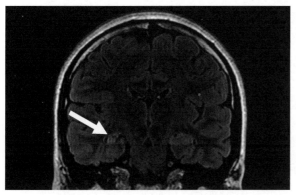
图17-3 MRI:箭头所示为硬化的海马

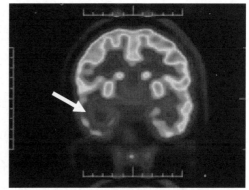
图17-4 PET:箭头所示为脑内低代谢区域

问题4 术前脑电图检查有何重要意义?

答 脑电图(electroencephalogram,EEG)至今仍是诊断癫痫的首选和最重要的方法。EEG检查不仅对癫痫手术适应证的选择有价值,而且能对癫痫放电的原发灶进行定位,这是CT和MRI检查难以直接替代的。尤其是对于原发性癫痫,由于癫痫灶没有明显的结构改变,CT和MRI检查难以直接确定癫痫灶部位,因此术前EEG检查具有重要意义(图17-5)。

问题5 长程视频脑电监测时的注意事项有哪些?

答 (1) 体位:自由卧位,面向摄像头方向抬高床头30°,双侧床栏保护,避免患者单独

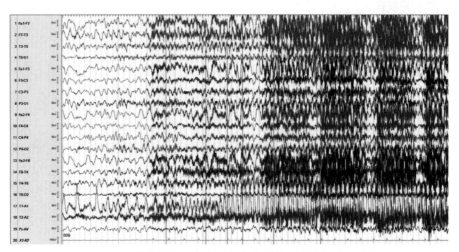

图17-5 长程视频脑电监测下癫痫发作时脑电图波形改变

活动。保持床单位整洁干净,及时整理影响视频摄像的物品,以免影响监测。

(2) 饮食:指导患者按时进餐,以免空腹血糖对脑电图结果造成影响。

(3) 避免对视频电脑的干扰:避免使用室内电源和易对脑电产生干扰的电子物品,关闭手机,并保持室内安静。

(4) 随时检查电极情况:保证电极接触良好,随时检查导线是否松开、电极有无脱落以及头皮对导电膏是否过敏等情况。一旦松脱,及时联系技术员重置。

(5) 药物:监测期间停服镇静、安眠药物,以免影响脑电图背景波,避免患者单独活动。

(6) 癫痫发作时:密切观察患者发作先兆表现,在患者安全和不影响监测效果的情况下不做特殊处理,保持自然发作状态,发作时体位不当的患者,将体位调整为安全和最佳摄录角度。发作时严密观察,不马上使用抗癫痫药以免影响监测。发作结束后及时记录,遵医嘱用药。

问题6 如果监测期间患者无癫痫发作,有哪些方法可诱发患者癫痫?如何实施?

答 诱发的方法包括过度换气、闪光刺激和睡眠剥夺等。

(1) 过度换气:让患者深呼吸,每分钟30次,连续3分钟。如患者有喉头干燥,手发紧,头昏,全身不适,说明换气效果好。由于过度换气,呼出大量二氧化碳,使体内产生暂时碱中毒,导致脑部癫痫灶放电。此种方法对儿童尤其是癫痫小发作的诱发效果最好。

(2) 闪光刺激:常用具有强光源,可随意调节频率的间歇性光刺激的闪光器,采用闪光刺激对肌阵挛发作和光源性癫痫诱发效果较好。

(3) 睡眠剥夺:夜班护士可采取语言沟通、看书、指导床上适度活动等措施。

(4) 适量减少或停用抗癫痫药物。

问题7 皮质脑电监测有何优缺点?

答 皮质脑电监测不受头皮肌电与日常活动的影响,且其可以精确定位皮质1 cm²范围内的神经元同步放电,但它是一种有创性检查,且其描记的范围仅限于电极埋置部位,少部分患者可伴有颅内出血、颅内积气、感染等并发症的发生。

问题 8 皮质脑电监测期间,如何做好患者的护理?

答 根据患者的发作频率,需要捕捉 3～5 次以上的自然发作作为标准,该患者皮质脑电监测期间共捕捉癫痫发作 6 次,发作时表现同术前,为突然出现双上肢强直,伴头颈右偏,发作持续时间 1～2 分钟。在此期间,护理人员需给予周密的观察和配合。

(1) 术后密切观察患者意识、生命体征及头部伤口敷料情况,警惕颅内出血。遵嘱于术后 4～6 小时行 CT 复查,确认有无迟发颅内出血及核对颅内电极位置。

(2) 术后 24～48 小时,责任护士协助脑电图技师将电极连接导线分别与皮质电极和信号放大器连接并妥善固定。

(3) 监测期间,注意导线连接情况、脑电图质量,如有异常,及时联系医生或脑电图技师。

(4) 告知患者,为保持电极线的连接,头部活动幅度勿过大,有瘙痒等不适感时勿抓挠。以免导线打折、受压或松脱,从而影响监测数据的准确性。

(5) 预防感染。严密观察切口敷料情况,有效固定电极外露线缆,避免切口感染。

(6) 癫痫发作期:①保持呼吸道通畅;②不强行按压强直肢体,不使患者用手拉扯头部敷料和电极;③发作后让患者充分休息;④及时记录。

> **手术**:患者在全麻下行"立体定向电极拔除术 + 癫痫病灶切除术",术中导航确定颅内各电极位置,监测颅内放电,确定癫痫病灶,切除杏仁核、海马旁回等颞叶内侧结构,骨瓣下留置负压球 1 枚。术中出血约 100 ml,未输血。
> **术后**:患者于 PACU 复苏后返回 NICU,GCS 15,双瞳孔等大等圆,直径 2.5 mm,对光反射灵敏。头部伤口敷料弹力帽固定,负压球引流液为血性,保留导尿通畅。予脱水、止血、抗炎、抗癫痫等治疗。次日患者生命体征平稳,返回病房。

问题 9 癫痫手术治疗的方法有哪些?

答 根据癫痫致痫灶不同,需采取不同手术方式,包括:颞叶切除、选择性海马杏仁核切除术、脑皮质癫痫灶切除术、大脑半球离断术、胼胝体切开术及迷走神经电刺激术等。

问题 10 癫痫的术后护理要点有哪些?

答 (1) 体位与活动:床头抬高 15°～30°,指导患者床上肢体活动,术后 48～72 小时予拔除负压引流。

(2) 病情观察:患者术后未见癫痫发作,但护理人员仍需观察术后癫痫发病情况,重点观察有无癫痫、发作频率和持续时间等,并与术前发作情况比较,及时报告医生,以便及时掌握治疗效果,合理地调整用药,保证用药的准确性,防止癫痫复发。

(3) 用药指导:告知患者及家属术后仍需按时服抗癫痫药物。出现任何不适症状应及时与医生联系、沟通,以求得解决,勿乱服药物,以免延误病情。

问题 11 癫痫术后可能发生哪些并发症？如何预防和护理？

答 （1）感染：应注意观察患者体温变化，如体温＞38.5℃，且超过3天，应警惕颅内感染的发生，协助医生留取脑脊液行细菌培养。同时，加强基础护理，防止肺部、泌尿系统及各留置导管相关感染。

（2）出血：患者长期服用抗癫痫药，肝功能易受损，导致凝血因子合成减少，术中渗血明显。术后注意观察患者意识状况，若意识由清晰转为烦躁、昏迷，出现瞳孔不等大，提示颅内血肿，应立即寻找原因，及时处理。

（3）癫痫发作：术后癫痫发作可能是由于颅脑术后脑水肿、手术创伤及感染等原因导致脑组织缺氧，皮质运动区受激惹所致，术后保持病房安静，避免诱发因素，如有发作先兆，如幻觉、头痛、肢体麻木、恐惧、心悸等症状，迅速做好保护措施。

（4）偏瘫：偏瘫是颅脑手术后常见的手术并发症，常常由于癫痫灶邻近运动功能区，手术切除后脑组织水肿影响神经功能，或是切除中阻断了部分运动皮层的供血动脉或供血动脉受刺激引起痉挛所致，多呈一过性。一旦发生，做好患者及家属的工作，告诉患者术后恢复是个循序渐进的过程，指导功能锻炼的方法，预防 DVT。

出院：患者 GCS 15，能下床活动，血常规、生化指标均正常，伤口拆线后予出院。

问题 12 针对吴小姐的情况，如何做好其的健康教育？

答 （1）保持生活规律，心情舒畅，保证每天 7～9 小时睡眠时间。

（2）详细向患者及家属说明癫痫治疗的长期性、药物毒副作用及生活中注意事项。原则上术后 2 年或 2 年以上无发作（包括无先兆发作），可以考虑在医生指导下缓慢减停抗癫痫药。手术后抗癫痫药的疗程还需考虑停药后癫痫复发的因素，根据情况适当延长抗癫痫药的治疗时间或长期服药，不宜自行停药或减量。

（3）饮食指导。推荐天然、全谷物、高蛋白食物，多吃各类蔬菜和水果。少吃精加工碳水化合物，避免谷氨酸钠（味精）、人工糖（阿斯巴甜）及卡拉胶等食物添加剂及银杏。高浓度的钠盐可致神经元过度放电，从而诱发癫痫，故应少食盐。

（4）出院 1 个月内每周复诊一次，此后若发作或恢复状况满意，可间隔 1～2 个月复诊一次。

（5）不可从事有危险和对心理、生理要求较高的工作，防止过度疲劳从而引起发病。随身携带疾病辨别卡，以便再发作时可以被发现送医及随诊使用。

（汤黎琼　胡　杰）

第四节　帕金森病

帕金森病（Parkinson's disease，PD）又名震颤麻痹，是最常见的神经退行性疾病之一。流行病学显示，患病率为（15～328）/10 万，＞65 岁人群为约 1%，发病率随着年龄的增加而增高,症状随年龄增加而缓慢进展,青年型极少。

帕金森病的外科治疗主要有脑深部电刺激术、丘脑切开术、苍白球切开术。近年来,微电极等记录手段的发展,为靶点的定位提供了新的手段。

> **现病史:** 赵先生,62岁。患者于5年前无明显诱因下出现左上肢体静止性震颤,考虑帕金森病予苄丝肼/左旋多巴(美多巴)治疗,效果好。近1年肢体僵直、静止性震颤加重,调整苄丝肼/左旋多巴剂量,效果减退。近1个月症状明显加重,为进一步治疗收治入院。
> **既往史:** 无。
> **烟酒史:** 无。
> **体检:** 患者肢体活动受限,四肢肌力5级,肌张力过强,静止性震颤,行动迟缓,温度觉及位置觉存在。

问题1 帕金森病的病因有哪些?
答 帕金森病的确切病因至今未明。遗传因素、环境因素、年龄老化、氧化应激等均可能参与帕金森病多巴胺能神经元的变性坏死过程。

问题2 帕金森病有哪四大主征?
答 静止性震颤、运动徐缓、肢体僵直和姿势反射障碍。

问题3 帕金森病的首选治疗方法是什么?
答 首选药物治疗。在药物治疗无效或疗效减退后,可考虑手术治疗。

问题4 帕金森病首选的手术治疗方法是哪种?
答 脑深部电刺激术(deep brain stimulation,DBS)。因其微创、安全、有效,已作为手术治疗的首选。

问题5 DBS术有何优点?
答 DBS治疗由于其具有可逆及可调的特点,与毁损治疗相比具有以下优点:①可选用丘脑底核作靶点,能减少患者左旋多巴的用量,具有减缓或逆转的作用;②可以行双侧治疗或用于一侧已行毁损治疗的患者;③不影响患者以后接受新的更有效的治疗。

问题6 DBS的适应证有哪些?
答 原发性帕金森病;服用复方左旋多巴曾经有良好疗效;疗效已明显下降或出现严重的运动波动或异动症,影响生活质量;除外痴呆和严重的精神疾病。

问题7 患者的术前护理要点有哪些?
答 (1)检查:完善术前常规检查和化验项目。
(2)用药及饮食指导:告知患者高蛋白食物会影响左旋多巴的吸收,不利于左旋多巴透过血脑屏障,应于餐前半小时或餐后1小时服药,以避免食物蛋白质中所含有的中性氨基酸与左旋多巴竞争而降低疗效。

(3) 术前宣教:告知患者术前3天停用多巴胺受体激动剂,术前12小时停用左旋多巴类药物的目的在于以使患者术中处于相对"关"的状态,以保证患者术中能配合。告知患者手术的大概过程及注意事项,以取得患者的配合。

(4) 术区备皮:剃发、胸前区皮肤准备。

手术: 患者于全麻下行脑深部电刺激器植入术。术前,局麻下安装头架,行CT薄层扫描后入手术室。再次局麻后置入微电极,放电测试患者肌张力及震颤改善情况,固定电极。行全身麻醉后置入导线及脉冲发生器。

问题8 DBS可为哪些部位进行电刺激?

答 (1) 丘脑腹中间核电刺激:在丘脑的腹侧部分,尤其是在丘脑腹中间核,当刺激频率>100 Hz时,可有效抑制对侧肢体自发性震颤。丘脑腹中间核电刺激对震颤疗效最佳,对运动和其他帕金森病症状无效。

(2) 丘脑底核电刺激:在丘脑底核-苍白球内侧核通路,丘脑底核损毁灶和电刺激都能够减轻对侧肢体的震颤、强直和运动不能。

术后: 患者于PACU复苏后返回NICU,GCS 15,双瞳孔等大等圆,直径2.5 mm,对光反射灵敏,头部伤口敷料弹力帽固定,保持导尿管通畅。予止血、营养神经、抗癫痫等治疗。次日行CT检查观察刺激电极位置,排除颅内出血,返回病房。

问题9 患者术后的护理要点有哪些?

答 ①按医嘱给氧、镇痛、止吐。②观察患者切口敷料有无渗血、渗液等情况,避免切口局部潮湿受压,告知患者颈部勿大幅度转动,以避免出现电极移位及局部皮下血肿等并发症发生。③警惕颅内出血,如患者出现意识障碍加深、双侧瞳孔不等大、生命体征异常、肢体活动障碍等,需考虑有无颅内出血的可能。④观察头部及胸前区伤口情况。如伤口因排异现象出现愈合不良(红、肿、分泌物、电极导线或电池外露等),及时通知医生,给予局部伤口换药,使用抗生素软膏等。⑤待患者术后清醒,并可以自己摄食时,即给予患者抗帕金森药物使戒断效应减轻,药物剂量同术前,观察患者用药后反应,遵医嘱调整药物剂量。

问题10 DBS术后与手术相关的并发症有哪些?

答 手术相关并发症主要包括颅内出血、颅内积气、感染、电极异位以及伤口的愈合不良等。电极异位主要原因是术前定位错误或者术中数据读取错误导致。术前精准定位、术中双人操作核对数据是减少电极异位的主要手段。

问题11 DBS术后与设备相关的并发症有哪些?

答 DBS设备相关并发症主要包括电极断裂、电极移位、排异反应和伤口感染等。

(1) 电极断裂和移位：主要与延长线缠绕，留置过短受到外力牵扯所引起。因此，术中应留置适当的延长线，避免缠绕等来减少相关并发症。同时应告知患者尽量减少剧烈牵拉运动。

(2) 排异反应：发生率约 1%，严重的排异反应可以导致电极或电池外露，从而必须手术移位修补伤口或者取出设备。

(3) 伤口感染：多发生于糖尿病患者等伤口不宜愈合的患者。该类患者伤口尽量用聚丙烯缝线减少刺激，术后拆线时间应适当延长以确保伤口完全愈合。

问题 12 DBS 术后与刺激相关的并发症有哪些？

答 DBS 术后开机后由于颅内电极刺激靶点及其周围结构出现的不良反应称之为刺激相关并发症，如睁眼困难、运动障碍加重、短暂的意识混乱和情绪改变等。是 DBS 手术最常见的并发症，大部分可以通过刺激参数的调节改善和治愈。

> **出院**：患者无偏身感觉运动障碍，无恶心、呕吐，体温可，头部及胸前伤口拆线，Ⅰ/甲愈合，遵医嘱予以出院。

问题 13 患者出院后的注意事项有哪些？

答 ①嘱患者继续按医嘱服用左旋多巴，切勿随意减量或停药。②电极及导线植入有可能使患者产生异物感，交代患者穿柔软棉质衣物，勤修剪指甲，不抓挠手术部位，避免挠破皮肤造成感染等意外。③术后 1 个月内避免大幅度运动及重体力活动，以防电极脱落或移位。④门诊随访，提醒患者勿忘术后第 4 周门诊开机，此后每年 1~3 次进行检测和程控。期间如有不适，如胸部电池植入处皮肤有灼热感、局部癫痫发作等情况发生，应及时到医院就诊。⑤避免到强磁场地方活动，如大型变电站。含有磁性的物体、强磁场可能导致刺激器意外开关。若突然出现意外状况时不要惊慌，交代患者使用程控仪重新开机即可。需做 MRI 检查时，提前与医生沟通，并在检查时关闭脑起搏器。⑥通过商场防盗门或机场安检门时，出示植入识别卡。⑦患者使用可充电式神经刺激器，须告知家属在电量耗尽前在家完成体外充电。普通型神经刺激器的电池寿命为 5~8 年，电池耗竭后要在局麻下更换。

（汤黎琼　胡　杰）

第五节　痉挛性瘫痪

痉挛性瘫痪（hereditary spastic paraplegia，HSP）是由上运动神经元受损引起的中枢性瘫痪，受损部位在脑或脊髓水平，因瘫痪部位肌张力高，故又称硬瘫。导致痉挛性瘫痪的疾病常见的有脑及脊髓血管意外、脑性瘫痪缺氧性脑病（一氧化碳中毒、窒息等）、脑损伤、脊髓损伤、中枢系统肿瘤、多发性硬化、神经系统炎性改变、遗传性痉挛性截瘫等。瘫痪部位由病损部位所决定。瘫痪时肢体远端受累较重，而肢体近端症状较轻。

> **现病史：** 毛先生，17岁。患者出生时早产，幼儿期出现较为明显的下肢运动发育迟缓。目前双下肢乏力，肌肉紧绷感明显，关节活动受限。经神经科确诊为痉挛性瘫痪，为进一步诊治收入院。
> **既往史：** 患者出生时早产。
> **体检：** 肢体活动受限，双侧上肢肌力5级，双下肢肌力4级，四肢肌张力过强。韦氏智力测验总分67，智力轻度缺损。

问题1 小儿脑瘫如何分型？

答 根据欧洲脑性瘫痪监测组织的临床分型原则，将小儿脑瘫主要分为三大类：痉挛型脑瘫、运动障碍型脑瘫和共济失调型脑瘫。其中，痉挛型脑瘫约占60%。

问题2 痉挛性瘫痪的临床特征有哪些？

答 以锥体系受损为主。其特点有肌张力增强、腱反射亢进、踝挛缩和Babinski征阳性。

问题3 痉挛性瘫痪的治疗方法有哪些？

答 包括早期行为干预、运动疗法、药物、矫形器、神经外科的选择性脊神经背根切断术（SDR手术）、矫形手术及康复治疗等。

问题4 痉挛性瘫痪的手术目的有哪些？

答 外科治疗主要目的在于解除肌肉痉挛或过高的肌张力、平衡肌力，预防畸形的发生与发展、矫正畸形，以及调整肢体负重力线、改善运动功能，为康复训练创造条件。尤其是选择性脊神经背根切断术，是治疗痉挛状态的第一环节。

问题5 患者的术前护理有哪些？

答 ①评估和了解患者的交流、配合程度，患者在言语平缓、浅显、重复的情况下，能够配合护理和治疗。②保持环境安全，热水壶、锐器等应远离患者。③患者下肢肌张力较高，步态不稳，做好预防跌倒和坠床的预防，协助生活护理。④术前详细了解患者肌肉强直及运动障碍的程度，以便与术后对比。⑤患者及家属宣教，告知手术的目的在于缓解疾病的部分症状，并不能完全治愈疾病，以免患者和家属的期望过高。

> **手术：** 患者在全麻下行选择性腰骶段脊神经后根切断术。术中行电生理监测，分别探查双侧L3～S2脊神经后根，并切除2/3的后根，保留两侧具有肛门括约肌功能的神经小束。术中出血50 ml，未输血。

问题6 请简述功能神经外科的主要治疗方式及适合人群。

答 ①巴氯芬泵鞘内持续注射：主要用于全身痉挛、四肢痉挛较重，且肌力差的患者。

②功能性选择性脊神经后根部分切断术:主要用于双下肢肌张力高的患者。③选择性周围性神经部分切除术:主要针对部分局限的单肌群痉挛。由于会导致肌肉萎缩,不做推荐。

问题7 功能性选择性脊神经后根部分切断术的手术适应证有哪些?

答 ①年龄≥4岁;②肌力≥3级以上;③肌张力≥2级(改良 Ashworth 法);④粗大运动功能评级在Ⅰ~Ⅲ级;⑤平衡功能良好:他动平衡Ⅲ级;⑥智力正常或接近正常,能够配合术后康复训练。

术后: 患者于 PACU 复苏后返回病房,GCS 15,双瞳孔等大等圆,直径2.5 mm,对光反射灵敏。肢体活动受限,左侧上肢肌力5级,双侧下肢肌力4级,四肢肌张力较术前稍有降低。腰骶部伤口敷料包裹,保持导尿管通畅。予止血、抗炎等治疗。

问题8 患者术后的护理要点有哪些?

答 ①观察生命体征、双下肢活动情况及足背动脉搏动情况。②定期轴线翻身,翻身角度不可超过60°,避免由于脊柱负重增大而引起关节突骨折。③防止大、小便污染切口,保持导尿管通畅。④卧床1周后,佩戴腰托进行远端部位的训练,即从脚尖开始进行功能锻炼。卧床2~3周后可进行康复训练。

出院: 患者切口愈合良好,四肢活动较术前改善,肌张力较术前稍降低。遵医嘱转康复医院进一步诊治。

问题9 患者的出院康复宣教内容有哪些?

答 ①脑瘫尚无有效的病因治疗。目前主要采取综合疗法以帮助患者获得最大限度的功能改善。②向患者家属解释肌无力是脊神经后根切断术后早期常见的并发症,通过完整的康复训练,数月后能恢复肌力。③术后继续遵医嘱服用肌肉松弛剂、卵磷脂及营养神经药物,告知家属注意观察患者用药效果。④术后半年是肌力恢复的关键时期,应加强术后恢复性功能锻炼,但6个月内严禁负重。⑤每1~2个月门诊随访一次。

(汤黎琼 张海石)

附录

附录一　简易精神状态检查量表（MMSE）

附录二　社会支持评定量表（SSRS）

附录三　洼田饮水试验

附录四　抑郁自评量表

附录五　饮食能力分类系统评估表

附录六　营养不良通用筛查工具（MUST）

附录七　疼痛评估

附录八　压疮的预防和护理

附录九　格拉斯哥昏迷评分（GCS）

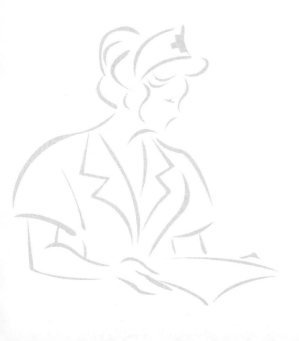

附录一　简易精神状态检查量表(MMSE)

简易精神状态检查量表(MMSE)是根据张明园修订的简易精神状态检查(Mini-mental State Examination，MMSE)改编而成。能全面、准确、迅速地反映被测试者的智力状态及认知功能缺损程度，为临床心理学诊断、治疗以及神经心理学的研究提供科学依据。

简易精神状态检查量表(MMSE)

姓名：_____　性别：_____　年龄：_____　文化程度：_____
评定时间：_____　既往病史：_____

项　目		记录	评分
Ⅰ 定向力(10分)	星期几		0　1
	几号		0　1
	几月		0　1
	什么季节		0　1
	哪一年		0　1
	省市		0　1
	区县		0　1
	街道或乡		0　1
	什么地方		0　1
	第几层楼		0　1
Ⅱ 记忆力(3分)	皮球		0　1
	国旗		0　1
	树木		0　1
Ⅲ 注意力和计算力(5分)	100-7		0　1
	-7		0　1
	-7		0　1
	-7		0　1
	-7		0　1
Ⅳ 回忆能力(3分)	皮球		0　1
	国旗		0　1
	树木		0　1

续 表

项　　目		记录	评分
Ⅴ 语言能力(9分)	命名能力		0　1
			0　1
	复述能力		0　1
	三步命令		0　1
			0　1
			0　1
	阅读能力		0　1
	书写能力		0　1
	结构能力		0　1
总分			0　1

操作说明

Ⅰ. 定向力(最高分：10分)

1. 首先询问日期,之后再针对性地询问其他部分,如"您能告诉我现在是什么季节吗？"每答对一题得1分。

2. 请依次提问,"您能告诉我我们现在在什么省市吗？"(区县？街道？什么地方？第几层楼？)每答对一题得1分。

Ⅱ. 记忆力(最高分：3分)

告诉被测试者你将问几个问题来检查他/她的记忆力,然后清楚、缓慢地说出3个相互无关的东西的名称(如"皮球""国旗""树木",大约1秒钟说一个)。说完所有的3个名称之后,要求被测试者重复它们。被测试者的得分取决于他们首次重复的答案(答对1个得1分,最多得3分)。如果他们没能完全记住,你可以重复,但重复的次数不能超过5次。如果5次后他们仍未记住所有的3个名称,那么对于回忆能力的检测就没有意义了(请跳过Ⅳ"回忆能力"检查)。

Ⅲ. 注意力和计算力(最高分：5分)

要求被测试者从100开始减7,之后再减7,一直减5次(即93,86,79,72,65)。每答对1个得1分。如果前次错了,但下一个答案是对的,也得1分。

Ⅳ. 回忆能力(最高分：3分)

如果前次被测试者完全记住了3个名称,现在就让他们再重复一遍。每正确重复1个得1分。最高3分。

Ⅴ. 语言能力(最高分：9分)

1. 命名能力(0～2分)：拿出手表卡片给被测试者看,要求他们说出这是什么？之后拿出铅笔问他们同样的问题。

2. 复述能力(0～1分)：要求被测试者注意你说的话并重复一次,注意只允许重复一次。这句话是"四十四只石狮子",只有正确、咬字清楚的才得1分。

3. 三步命令(0~3分)：给被测试者一张空白的纸,要求对方按你的命令去做,注意不要重复或示范。只有他们按正确顺序做的动作才算正确,每个正确动作得1分。

4. 阅读能力(0~1分)：拿出一张"闭上您的眼睛"的卡片给被测试者看,要求被测试者读它并按要求去做。只有他们确实闭上眼睛才能得分。

5. 书写能力(0~1分)：给被测试者一张白纸,让他们自发地写出一句完整的句子。句子必须有主语、动词,并有意义。注意你不能给予任何提示。语法和标点的错误可以忽略。

6. 结构能力(0~1分)：在一张白纸上画有交叉的2个五边形,要求被测试者照样准确地画出来。评分标准：五边形需画出5个清楚的角和5个边。同时,两个五边形交叉处形成菱形。线条的抖动和图形的旋转可以忽略。

最高得分为30分,小学文化者MMSE≤17分作为痴呆的阳性界线值,中学及以上文化者≤24分考虑认知功能缺损。

以上量表的评分只能作为参考,疾病的诊断需结合临床,遵从医嘱。

附录二　社会支持评定量表(SSRS)

一、评分判断标准

1. 条目计分方法

(1) 第1~4,8~10条:每条只选一项,选择1、2、3、4项分别记1、2、3、4分。

(2) 第5条分A、B、C、D、E五项记总分,每项从"无"到"全力支持"分别记1~4分,即"无"记1分,"极少"记2分,"一般"记3分,"全力支持"记4分。

(3) 第6、7条如回答"无任何来源"记0分,回答"下列来源"者,有几个来源就记几分。

2. 量表的统计指标

(1) 总分:即10个条目评分之和。

(2) 维度分。①客观支持分:2、6、7条评分之和;②主观支持分:1、3、4、5条评分之和;③对支持的利用度:8、9、10条评分之和。

二、临床意义

了解被测试者社会支持的特点及其与心理健康水平、精神疾病和各种躯体疾病的关系。

三、社会支持评定量表(Social Support Rating Scale,SSRS)

1. 您有多少关系密切并可以得到支持和帮助的朋友?(只选一项)

　　A. 1个也没有　　　B. 1~2个　　　C. 3~5个　　　D. 6个或以上

2. 近一年来您:(只选一项)

(1) 远离家人,且独居一室。

(2) 住处经常变动,多数时间和陌生人住在一起。

(3) 和同学、同事或朋友住在一起。

(4) 和家人住在一起。

3. 您与邻居:(只选一项)

(1) 相互之间从不关心,只是点头之交。

(2) 遇到困难可能稍微关心。

(3) 有些邻居很关心您。

(4) 大多数邻居都很关心您。

4. 您与同事:(只选一项)

(1) 相互之间从不关心,只是点头之交。

(2) 遇到困难可能稍微关心。

(3) 有些同事很关心您。

(4) 大多数同事都很关心您。

5. 从家庭成员得到的支持和照顾(在无、极少、一般、全力支持4个选项中,选择合适选项)

　　Ⅰ. 夫妻(恋人)　　　A. 无　　B. 极少　　C. 一般　　D. 全力支持
　　Ⅱ. 父母　　　　　　A. 无　　B. 极少　　C. 一般　　D. 全力支持
　　Ⅲ. 儿女　　　　　　A. 无　　B. 极少　　C. 一般　　D. 全力支持
　　Ⅳ. 兄弟姐妹　　　　A. 无　　B. 极少　　C. 一般　　D. 全力支持
　　Ⅴ. 其他成员(如嫂子)A. 无　　B. 极少　　C. 一般　　D. 全力支持

6. 过去,在您遇到急难情况时,曾经得到的经济支持和解决实际问题的帮助的来源有:

(1) 无任何来源。

(2) 下列来源:(可选多项)

A. 配偶;B. 其他家人;C. 亲戚;D. 朋友;E. 同事;F. 工作单位;G. 党团工会等官方或半官方组织;H. 宗教、社会团体等非官方组织;I. 其他(请列出)

7. 过去,在您遇到急难情况时,曾经得到的安慰和关心的来源有:

(1) 无任何来源。

(2) 下列来源:(可选多项)

A. 配偶;B. 其他家人;C. 朋友;D. 亲戚;E. 同事;F. 工作单位;G. 党团工会等官方或半官方组织;H. 宗教、社会团体等非官方组织;I. 其他(请列出)

8. 您遇到烦恼时的倾诉方式:(只选一项)

(1) 从不向任何人倾诉。

(2) 只向关系极为密切的1～2个人倾诉。

(3) 如果朋友主动询问您会说出来。

(4) 主动倾诉自己的烦恼,以获得支持和理解。

9. 您遇到烦恼时的求助方式:(只选一项)

(1) 只靠自己,不接受别人帮助。

(2) 很少请求别人帮助。

(3) 有时请求别人帮助。

(4) 有困难时经常向家人、亲友、组织求援。

10. 对于团体(如党团组织、宗教组织、工会、学生会等)组织活动,您:(只选一项)

(1) 从不参加

(2) 偶尔参加

(3) 经常参加

(4) 主动参加并积极活动。

附录三 洼田饮水试验

　　饮水试验是临床上最常用的吞咽筛查工具。洼田饮水试验是日本学者洼田俊夫提出的评定吞咽障碍的试验方法,分级明确清楚,操作简单,利于选择有治疗适应证的患者。局限性在于:该检查根据患者主观感觉,与临床和实验室检查结果不一致的情况很多,要求患者意识清楚并能够按照指令完成试验。

　　患者端坐,喝下 30 ml 温开水,观察所需时间及喝水呛咳情况。

1 级(优)能顺利地 1 次将水咽下。

2 级(良)分 2 次以上,能不呛咳地咽下。

3 级(中)能 1 次咽下,但有呛咳。

4 级(可)分 2 次以上咽下,但有呛咳。

5 级(差)频繁呛咳,不能全部咽下。

正常:1 级,5 秒之内;可疑:1 级,5 秒以上或 2 级;异常:3～5 级。

疗效判断标准:

治愈:吞咽障碍消失,饮水试验评定 1 级。

有效:吞咽障碍明显改善,饮水试验评定 2 级。

无效:吞咽障碍改善不显著,饮水试验评定 3 级以上。

疗效判定标准:

无效:治疗前后无变化。

有效:吞咽障碍明显改善,吞咽分级提高 1 级。

显效:吞咽障碍缓解 2 级,或接近正常。

附录四 抑郁自评量表

一、评分判定标准

抑郁自评量表(self-rating depression scale,SDS)评定结束后把20个项目中的各项分值相加,即得到总粗分,然后将粗分乘以1.25后取整数部分,得到标准分。

按照中国常模结果,SDS标准分的分界值为53分,其中53~62分为轻度抑郁,63~72分为中度抑郁,72分以上为重度抑郁。

二、临床意义

SDS使用简单,不需要经过专门的训练就可以进行相当有效的评定,而且它的分析相当方便,在一定程度上能了解被测试者近期心境,可应用于临床。

三、抑郁自评量表(SDS)

题号	内容	偶尔	有时	经常	持续
1	我觉得闷闷不乐,情绪低沉	1	2	3	4
2	我觉得一天之中早晨最好	4	3	2	1
3	我一阵阵哭出来或想哭	1	2	3	4
4	我晚上睡眠不好	1	2	3	4
5	我吃的跟平常一样多	4	3	2	1
6	我与异性密切接触时和以往一样感到愉快	4	3	2	1
7	我觉得我的体重在下降	1	2	3	4
8	我有便秘的苦恼	1	2	3	4
9	我心跳比平时快	1	2	3	4
10	我无缘无故地感到疲乏	1	2	3	4
11	我的头脑跟平常一样清楚	4	3	2	1
12	我觉得经常做的事情并没困难	4	3	2	1
13	我觉得不安而平静不下来	1	2	3	4
14	我对将来抱有希望	4	3	2	1
15	我比平常容易生气激动	1	2	3	4
16	我觉得作出决定是容易的	4	3	2	1

续　表

题号	内　　容	偶尔	有时	经常	持续
17	我觉得自己是个有用的人,有人需要我	4	3	2	1
18	我的生活过得很有意思	4	3	2	1
19	我认为如果我死了别人会生活得更好些	1	2	3	4
20	平常感兴趣的事我仍然照样感兴趣	4	3	2	1

附录五　饮食能力分类系统评估表

一、评定判断标准

Ⅰ级:能安全地、有效地进食。
Ⅱ级:饮食上安全的,但效率上有些限制,可给予患者软食。
Ⅲ级:进食的安全性和进食的效率上有一定的限制,可给予患者半流质。
Ⅳ级:进食上有明显的限制,有较大的安全隐患,可给予患者流质。
Ⅴ级:不能安全地进食,通过胃管提供营养。

二、临床意义

提供一个系统的途径,在无损伤的情况下,将患者不同的饮食能力分为 5 级,以提供个性化食物种类,确保患者饮食安全,避免不符合患者饮食能力的食物增加的误吸风险。

三、饮食能力分类系统评估表

Ⅰ级
1. 进食选择范围很广泛,选择和年龄相匹配的各种不同形态的食物
2. 尝试一些吃起来非常坚固需要咀嚼的食物,可能会有点费力
3. 可以移动食物从嘴的一边到另一边;当咀嚼的时候可以闭紧嘴唇
4. 可以连续地咽下杯子里稠或稀的大部分液体,包括通过吸管
5. 对于十分有挑战性质地的食物,可能会咳嗽或窒息
6. 和同龄人以同等的速度进食
7. 能保留大部分的食物和液体在嘴里
8. 清理牙齿表面大部分的食物,可以从嘴的一边用力移除大部分食物
Ⅱ级
1. 能进食大部分和年龄相匹配的食物
2. 吃一些坚硬的食物,需要用力咀嚼;吞咽黏稠的食物时,需要口腔肌肉配合,有些困难
3. 缓慢地移动食物从嘴的一边到另一边,需要用舌头顶
4. 咀嚼食物时嘴唇可能需要张开
5. 可以连续地咽下杯子里稠或稀的部分液体,包括通过吸管
6. 在劳累的时候,吞咽食物会出现呛咳或窒息
7. 如果液体喝得太快或嘴里的食物太大,有时会咳嗽
8. 如果需要咀嚼过多的食物,患者会感到疲累,进食时间比同龄人长一些
9. 吃有挑战性质地的食物时,会掉出少许食物或液体

续 表

10. 有些食物会聚集、残留在牙齿表面和在面颊及牙龈之间。

Ⅲ级

1. 可以吃泥状、糊状的食物,需要吃和咀嚼软质地的食物。
2. 对于吃大块的食物是有挑战的,吃坚硬、需要用力咀嚼的食物可能会引起呛咳和降低进食的效率
3. 对于食物从嘴的一边移动到另一边,保持食物在嘴里,咬和咀嚼是有挑战的
4. 进食时需要调整体位和其他的辅助
5. 可以用一个无盖杯子喝水,但用有盖的、满的杯子喝水时要控制液体的流速
6. 可能喝稠的液体比稀的液体更容易,而且一口接一口需要一点时间
7. 可能需要在特定的环境下才能喝,比如有信任的照顾者或不分心的情况下
8. 需要特定的食物或食物在嘴里的特定位置,以降低呛咳的风险
9. 如果液体流速过快或大块食物在嘴里,可能会咳嗽或误吸
10. 如果有些食物需要咀嚼,可能会觉得累且进食时间会延长
11. 食物或液体会从嘴边漏出;食物会残留在牙齿表面、上腭、面颊或牙龈之间

Ⅳ级

1. 吃平滑的泥状或糊状的食物
2. 对于吃要求咀嚼的食物就是一种挑战,如果吃大块的食物可能发生呛咳
3. 当进食时呼吸有时很难协调,进食时会出现误吸的症状
4. 控制食物和液体在嘴里的移动,控制嘴巴的张和闭,控制吞咽,咬和咀嚼是一种挑战
5. 可能会整块食物吞下
6. 可能喝稠的液体比稀的液体更容易,喝稠的液体会慢一点,用一个无盖的杯子会更容易控制
7. 满嘴食物一口一口吞咽,重复动作,需要一点时间
8. 需要特定的食物质地,液体的稠厚度,进食技巧,专业照顾者,体位,调整环境,为了较少误吸、呛咳的风险,增加进食的效率
9. 吃东西的时候会累,进食时间会变得更久一些
10. 明显的食物或液体从嘴里漏出
11. 食物可能残留在牙齿表面、上腭、面颊和牙龈之间
12. 可能需要考虑使用胃管

Ⅴ级

1. 只能很少地尝一下味道
2. 很少的尝一下味道,会受到体位、个人因素和环境因素的影响
3. 不能安全地吞咽食物,吞咽和呼吸时受到限制
4. 很难控制嘴的张口和舌头的移动
5. 误吸和呛咳经常发生
6. 危害来自于误吸是很明显的
7. 需要吸引或药物来清理呼吸道分泌物
8. 需要改变提供营养的方式,比如使用胃管是应该考虑的

附录六　营养不良通用筛查工具(MUST)

1. BMI 测定
   身高(cm)_____　体重(kg)_____　BMI_____
   　　0分：BMI≥20.0
   　　1分：18.5＜BMI＜20.0
   　　2分：BMI≤18.5
2. 最近体重丢失情况
   　　0分：最近3~6个月内体重丢失＜5%
   　　1分：最近3~6个月内体重丢失5%~10%
   　　2分：最近3~6个月内体重丢失＞10%
3. 因急性疾病影响导致禁食或摄入不足超过5天
   　　0分：否
   　　2分：是

以上3项相加,总分为1分者为"中等"营养风险状态,需记录3天膳食摄入状况并重复筛查。以上3项相加,总分为2分或以上者为"高"营养风险状态,需接受营养干预。

附录七　疼痛评估

疼痛作为第五生命体征,是绝大多数疾病的共有症状,也是许多疾病的首发症状。如何有效止痛,从而减轻患者的痛苦,减轻其对机体的有害影响,是医护人员在临床工作中的重要部分。

一、疼痛量表

(1) 对容易被患者理解并反馈的成人使用。

NRS 量表

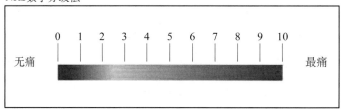

(2) 对急性疼痛者、老人、小儿(3 岁以上)、文化程度较低者、表达能力丧失的患者,采用面部表情量表法评估疼痛。

Wong-Baker 面部表情量表法(FACES)

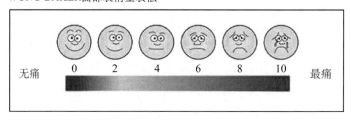

(3) 对婴幼儿、认知障碍等患者,采用 FLACC 疼痛评估量表评估疼痛。

FLACC 量表

项目(得分)	0	1	2
面部表情 Face	无特定表情或笑容	偶尔面部扭曲或皱眉	持续颤抖下巴,紧缩下颚,紧皱眉头
腿部活动 Legs	正常体位或放松状态	不适,无法休息,肌肉或神经紧张,肢体间断弯曲/伸展	踢或拉直腿,高张力,扩大肢体弯曲/伸展,发抖

续 表

项目(得分)	0	1	2
体位 Activity	安静平躺,正常体位,可顺利移动	急促不安,来回移动,紧张,移动犹豫	卷曲或痉挛,来回摆动,头部左右摇动,揉搓身体某部分
哭闹 Cry	不哭不闹	呻吟或啜泣,偶尔哭泣,叹息	不断哭泣,尖叫或抽泣,呻吟
可安慰度 Consolability	平静,满足,放松,不要求安慰	可通过偶尔身体接触消除疑虑、分散注意	安慰有困难

(4) 对危重症、需呼吸机辅助通气等患者,采用 CCPOT 疼痛评估量表评估疼痛。

CCPOT 量表

面部表情	0 = 放松的:无特殊面部表情
	1 = 绷紧的:皱眉,眉毛低垂,眼眶紧或提肌收缩
	2 = 面部扭曲:所有以上面部表情伴眼睑紧闭
肢体运动	0 = 没有活动
	1 = 防卫状态:蜷缩、缓慢
	2 = 烦躁不安:牵拉管子,试图坐起,爬出床,辗转反侧
肌肉紧张程度	0 = 松弛的:弯曲四肢时无阻力
	1 = 紧张,僵硬:在弯曲四肢时有抵抗
	2 = 非常紧张,僵硬:在弯曲四肢时剧烈抵抗
通气依从性或发出的声音	辅助通气者	拔管及有发出声音者
	0 = 与呼吸机没有抵抗,没有警报	0 = 安静的、正常音调
	1 = 断断续续地警报,有咳嗽	1 = 叹气,呻吟
	2 = 抵抗呼吸机不同步,频繁警报	2 = 哭泣,呼吸急促
活动时疼痛情况	0 = 提供护理时没有疼痛症状
	1 = 拒绝活动、反抗普通活动
	2 = 在进行基础护理或者提供治疗时有疼痛表现(比如,面部扭曲,发出呻吟声,突然心率或血压出现波动)

二、疼痛评估与处理流程

(1) 患者至急诊部就诊时,预检护士和值班医生应尽快进行疼痛筛查,并记录于病史中。

(2) 患者入院 8 小时内,护士进行首次疼痛筛查,此后每天 14:00 进行疼痛评估,并记录于体温单。

(3) 在疼痛筛查和评估中,若发现:首次主诉疼痛,或疼痛评分≥3 分的患者,护士应及时报告医生,由医生决定处理措施。

(4) 对疼痛评分≥5 分的患者,护士 Q4h 评估疼痛一次,直至疼痛评估评分<5 分。特殊情况按医嘱执行疼痛评估。

(5) 对于进行疼痛干预的患者,干预后护士应追踪评估(静脉或肌肉注射后 30 分钟,口服药物后 1 小时),并记录结果。

(6) 对于开具长期医嘱使用止痛药物的患者,护士至少 Q4h 评估疼痛,直至该条医嘱停止。

三、疼痛处理原则

设立疼痛控制目标:①疼痛强度评分≤3 分;②24 小时内突发疼痛次数≤3 次;③24 小时内需要解救药的次数≤3 次。

WHO 癌痛三阶梯止痛治疗指南:①对于轻度疼痛患者(1~3 分)使用阿司匹林、对乙酰氨基酚(扑热息痛)等非类固醇止痛药物。②对于中度疼痛患者(4~6 分)按时服用可待因等弱阿片类药物,并可合用非甾体类抗炎药和(或)辅助用药。③对于有重度疼痛(7~10 分)的癌症患者,按时服用强阿片类药(以吗啡为代表),并可同时合用非甾体类抗炎药和(或)辅助用药。

(殷志雯 蒋 超)

附录八 压疮的预防和护理

2016年,美国国家压疮咨询委员会(National Pressure Ulcer Advisory Panel,NPUAP)对压疮的定义做出了新的界定,将压疮更名为压力性损伤(pressure injury),指通常发生在骨隆突处、皮肤与医疗设备或其他器械接触处,可表现为完整的皮肤或开放性的溃疡,可能伴有疼痛,好发于骶尾部、髂嵴、坐骨/足踝等部位。压疮发生后不仅增加了患者的痛苦及经济负担,也增加了医护人员的工作量和医疗机构的医疗成本。

一、压疮的病因

压疮的发生是多种因素共同作用引起的复杂的病理过程,包括外在因素和内在因素。

1. **外在因素** ①垂直压力:是产生压疮的最重要原因,并与持续时间有关,长时间受压会造成皮肤和组织的缺血性坏死;②剪切力:居第2位原因,为不同方向运动时产生的一种力,持续存在超过30分钟,可造成组织的不可逆损伤;③潮湿环境,由大、小便失禁,引流液污染,出汗等引起,潮湿的环境下发生压疮的风险性会增加5倍;④摩擦力:系人体处于不稳定的体位,有持续倾滑趋势时皮肤与衣服、床单等之间产生的力,造成皮肤破损而发生压疮。

2. **内在因素** ①年龄:随着年龄增加,身体功能和修复能力逐渐衰退,发生压疮的概率上升;②皮肤情况:任何原因使皮肤功能受损均可导致皮肤的完整性受损;③活动力:活动减少也是发生压疮的重要因素;④营养:营养不良易导致全身营养障碍,出现蛋白质合成减少、负氮平衡、皮下脂肪减少,引起受压部位血液循环障碍,易发生压疮;⑤组织灌注:组织灌注减少,心输出量减少,末梢循环功能减退,受压后易发生皮下组织缺血、缺氧而导致压疮的发生。

二、压疮的分期

2016年美国NPUAP重新更新了压疮的分期,见表1。

表1 2016年美国NPUAP压力性损伤分期

分期	分期描述
1期压伤:完整皮肤的指压不变白红斑	完整皮肤伴有指压不变白的红斑区域,但对于深色的皮肤可能有不同的表现。皮肤感觉、温度和硬度的变化或红斑的存在可能先于视觉的变化。若皮肤出现紫色或褐红色,则可能存在深部组织损伤
2期压伤:皮肤的部分皮层缺失,显露出真皮	皮肤的部分皮层缺失,显露出真皮。伤口创面粉红色或红色、湿润,可表现为完整或破裂的充满血清的水疱。但不暴露脂肪和更深层组织,不存在肉芽组织、腐肉和焦痂。这些损伤通常由于不良的微环境,以及作用于骶尾部和足跟部的剪切力引起的。这一期不应被描述为潮湿相关性皮肤损伤,如失禁性皮炎、擦伤性皮炎、医用黏合胶相关皮肤损伤或创伤性伤口(皮肤撕裂、灼伤、擦伤)

续 表

分期	分期描述
3期压伤：全层皮肤缺失	皮肤全层缺失，溃疡部位可见皮下脂肪，且经常出现肉芽组织和创缘内卷（伤口边缘卷起），可见腐肉和（或）焦痂。组织损伤的深度因解剖部位而异，皮下脂肪较多的部位可能形成深部伤口。可能发生潜行和隧道。筋膜、肌肉、肌腱、韧带、软骨和（或）骨骼不显露。如果腐肉或焦痂掩盖了组织缺失程度，则归为不可分期压疮
4期压伤：全层皮肤和组织缺失	全层皮肤和组织缺失，溃疡面暴露或直接触及筋膜、肌肉、肌腱、韧带、软骨或骨骼，可见腐肉和（或）焦痂。创缘内卷、潜行和（或）隧道经常发生，深度因解剖位置而异。如果腐肉或焦痂掩盖了组织缺失的程度，则归为不可分期压疮
深部组织压伤：持续指压不变白的深红色、褐红色或紫色	完整或不完整的皮肤，伴有局部持续的非苍白性深红色、褐红色、紫色的变色，或者表皮分离暴露出深色的伤口床或者血疱。深肤色皮肤变色可能会不同。疼痛和温度的变化往往先于皮肤颜色的变化。这种损伤是因为较强和（或）长时间的压力和剪切力作用于骨骼-肌肉交界处而造成的。若出现坏死组织、皮下组织、肉芽组织、筋膜、肌肉和其他潜在结构，则表明发生了全层组织损伤（包括不可分期、3期或4期）
不可分期压伤：被掩盖的全层皮肤和组织缺失	因被腐肉或焦痂掩盖，不能确认全层皮肤损伤和组织缺失的程度。如果腐肉或焦痂被清除，将呈现出3期或4期。在缺血的肢体或足跟有固定的焦痂（即干燥、附着紧密、完整无红斑或波动感）时不应该被软化或去除
附加的压力损伤	
医疗器械相关性压力性损伤	由于使用了被设计和用于诊断或治疗目的的医疗器械而造成的压疮。由此产生的压疮通常符合所使用的医疗器械的式样或形状。该损伤应该按照上述分期体系来分期
黏膜压力性损伤	医疗设备使用在黏膜局部所造成的损伤。由于组织解剖学，这些压疮不能被分期，统称为黏膜压力损伤

三、压疮的预防

1. 压疮风险评估

（1）对患者进行全面科学的压疮风险评估是降低压疮发生率的关键。

临床上常应用的有 Braden 评分量表（Braden Scale）、Norton 评分量表（Norton Scale）和 Waterlow 评分量表等。其中 Braden 评分量表（表2）是目前应用最广泛的评估方法。

表2 Braden 评分量表

评分内容	评估计分标准			
	1分	2分	3分	4分
感知能力	完全受限	部分受限	轻度受限	无损害
潮湿程度	持续潮湿	经常潮湿	偶尔潮湿	罕见潮湿
活动能力	卧床	坐椅子	偶尔行走	经常行走
移动能力	完全受限	非常受限	轻微受限	不受限
营养	非常差	可能不足	充足	丰富
摩擦力和剪切力	存在问题	潜在问题	不存在问题	

注：总分15~18分为轻度危险，13~14分为中度危险，10~12分为高度危险，≤9分为极度危险

(2) 评估时应注意对患者进行一个全面的风险评估。常见的风险因素有：①长期卧床或坐轮椅；②脆弱的皮肤；③已存在任何分期的压疮，包括已经愈合的溃疡；④血管性疾病、糖尿病或长期吸烟；⑤受压部位疼痛；⑥因大、小便失禁或其他原因造成的环境潮湿；⑦患者自身营养状况及用药情况。

(3) 评估应该持续动态进行，定期重复评估。再评估的频率取决于患者实际情况的变化，如：①患者病情变化；②长期护理的患者如果趋于稳定，评估周期可以慢慢延长。

(4) 根据风险评估制订护理计划。

2. **压疮预防策略** 通过患者、家属和医护人员对压疮的共同评估、预测和预防，可大大降低压疮的发生率。预防涉及对危险因素的认知、采取适当姿势、使用保护装置等方面。

(1) 识别压疮发生的高危人群，进行不同程度的评估，发现不同患者的危险因素，制订相应的预防计划，并做好记录。

(2) 缓解或移除压力源：避免或减少压力对组织的损伤是首要的预防措施，适时的体位变换以及合理的体位放置方式是最基本、最简单、最有效的解除压力方法。

(3) 注意保护患者的骨隆突及支撑区：使用定位器材如软枕、棉垫等将压疮容易发生的位置和支撑区隔开，身体空隙加软枕支托，以加大支撑面，避免某个部位的压力过大。但是要避免使用环状器材，以免增加局部压力和组织充血水肿。

(4) 避免对持续发红皮肤进行按摩：如果局部皮肤在更换体位后持续发红则表明已受损，此时按摩可能刺激皮肤并对组织产生破坏，导致严重损伤。

(5) 避免出现剪切力：当床头过高时会发生剪切力和骶尾部受压，临床给予患者半坐卧位时床头抬高不应超过 30°，并注意不超过 30 分钟。

(6) 减少摩擦：保持床单位清洁、平整，减少其对局部的摩擦。使用提起式床单帮助患者在床上移动对减轻皮肤摩擦十分有效。使用各种保护膜也可减少皮肤摩擦力。

(7) 皮肤护理：恰当的皮肤护理是预防皮肤破损的关键。①护士在患者入院 8 小时内完成对患者皮肤的检查，特别是容易发生压疮的部位。②至少每天检查皮肤是否有压疮发生的迹象，尤其是指压不变白的红斑。③保持皮肤清洁：多汗患者，定时用温水和 pH 平衡的皮肤清洁剂清洁皮肤，及时更换汗湿的被服，保持皮肤干燥。尽量减少皮肤暴露在失禁、出汗及伤口引流液引起的潮湿环境中，可采用液体敷料隔离潮湿。④避免皮肤过度干燥：低湿度（≤40%）和寒冷可能导致皮肤干燥、脆性增加，受压后易受伤。所以应注意房间的温度和相对湿度，以减少环境因素的影响。使用皮肤保湿霜湿润干燥的皮肤。

(8) 营养：①邀请营养科进行会诊，使用有效的筛查工具确认患者是否存在营养不良或营养不良的危险因素；②鼓励患者摄入足够的液体及均衡的饮食，在无禁忌的情况下适当补充营养品；③评估胃肠道的吸收是否充分，记录每日排便次数及性状；④定期检测患者体重的变化及检测血清白蛋白、总蛋白、血红蛋白等指标。

(9) 警惕医源性压疮的发生：尤其是危重、老年、幼儿或长期卧床的患者。选择适合患者的医疗器械尺寸，每天检查与设备接触的皮肤状况，若高危区域（如鼻梁）可选用敷料垫保护皮肤。每天移动可以移动的设备，避免在先前或已有压疮的部位放置医疗设备，并且确认设备不是直接放置在长期卧床或无法活动的患者身上。

(10) 健康教育：对所有参与患者护理的人员等进行教育是成功预防压疮的关键所在。

四、压疮的治疗

无论压疮的分期和严重程度如何,减压都是最基本的治疗措施,具有重要意义。

1. 压疮伤口的评估

(1) 伤口部位评估:压疮可能发生在全身任何部位。评估时应该注意一些易被忽视的部位,如耳后、枕部、踝部及足跟部等。此外,由于不同部位的解剖生理特点不同,其愈合和处理策略也有所不同。

(2) 伤口床评估:评估伤口床的颜色,肉芽生长情况,有无血供不良、生长停滞或感染迹象,有无肌腱、筋膜、骨骼等暴露。压疮常呈口小底大的火山口形状,因此,应注意识别潜行及窦道。

(3) 伤口周围皮肤评估:观察伤口床是否出现浸渍现象,以及伤口周围的红肿情况,有无波动感。

(4) 伤口分泌物评估:可通过计算伤口浸湿纱布的块数来大致计算其分泌量。不同细菌感染时分泌物会呈现不同的颜色和性状,如绿色常提示铜绿假单胞菌感染,黄色提示为金黄色葡萄球菌感染,若分泌物常呈黄绿色伴粪臭味提示为大肠埃希菌感染。

(5) 伤口的测量:主要测量伤口的温度、长度和宽度、深度及潜行或窦道的方向和深度。推荐采用非接触式红外线测温仪测量伤口的温度,分别取伤口的中点、12 点(头部方向)、3 点、6 点(足部方向)和 9 点 5 个测温点,计算 5 个数据的平均值作为伤口温度。长度和宽度则分别是 12 点和 6 点、3 点和 9 点之间的距离(cm)。深度用棉签垂直插入伤口基底最深处与皮肤齐平之间的距离(cm),潜行或窦道可用棉签、探针或软管测量,但需要轻柔以免伤及组织,方向以时钟方向来表示。

(6) 摄取伤口照片,标注日期、患者一般资料及尺寸,便于前后对照。

(7) 及时准确记录伤口局部结果,分析伤口情况、判断治疗难度,与患者及家属及时沟通。

2. 压疮伤口的治疗

1 期压疮:可选用各种泡沫敷料、减压贴水胶体敷料等,减压,纠正营养不良并且每日评估。

2 期压疮:若水疱完整未破裂,可选用泡沫敷料、减压贴水胶体敷料等。若水疱过大,可用无菌手段抽取水疱内液体,外层选用水胶体敷料,也可直接剪除疱皮,选用水胶体或泡沫敷料。若水疱已破裂则选用水胶体敷料。若伤口有感染,可选用抗感染敷料,外层用普通敷料加以固定。

3 期压疮:如果伤口坏死组织多,内层敷料根据伤口深度和渗出情况选择。伤口表浅,可选用片状水凝胶敷料或交互式清创敷料,不需要外层敷料或普通外固定敷料;伤口深或有潜行、窦道,可选择水凝胶敷料、藻酸盐敷料或交互式敷料,外层敷料选择泡沫敷料或普通外固定敷料。

4 期压疮:此期的处理原则是尽早清创、清洁伤口、控制感染以及保护暴露的骨骼、筋膜和结缔组织,根据患者情况联合使用多种清创方法。抗感染治疗时,可选用银离子敷料。必须使用水凝胶敷料保护暴露的骨骼、结缔组织,以防止其发生不可逆损伤。当感染完全控制时,露出新鲜伤口后,建议使用溃疡糊覆盖创面,以促进肉芽生长,维持骨骼、肌腱等湿润环境。由于4期压疮保守治疗通常需要数月才能完全愈合,因此如果条件允许,可考虑配合清创、缝合或植皮、整形等手术治疗手段。

深部组织损伤期:此期处理的目标为保护局部,并密切观察发展趋势。局部完全减压,可选用水胶体或泡沫类敷料。此期伤口即使采取积极措施,仍可能不可逆地进一步发展,如发展至深度坏死,则根据其程度按Ⅲ期或Ⅳ期进行处理。

不可分期压疮:此期以清除腐肉和焦痂为目标,使用器械清创以去除坏死组织、减少细菌数量和促进组织愈合,是快速、有效的方法。但在缺血的肢体或足跟有固定的焦痂(即干燥、附着紧密、完整无红斑或波动感)时不应该被软化或去除。

3. 全身治疗

(1) 改善营养:保证碳水化合物、脂肪、蛋白质、氨基酸、维生素、矿物质及液体的摄入,能够缩短伤口愈合的时间,促进机体的自我修复。NPUAP推荐的蛋白质摄入量是 $1.2\sim1.5\ g/(kg\cdot d)$。

(2) 控制血糖:血糖也是影响伤口愈合的因素,需定期监测,控制餐后血糖 $<10\ mmol/L$。

(3) 抗生素的应用:对于确诊的全身感染患者,需遵医嘱审慎进行全身抗生素治疗。

(陈裕春 赵 琦)

附录九　格拉斯哥昏迷评分(GCS)

格拉斯哥昏迷评分(glasgow coma scale，GCS)是一种快速、持续评价患者意识状态的监测方法。自1974年由格拉斯哥大学的Teasdale和Jennett教授创建以来，由于评估方法简单、高效，迅速得到了推广，被认为是神经功能评估的"金标准"，成为急诊科、危重科和神经科医护人员的必备技能。

2014年，在GCS创建40周年之际，Teasdale教授再次修订了评估方法，同时建立网站(http://www.glasgowcomascale.org)，以便全球医护人员规范应用该评估系统。

一、GCS的组成

GCS通过对患者的睁眼、语言、运动3项的反应情况给予计分。目前国际上使用的是14版(表1)，国内的中文版本在字词的翻译上略有差异，较为广泛使用的是周良辅院士的中文版本(表2)。

表1　Glasgow Coma Scale

	EYE OPENING	MOTOR RESPONSE	VERBAL RESPONSE
6		Obey commands	
5		Localising	Orientated
4	Spontaneous	Normal flexion	Confused
3	To sound	Abnormal flexion	Words
2	To pressure	Extension	Sounds
1	None	None	None

表2　格拉斯哥昏迷评分(中文版)

	睁眼反应(E)	运动反应(M)	言语反应(V)
6		遵嘱动作	
5		疼痛定位	回答正确
4	自动睁眼	回避动作	回答错误
3	呼唤睁眼	屈曲反应	含糊不清
2	刺痛睁眼	过伸反应	唯有声叹
1	无反应	无反应	不能发音

3项相加的最高分为15分，表示意识清楚；12～14分为轻度意识障碍；9～11分为中度意识障碍；8分以下为昏迷。总分越低，说明意识障碍越严重，预后越差。

二、特殊患者评估方法

1. **气管切开患者或气管插管患者** 因无法发音，语言项使用言语评分量表(表3)。或使用缩减量法，忽略言语评分，仅评价睁眼和运动两项，GCS 的最低分变为 2 分，最高分为 10 分，≤6 分为昏迷。不管应用何种方法，医疗机构内都应统一使用。

表3 根据睁眼反应及四肢运动反应推测言语反应的替代模型

运动反应	睁眼反应			
	1	2	3	4
1	1	1	1	2
2	1	2	2	2
3	2	2	3	3
4	2	3	3	4
5	3	3	4	4
6	3	4	4	5

2. **婴幼儿及儿童患者的评估** 采用改良婴儿及儿童GCS(表4)。

表4 改良婴儿及儿童 GCS

	分值	<2 岁	≥2 岁	
眼动	4	自动睁眼	自动睁眼	
	3	对说话有反应	对言语指令有反应	
	2	对疼痛有反应	对疼痛有反应	
	1	无反应	无反应	
活动	6	正常/自动活动	遵嘱动作	
	5	碰触回缩	疼痛定位	
	4	疼痛回缩	回避动作	
	3	肢体屈曲	屈曲反应	
	2	肢体伸直	过伸反应	
	1	无反应	无反应	
		<2 岁	2~5 岁	>5 岁
言语	5	适当哭泣,牙牙学语	适当言语	定向力正常
	4	烦躁哭泣	不当言语	混乱
	3	不当哭泣,尖叫	尖叫	不当言语
	2	呻吟	呻吟	难以理解的言语
	1	无反应	无反应	无反应

三、评估注意事项

1. **评估顺序** 先睁眼反应、言语反应,然后是动作反应。评分时,注意排除影响意识障碍观察的特殊因素,如饮酒、癫痫状态、使用镇静剂等。运动评分下降1分或者总分下降2分以上都应及时通知医生。

2. **睁眼反应的疼痛刺激点** 中心疼痛刺激可导致患者面部扭曲、甚至闭目而影响评估。应使用外周疼痛刺激,如用笔旋转碾压患者的示指或中指指头的外侧,按压斜方肌。原则上禁止按压胸骨,以避免淤伤和患者的不适。

3. **言语反应** 需避免语言沟通不良导致的误判。如果患者大脑的语言中枢受损,虽然清醒警觉,但却不能说话,仍然只能打2分,除非患者可以用书写、电脑等方式来代替交流。指正患者的错误答案后重新评估也很重要,细微的混淆是神经功能退化的最早预兆。

4. **肢体反应评估**

(1) 在请患者做指令动作时,应要求患者执行两个不同的命令,如伸舌头、抬眉毛、抬高肢体等,相同的命令起码重复执行2次。请患者执行握手的动作时,必须发出松手的指令,以区分原始的握持反射。只有患者对言语命令没有反应的情况下才能使用疼痛刺激,患者有拉开氧气面罩或者通气管道的举动时除外,这种情况说明患者是可以定位的,不需要再额外施加疼痛刺激。

(2) 两侧肢体活动不对称时,应根据病情较轻的情况进行评分。

(3) 疼痛刺激点:应施加中心疼痛刺激。眶上按压是"金标准"。当眼眶有损伤或者有颅骨骨折时,应选用挤压斜方肌的方法。但要注意,斜方肌既有感觉神经元又有运动神经元,有引起脊髓反射的风险。

四、小结

GCS虽然是一个简单的评价患者意识状态的评估方法,然而临床应用中存在只关注瞬间、经验不足及欠缺标准化培训等问题。评分者不能只关注某一瞬间看到的,而忽略了与患者的病史和任何之前就存在的交流或语言方面的障碍。评估时,还应该与其他神经系统评估指标相结合,比如瞳孔反射、生命体征等,才能对患者做出动态和综合的观察,及时发现问题。

(陈美美 金煜峰)

主要参考文献

[1] 蔡明,刘建民.脊髓栓系手术治疗新进展[J].中华神经外科疾病研究杂志,2017,16(1):90—91.

[2] 常志田.钛网颅骨修补术后并发症的预防和处理[J].中国临床神经外科杂志,2015,7(20):446.

[3] 陈茂君.神经外科护理手册[M].北京:科学出版社,2017.

[4] 陈一霞,蒋伟超.帕金森病患者脑深部电刺激术治疗的围手术期护理[J].中国卫生标准管理,2017,8(18):161—163.

[5] 丁玉辉,朱涛.椎管内多发性神经鞘瘤的诊治进展[J].中华神经外科杂志,2017,33(4):426—429.

[6] 高小雁,韩冰主编.积水潭脊柱外科护理与康复[M].北京:人民卫生出版社,2016.

[7] 国家卫生计生委脑卒中防治工程编写委员.中国动脉瘤性蛛网膜下腔出血诊疗指导规范[J].中国脑血管病杂志,2016,13(7):384—392.

[8] 韩玉梁,贾建军,吴卫平.阿尔茨海默病的情景记忆障碍研究进展[J].中华老年心脑血管病杂志,2017,19(5):555—558.

[9] 黄筑忆,左焕琮,马羽.异动症的发生与研究进展[J].中华神经外科杂志,2015,31(5):532—534.

[10] 贾建平.中国痴呆与认知障碍诊治指南[M].北京:人民卫生出版社,2016.54—59.

[11] 贾自玲,徐苗,孙晓祯,等.产褥期颅内静脉窦血栓介入治疗的护理[J].中国实用医药,2016,11(21):245,246.

[12] 矫毓娟,崔蕾,张伟赫.视神经脊髓炎谱系疾病在长期免疫抑制治疗前的病程特点及预后分析[J].中国神经免疫学和神经病学杂志,2017,24(4):256—261.

[13] 金莺,陈葵,蒋红等.中晚期帕金森病患者生活质量调查及分析[J].中国临床神经科学,2017,25(5):500—504.

[14] 郎黎薇主编.神经外科亚专科护理[M].上海:复旦大学出版社,2016.

[15] 冷冰.神经系统血管性疾病DSA诊断学[M].北京:人民卫生出版社,2014.

[16] 李建军,杨明亮,杨德刚,等."创伤性脊柱脊髓损伤评估、治疗与康复"专家共识[J].中国康复理论与实践,2017,23(3):274—287.

[17] 李乐之,路潜.外科护理学[M].第6版.北京:人民卫生出版社,2017.

[18] 李世绰,洪震.临床诊疗指南(癫痫病分册)[M].北京:人民卫生出版社,2015.

[19] 李小寒,尚少梅.基础护理学[M].第6版.北京:人民卫生出版社,2018.

[20] 李柱一.中国重症肌无力诊断和治疗指南2015[J].中华神经科杂志,2015,48(11):934—940.

[21] 刘浩,张念平,赵燕,等.帕金森病发病机制的研究进展[J].中华老年心脑血管病杂志,

2015,17(11):1230—1232.

[22] 刘卫彬.重症肌无力管理国际共识(2016)的创新与中国实践[J].中华医学会杂志,2017,97(37):2881—2883.

[23] 吕传真.神经病学[M].上海:上海科学技术出版社,2015.109—111,259—262,270—278,278—280,297—301.

[24] 万赢,任肖玉,魏雅荣,等.帕金森病患者跌跤发生率及临床特征的三年纵向研究[J].中华神经科杂志,2014,47(11):781—785.

[25] 王红萍,庄怡青,陈孝萍.急性缺血性脑卒中溶栓患者延续性护理方案的建立及其应用效果[J].解放军护理杂志,2016,33(12):66—68.

[26] 王帅,史承明,顾银燕.全头皮撕脱伤原位再植术的护理配合[J].护理学杂志,2017,32(14):43—46.

[27] 王维治,刘卫彬.重症肌无力管理国际共识(2016)解读[J].中华神经科杂志,2017,50(2):83—87.

[28] 吴欣,马玉芬,张毅.神经外科重症护理管理手册[M].北京:人民卫生出版社,2017.

[29] 谢慧群,龙勇.脑曼氏裂头蚴病患者42例的临床、影像与病理特点分析[J].中华神经科杂志,2015,48(2):108—113.

[30] 谢思宁,王科,叶虹,等.延髓肿瘤开颅手术患者围手术期呼吸功能的管理分析.国际神经病学神经外科学杂志,2015,42(1):1—5.

[31] 徐萍,焦海利,秦玲.新型高流量氧气湿化系统在重型颅脑损伤气管切开患者中的应用[J].齐鲁护理杂志,2018,24(8):79—81.

[32] 殷淑珍,梁艳,李小卫.脊髓栓系综合征患者围手术期的护理[J].护士进修杂志,2015,30(21):1967—1969.

[33] 于淑珍,于桂花主编.神经外科临床护理[M].武汉:中国协和医科大学出版社,2016.

[34] 张道宝,吴洪刚,雷波,等.42例上矢状窦旁脑膜瘤的显微手术治疗体会.中华神经外科疾病研究杂志,2017,16(2):170—171.

[35] 张林,殷玉华.脊髓栓系综合征治疗的研究进展[J].中国临床神经外科杂志,2016(5):310—312.

[36] 张璐,郎黎薇.后颅窝肿瘤患者术后吞咽障碍的早期护理干预[J].中华护理杂志,2016,51(5):539—541.

[37] 张珊珊,常红,张彩英.难治性癫痫患者视频脑电监测管理的效果研究[J].护理管理杂志,2017,17(1):70—71.

[38] 张延龄.实用外科学[M].第3版.北京:人民卫生出版社,2016.

[39] 张元媛,周宏智,吕美云,等.急性缺血性卒中机械取栓后出血性转化和临床转归的影响因素[J].国际脑血管病杂志,2016,24(10):882—886.

[40] 赵继宗.神经外科手册[M].第8版.南京:江苏凤凰科学技术出版社,2017.

[41] 赵晶,王运良.中枢神经系统原发性血管炎的研究进展[J].中国实用神经疾病杂志,2016,19(1):141—142.

[42] 中国垂体腺瘤协作组.中国垂体腺瘤外科治疗专家共识[J].中华医学杂志,2015,95(5):324—329.

[43] 中国脑胶质瘤协作组.唤醒状态下切除脑功能区胶质瘤手术技术指南(2014版)[J].中国微侵袭神经外科杂志,2014,19(10):478—485.

[44] 中华医学会神经病学分会.中国自身免疫性脑炎诊治专家共识.中华神经科杂志,2017,50(2):91—98.

[45] 中华医学会神经病学分会神经免疫学组.中国重症肌无力诊断和治疗指南2015[J].中华神经科杂志,2015,48(11):934—940.

[46] 中华医学会神经外科学分会,中国神经外科重症管理协作组.中国神经外科重症患者气道管理专家共识(2016)[J].中华医学杂志,2016,96(21):1639—1642.

[47] 仲丽芸,范艳竹,刘日红,等.语言功能区胶质母细胞瘤患者术后语言障碍的护理干预效果[J].中华现代护理杂志,2015,21(36):4349—4351.

[48] 周良辅主编.现代神经外科学[M].第2版.上海:复旦大学出版社,2015.

[49] 周珍贵,严红玲,陈保国,等.原发性颅内生殖细胞肿瘤125例临床诊治分析[J].临床外科杂志,2017,25(9):658—660.

[50] 朱凌云,唐怡,张淑芳.运动性失语患者早期语言康复训练护理的研究进展[J].中华现代护理杂志,2016,22(6):886—888.

[51] 朱晓锋,王增亮,刘源,等.儿童后颅窝术后小脑性缄默综合征的临床分析[J].临床小儿外科杂志,2016,1:66—68.

[52] Abbott AL, Paraskevas KI, Kakkos SK, et al. Systematic Review of Guidelines for the Management of Asymptomatic and Symptomatic Carotid Stenosis [J]. Stroke, 2015, 46(11): 3288-3301.

[53] Asadi H, Kok HK, Looby S, et al. Outcomes and complications after endovascular treatment of brain arteriovenous malformations: a prognostication attempt using artificial intelligence [J]. World Neurosurg, 2016, 96:562-569.

[54] Brooks BR, Miller RG, Swash M, et al. El Escorial revisited: revised criteria for the diagnosis of amyotrophic lateral sclerosis [J] Amyotrophic Lateral Scler Other Motor Neuron Disord, 2000, 1(5):293-299.

[55] Chen PC, Chuang CH, Leong CP, et al. Systematic review and meta-analysis of the diagnostic accuracy of the water swallow test for screening aspiration in stroke patients [J]. J Adv Nurs, 2016, 72(11):2575-2586.

[56] Fisher RS, Cross JH, French JA, et al. Operational classification of seizure types by the International League Against Epilepsy: Position Paper of the ILAE Commission for Classification and Terminology [J]. Epilepsia, 2017, 58: 522-530.

[57] Hainsworth JB, Shishido A, Theeler BJ, et al. Treatment responsive GABA(B)-receptor limbic encephalitis presenting as new-onset super-refractory status epilepticus (NORSE) in a deployed U. S. soldier [J]. Epileptic Disord, 2014, 16(4):486-493.

[58] Hemphill JC Ⅲ, Greenberg SM, Anderson CS, et al. Guidelines for the management of spontaneous intracerebral hemorrhage: A guideline for healthcare professionals from the American Heart Association/ American Stroke Association [J]. Stroke,

2015, 46(7):2032-2060.

[59] Hu W, Henry AS, Lucas C, et al. Microsurgical replantation of a two-segment total scalp avulsion [J]. J Craniofac Surg, 2016, 27(4):1068-1069.

[60] Hickey JV. The clinical practice of neurological and neurological nursing [M]. Philadelphia Lippincott Williams & Wilkins, 2014.

[61] Ma J, You C. Association between matrix metalloproteinase-3 gene polymorphism and moyamoya disease. J Clin Neurosci, 2015, 22:479-482.

[62] Nishimura M. High-flow nasal cannula oxygen therapy in adults: physiological benefits, indication, clinical benefits, and adverse effects [J]. Respiratory Care, 2016, 61(4):529.

[63] Pearlman LS, Mcvittie A, Hunter K. Discharge management of an adolescent female with posterior fossa syndrome: a case report [J]. Can J Neurosci Nurs, 2008, 30(3):14-20.

[64] Phang SY, Whitehouse K, Lee L, et al. Management of CSF leak in base of skull fractures in adults. Br J Neurosurg, 2016, 30(6):596-604.

[65] Qiao S, Zhang YX, Zhang BJ, et al. Clinical, imaging, and follow-up observations of patients with anti-GABAB receptor encephalitis [J]. Int J Neurosci, 2017, 127(5):379-385.

[66] Reed-Berendt R, Phillips B, Picton S, et al. Cause and outcome of cerebellar mutism: evidence from a systematic review [J]. Child's Nervous System, 2014, 30(3):375-385.

[67] Rosenthal G, Ng I, Moscovici S, et al. Polye Theretherketoneimplants for the repair of large cranial defects:a 3-center experience [J]. Neurosurgery, 2014, 75(5):523-529.

[68] Sanchez T, John RM. Early identification of tethered cord syndrome: Aclinical challenge [J]. J Pediat Health Care, 2014, 28(3):23-33.

[69] Tamburrini G, Frassanito P, Chieffo D, et al. Cerebellar mutism [J]. Child's Nervous System, 2015, 31(10):1841-1851.

[70] The National Pressure Ulcer Advisory Panel. NPUAP Pressure Injury Stages [EB/OL]. [2016-04]. http://www.npuap.org/resources/educational-and-clinical-resources/npuap-pressure-injury-stages/.

[71] Tomasello F, Confi A, Cardali S, et al. Venous preservation-guided resection: a changing paradigm in parasagittal meningioma surgery [J]. J Neurosurg, 2013, 119(1):74-81.